ADVANCED
COLONOSCOPY AND
ENDOLUMINAL
SURGERY

肠镜
及腔内外科学进展

主编

[美] Sang W.Lee　Howard M.Ross　David E.Rivadeneira
Scott R.Steele　Daniel L.Feingold

主译	主审	顾问
曾庆敏	雷福明	顾　晋

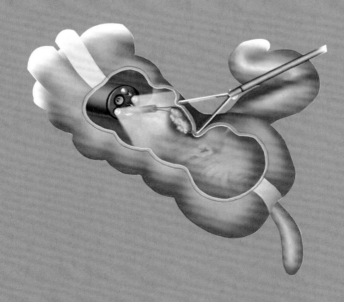

长江出版传媒　Changjiang Publishing & Media
湖北科学技术出版社　HUBEI SCIENCE & TECHNOLOGY PRESS

图书在版编目(CIP)数据

肠镜及腔内外科学进展/(美)李祥源(Sang W.Lee)等主编;曾庆敏主译.—武汉:
湖北科学技术出版社,2020.9

ISBN 978-7-5352-8538-6

Ⅰ.①肠… Ⅱ.①李… ②曾… Ⅲ.①结肠—内窥镜检 Ⅳ.①R574.620.4

中国版本图书馆 CIP 数据核字(2019)第 200479 号
著作权合同登记号:17-2019-136

First published in English under the title

Advanced Colonoscopy and Endoluminal Surgery

edited by Sang W. Lee,Howard M Ross,David E. Rivadeneira,Scott R Steele and

Daniel L. Feingold,edition:1

Copyright © Springer International Publishing AG,2017

This edition has been translated and published under licence from

Springer Nature Switzerland AG.

责任编辑:冯友仁 程玉珊   封面设计:胡 博

出版发行:湖北科学技术出版社   电话:027—87679485
地 址:武汉市雄楚大街 268 号   邮编:430070
      (湖北出版文化城 B 座 13—14 层)
网 址:http://www.hbstp.com.cn

印 刷:武汉市金港彩印有限公司   邮编:430023

889×1194   1/16   15 印张   410 千字
2020 年 9 月第 1 版   2020 年 9 月第 1 次印刷
                                   定价:180.00 元

《肠镜及腔内外科学进展》

编　委　会

主　审　雷福明　北京大学首钢医院胃肠外科

顾　问　顾　晋　北京大学首钢医院　北京大学肿瘤医院

主　译　曾庆敏　北京大学首钢医院胃肠外科

译　者　舒　磊　武汉市第一医院消化内科

　　　　代震波　天津市肿瘤医院内镜诊疗科

　　　　贾淑娟　北京大学首钢医院消化内科

　　　　王　鹏　北京大学首钢医院消化内科

　　　　郁海静　北京大学首钢医院消化内科

　　　　黄文生　北京大学首钢医院胃肠外科

　　　　丁长民　北京大学首钢医院胃肠外科

　　　　高庆坤　北京大学首钢医院胃肠外科

　　　　高兆亚　北京大学首钢医院胃肠外科

　　　　牛鹏飞　北京大学首钢医院胃肠外科

　　　　赵鸿宇　北京大学首钢医院普外一科

　　　　李晓飞　锦州医科大学第一附属医院消化内科

　　　　安　柯　北京大学首钢医院胃肠外科

　　　　王子龙　北京大学首钢医院胃肠外科

　　　　荣万水　北京大学首钢医院胃肠肿瘤 MDT 中心

近年来，外科医生基于腔镜平台探索"更微创"的外科技术，内镜专家则热衷于通过内镜平台探索"更高难度"的治疗性内镜技术，那么，如果能够将这两大技术进行融合，是否能够令我们的外科治疗模式得到进一步发展？其实，我们已经可以看到这一现象，原本作为辅助检查的消化内镜重回手术室，因为内镜技术发展得更加实用；同时，越来越多的外科医生意识到将内镜技术融入其外科手术的重要性，开始学习内镜操作技术，我就是其中之一。

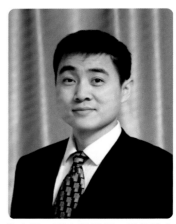

正如英文版前言中所说，1996 年弗兰克维斯在血管外科学会的讲话中介绍，当年血管外科医生为了适应当时不断变化的医疗环境，不得不接纳并学习血管内介入技术。那时血管外科医生发现自己处于"十字路口"。那么作为诊治结肠和直肠疾病的外科医生，目前的我们是否也处于同一个"十字路口"？我们是否需要去接纳甚至拥抱内镜和腔道外科技术？

曾庆敏　副主任医师，医学博士

2019 年我在美国南加州大学医学院结直肠外科作访问学者时，我的导师 Sang W. Lee 博士给我推荐了这本由他作为第一主编的 *Advanced Colonoscopy and Endoluminal Surgery*，这本书是他联合多位世界知名内镜专家和腔镜外科专家花了数年时间编辑而成的，耗费了编者们很大的精力。编辑本书的主要目的是以此书作为美国结直肠外科主治医师学习和掌握肠镜和腔道外科技术的教材，书中尽可能地提供了从基础到高级的内镜技术、内镜与腔镜联合技术，并且进行了非常详尽的介绍。本书每一章都包括了相关技术细节的叙述及专家们在处理疑难复杂情况时的"提示"和"技巧"。

本书的出版日期比英文原版晚了近 3 年，但当通读完此书后，我坚信书中仍有大量内容值得我国消化内镜医生和结直肠外科医生学习和借鉴，所以义无反顾地坚持完成了本书的翻译和出版工作，当然，在此我应该感谢北京大学首钢医院胃肠外科雷福明主任和顾晋院长的大力支持，没有他们的支持和帮助，在繁重的外科临床和科研工作中我可能难以坚持完成此项任务。由于译者的水平所限，本书中不妥之处在所难免，在此真诚地希望能够得到内镜医生和外科同行们的批评和指正。

曾庆敏
2020 年 3 月 1 日

ONTENS 目录

第一章　肠镜的发展史

本章要点

◇Bozzini 被认为是内镜之父。他曾预见，通过直接观察的方法将有助于增进对人类生理和疾病过程的了解，并加强对这类疾病的治疗。

◇上消化道内镜技术的进步，在很大程度上促进了结肠镜技术的发展。

◇软式内镜和光纤技术是内镜设计的重大突破。

◇众多结肠镜、内镜技术已经发展起来，并用于治疗一系列的良性和恶性结肠、直肠癌。

一、内镜之父 Bozzini 和光导纤维体

Bozzini 被许多人认为是内镜之父。Bozzini 于 1773 年出生在德国的美因茨，他的目标是设计出光导纤维体（或称为"光导体"）用于检查体内空腔脏器。他认识到直接观察对于理解人体器官的生理和功能的重要性。在他的设计中，他还预见到可以进行新的手术，比现有的手术更加安全，例如，可以在直视下切除直肠息肉或宫颈肿瘤，而不是靠运气。

最初的光导纤维镜由锡制作，形状类似花瓶，由皮革覆盖，或者说像一个灯笼。在这个"灯笼"的空腔里，有一个由弹簧依托的蜡烛光源，弹簧装置的设计是为了使火焰保持在一个恒定的温度。一个凹面镜用于反射孔中的投射光，这个孔上可以连接各种管状窥镜。镜子将光导向空腔器官，同时避免光反射到观察者的眼睛。孔的对面是一个开窗，在开窗上为观察者安装了目镜（图 1.1）。管状窥镜由黄铜或银制成，其形状根据它们的用途器官（尿道、阴道、直肠等）进行修改。由于光线是直线传播的，所以控制器是直的。为了通过一定角度观察物体，如在鼻咽部后面，他使用了一个镜子来反射光线。不过，他也指出，反射光线会降低图像的清晰度。

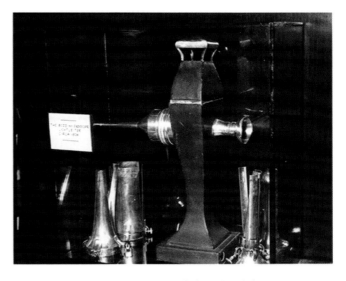

图 1.1　Bozzini 设计的原始导光板

Bozzini 博士于 1804 年在法兰克福首次向公众介绍了他的作品。他还向奥地利的 Karl 大公递交了一份关于光导纤维体的描述，在大公的支持下，维也纳约瑟夫学院用这种仪器进行了实验。这些实验主要涉及观察直肠和子宫疾病，尽管在一项实验中，在一具女性尸体的膀胱中看到了一块石头。不幸的是，由于医疗机构之间的政治竞争，时任维也纳医学院院长兼医学研究主任的 Joseph Andreas Stifft 认为光导纤维镜只是一个"纯粹的玩具"。在这样的批评下，Bozzini 的发明很快就被遗忘了。然而，他的

设计所体现的原理被应用到未来的内镜发明中。

二、上消化道内镜的演进史

（一）早期发展阶段

如果不是上消化道内镜技术的进步，结肠镜检查的发展在很大程度上来说是不可能实现的。因此可以说，伟大的突破是由此而生。早期的内镜技术进步主要是对基于曾庆敏 Bozzini 的光导纤维体仪器进行的改进。美国的 John Fisher 和法国的 Segales 使用一种反射烛光的镜子系统来照亮体腔。1824 年，John Fisher 在此基础上添加了一个双凸透镜来锐化和放大所看到的图像。Antonin Desormeaux 发明了第一个空心管内镜。他使用酒精和松节油混合燃料的灯提供连续照明。此外，一个重要的进步是使用聚光透镜将照明集中在一个点上。然而，该系统的一个显著缺陷是光源的热量会对组织产生热灼伤。

1877 年，Maximilian Nitze 介绍了他发明的通常被认为是第一种实用的内镜仪器的膀胱镜（图 1.2）。他使用带有水冷却系统的铂丝环形灯提供照明。他所取得的重大进展是将光源放置在仪器的顶端，以改善光照亮度，并通过使用光学系统扩大视野。到 1879 年，Thomas Edison 发明白炽灯之后，Nitze 在他的设备中加入了一个微型的带灯丝的灯泡。

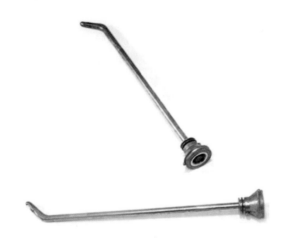

图 1.2 约瑟夫·莱特发明的光学检查膀胱镜 Kystoskop 2 号

爱迪生的发明对内镜的发展意义重大，因为白炽灯的使用取代了对当时铂环灯及其笨重的冷却系统的需求。Johann von Mikulicz 和 Josef Leiter 在

1881 年发明了一种食道镜，它由一根直管和这个仪器末端的小灯泡组成。Mikulicz 还在 Nitze 的模型中添加了一面镜子，以创建一个视角和一个空气通道来允许注入气体。这种结合的结果是为检查其他凹陷的空腔提供了更大的视野。6 年后，Leiter 研制出了他的"内脏光电检查器"。后来，通过将一盏电灯的光线反射到手柄上的内脏光纤成为所有内镜工具的通用光源。

接下来的一系列发展包括将光学系统纳入硬式内镜。1896 年，Theodor Rosenheim 发明了一种带有 3 个同心管的胃镜，最里面有一个光学系统，装有一个铂丝环形灯和冷却系统组成的光源，最外面标有刻度来标记插入的距离。Hans Elsner 在 Rosenheim 的设计基础上，在直管的末端加了一个橡胶头，方便了仪器的置入。然而，它的使用受到了阻碍，因为带有橡胶头的镜头一旦被污染，就很难再看清。1922 年，Rudolf Schindler 发明了硬质胃镜，后来的改进型号有一个通道用来清洁镜头。

（二）半软式内镜

从 20 世纪 30 年代开始，开始了半软式内镜的发展时期。Schindler 是这个时代不可或缺的人物。然而，第一个有记录的软式食管镜是 1898 年 Kelling 发明的。他发明的仪器可以弯曲 45°。Schindler 的突破是在 1932 年，以半软式胃镜的形式出现的（图 1.3）。这个内镜的远端由一个带有橡胶保护层的青铜螺旋管构造而成。他设计的关键点是使用了一种填充了非常厚的短焦距镜头的管道，管道可以在多个平面上弯曲，而不会扭曲传输的图像。Schindler 在 4 年后推出了一个更新的版本，使用一个电子球体作为光源。但是最大弯曲角度只有 30°，无法传输更大角度的图像，因此视野会存在很大的盲区。

在接下来的 10 年里，美国制造商一系列生产力的提高促进了内镜的许多进步。William J. Cameron 的"全方位"软式胃镜在镜尖上安装了一面可以翻转的镜子，可以让观察者在不移动内镜的情况下扫描全胃。Donald T. Chamberlin 发明了一种尖端可控的仪器。这开启了一个内镜的新时代，内镜可以通过减少盲区来更彻底地检查胃，然而在以前的模型（如 Schindler 的模型）中一直存在盲区。

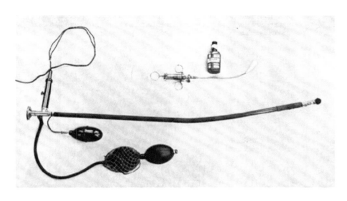

图 1.3　Schindler 的软式胃镜

（三）光纤内镜检查

内镜技术的下一场革命是随着光纤技术的发现而出现的。随之产生的一种端口对开式的仪器，提高了灵活性，改善了光传输，并具有更大的视野。Basil Hirschowitz 在 1957 年发明了第一个纤维镜（图 1.4）。很快，纤维镜以 Hirschowitz 的模型为基础进行了一些改进。例如，Philip A. LoPresti 发明了一种注入空气或水的通道，以保持镜头的清洁。为了可靠地显示十二指肠，制作了更长的内镜。最终，内镜可向 4 个方向控制并偏转 180°，并进一步改善了视野。在为内镜引入更多的功能时，"主镜"可以插入一个更细的纤维镜用于诊断或外科手术。

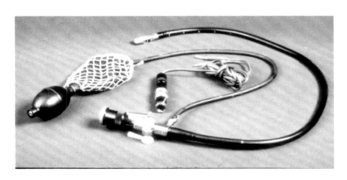

图 1.4　Hirschowitz 的纤维镜

三、结肠镜的发展史

（一）早期下消化道内镜检查

对下消化道的检查可以追溯到在庞贝遗址发现的简单的肛门和直肠镜。然而，大多数的进展都是在光纤腔镜的进步之后才出现的。1894 年，Howard

A. Kelly 发明了第一台硬式乙状结肠光显微镜。James P. Tuttle 后来集成了一个电子照明系统。一般来说，这些硬质的仪器在检查下消化道的前 20～25 cm 是有效的。

从 20 世纪 60 年代开始，光纤技术也被引入乙状结肠镜和结肠镜。许多早期的原型机是在日本开发和销售的。在美国，Robert Turell 是第一个发明用于硬式内镜的光纤照明系统的人。Bergein Overholt 发明了一种软式纤维光学乙状结肠镜，目的是提高患者在手术过程中的舒适度。因此，他的仪器可以进入更深的地方，可以检查更长的乙状结肠和降结肠。Olympus 不久后就推出了一款结肠镜，这款结肠镜头端是四向可控的。

1. 第一例结肠镜检查

Oshiba 和 Watanabe 在 1965 年发表了第一份结肠镜检查的成果。Luciano Provenzale 和 Antonio Revignas 于 1965 年在意大利撒丁岛进行了第一次完整的结肠镜检查。当时，他们的特殊之处是让患者吞下一根聚乙烯塑料管的头端，最终从肛门排出，然后，他们在肛门上安装了赫斯维茨胃镜（Hirschowitz gastroscope），并将其从结肠一直拉至盲肠。许多内镜医师的报告详细描述了他们的经验，并讨论了结肠镜检查和操作的安全性。1977 年，Bohlman 和他的同事发表了一项试验结果，证明了软式内镜的诊断效果优于硬式内镜。

2. 内镜摄影

影像学的进步增强了内镜的实际应用。拍摄空腔脏器的照片这一做法可以追溯到 19 世纪，Nitze 发明了一种膀胱镜，在其上可以安装带有光敏涂层的玻璃板。这些底片可以移到光源照射处，3～5 s 的曝光时间内即可完成拍照。Lange 和 Meltzung 曾进行了尝试，他们将一个小的内置摄像头连接到一根橡胶管上，患者可以将其吞下。1938 年，Henning 和 Keilhack 用辛德勒胃镜（Schindler gastroscope），其组成包括球状的灯丝、机械摄像触发器、送气通道，这些主件被包绕在一根橡胶管内，通过球状灯丝的过度燃烧发光，拍摄出了世界上第一张胃的彩色照片。

内镜摄影的成功是在外部摄影器材的发展之后才得以实现的。1948 年，Harry Segal 和 James Watson 发明了一种通过半软式胃镜拍摄彩色照片的外部设备。其关键是他们开发出了一种系统，在该系统中，光源、胃镜棱镜和相机快门可以同步工作。

胃镜照相机于 20 世纪 50 年代初在日本研制成功，并于 20 世纪 50 年代后期被引入美国。该仪器包含了一个连接在控制单元上的相机的所有组件，如镜头、闪光灯、空气阀和胶片胶囊等。胃镜照相机的主要缺点是不能直接看到被拍摄的东西，因为需要时间等待另行冲洗胶卷。1963 年，奥林巴斯公司推出了一款兼具光纤技术和内置摄像机功能的仪器，从而弥补了这一缺陷。霍普金斯大学通过用玻璃棒取代先前光学中继系统中的空气媒介，促进了内镜监控的出现。他的系统提供了卓越的光传输方式，视角更宽，并提高了图像分辨率。此外，他们的系统可以安装在一个更小直径的内镜内。随着光传送能力的提高，医生们发现在目镜上安装一个 35 mm 的摄像头便可以获得高质量的图像，从此，直视胃镜就不再受欢迎了。

1956 年，Soulas 在法国率先进行了外接视频内镜检查。在研制小型视频设备之前，人们把普通的电视摄像机装在内镜上，通过这种方法把图像传送到电视监视器上。1960 年，澳大利亚墨尔本的一个研究小组发明了一种 45 mm×120 mm 的微型照相机，这种照相机可以固定在普通的内镜上，并将黑白图像传输到屏幕上。电荷耦合器（charge-coupled device，CCD）图像传感器是视频内镜的一大突破。把传感器安装在窥镜顶端，这使得整个成像过程可以在窥镜顶端进行。至此，旧的镜头和光纤束便被电线取代了。因为它可以将图像以电子方式传输到视频处理器，然后视频处理器将图像投影到电视监视器上。这些进步增加了仪器的灵活性，改善了图像质量。这也成为未来的软式内镜标准技术的基础。对于医生来说，带视频监视器的内镜有许多优势，最显著的优势是使双眼能在方便的距离观看屏幕上放大的图像，同时，整个团队的成员可以同时观看，并改善了内镜医师的工作效率（图 1.5）。此外，捕捉到的图像和视频可以方便地记录下来，改善了文件保存方式，这不仅有利于医疗，对于医学教育也很有益。

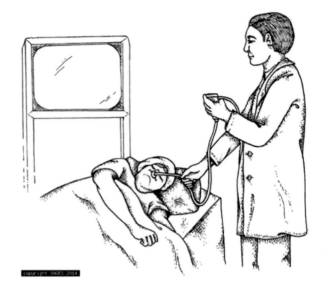

图 1.5　视频内镜的使用

（二）现代结肠镜

现代结肠镜使用光纤电缆将光从一个单独的光源传输到腔内。图像通过仪器顶端的 CCD 芯片进行数字化传输。现代结肠镜包括吸入、空气或水的注入及活检功能。结肠镜的轴径通常直径为 12～14 mm，由灵活的远端部分和相对坚硬的近端部分组成。弯曲部分四向可控，其远端为 9 cm，允许 180° 的上/下和 160° 的左/右角度转动（图 1.6）。此外，轴扭矩稳定，这意味着操作者施加在近端旋转力可以稳定地向远端传输到仪器的顶端。

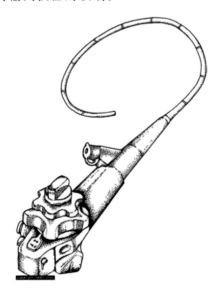

图 1.6　结肠镜

这种标准结肠镜在特定的临床情况下也存在一些变化。例如，小儿结肠镜直径更小，更灵活。远端弯曲部分也较短，可以使仪器适应较窄的管腔和更多转角的儿童结肠。儿科器械在某些成人患者中也很有用，例如，在狭窄的管腔或术后粘连的情况下，带有硬度可调的结肠镜更加实用。通过表盘控制轴内的一圈松紧线，从而改变镜身硬度。当然，关于这个特性是否有助于进镜，有不同的报告。

持续的技术进步使内镜的分辨能力逐步提高。例如，最近研究了使用窄带成像（narrow band imaging，NBI）来区分肿瘤息肉和非肿瘤息肉的血管模式。NBI使用窄带滤波器的蓝光来成像浅表组织结构，强调黏膜的血管性。在一项随机前瞻性研究中，Tischendorf及其同事使用该技术评估结肠和直肠息肉，并将其成像分类与组织学结果进行比较。结果显示，良性息肉的血管较细、分支均匀，而恶性息肉的特点是血管扩张、螺旋状血管增多、分枝不均匀。具体来说，根据NBI显示的血管模式进行病变分类的敏感性和特异性分别为93.7%和89.2%。NBI等技术的应用可以进一步扩大现代结肠镜的诊断能力。

（三）结肠镜作为一种治疗工具

在内镜的物理设计和成像质量方面取得进步的同时，其通气能力也在不断改进提高。Desormeaux是第一个对患者进行内镜手术的医生。Nitze在膀胱内使用可移动的环形刀进行手术。Bevan采用反射烛光的方法取出食管异物。1870年，Kussmaul通过反射太阳光达到了同样的目的。1889年，Boisseau de Rocher发明了一种带有独立的目镜和外鞘组成的内镜，使得这种操作可以用于诊断。William Wolff和Hiromi Shinya看到了结肠窥镜的治疗潜力，在20世纪70年代中，他们用金属线圈圈套器切除了结肠息肉。

1. 早期恶性肿瘤的内镜治疗

随着内镜技术的发展，结肠镜已不仅仅是一种筛查或诊断工具。内镜黏膜切除术（endoscopic mucosal resection，EMR）在东亚地区已广泛应用于胃肠道的癌前病变及浅表恶性肿瘤的切除。这种技术有几种不同的变种，但都是从用电灼标记病变周围开始，然后进行黏膜下注射以提起病变并帮助识别病变。肾上腺素生理盐水是最常用的注射液。在"剥离活检术（strip biopsy）"中，先用钳子提起病变，然后用息肉切除圈套器切除。为此需要双通道内镜。与此相似，双圈套器息肉切除技术（double snare polypectomy technique）也被报道，其中一个圈套器用于提起病变，另一个用来切除病变。

EMR的使用常常受到病变大小的限制，因为用现有的仪器对过大的病变进行整体切除是不可行的，需要分次切除。内镜下黏膜下剥离术（endoscopic submucosal dissection，ESD）是一种技术上更具挑战性的方法，可用于上述较大的提起病变。ESD也是从标记病变周围开始，并通过黏膜下注射提起病变。然后在病变边缘做一个圆周切口，进入黏膜下层。这种切除方法有多种电刀可供选择。然后用电刀将病灶从深层剥离。对于不能使用EMR圈套器切除的病变，不论大小均可以使用ESD治疗。

EMR和ESD的适应证相似，均为未累及淋巴结的癌前病变或早期腺癌。内镜下完全切除在技术上是可能的。这些方法也可以对更大手术不太适合的某些晚期癌症患者，亦或对缓解消化道阻塞及出血的治疗有一定作用。这两种切除技术都可以对切除后的标本进行组织学检查，较单纯烧灼术有更多优势。

最近的一项Meta分析比较了EMR和ESD的疗效和安全性。研究小组发现，无论病变大小，与EMR相比，ESD与更高的切除率和疗效相关。在亚组分析中，这些发现在结肠直肠癌病变和按大小分类（<10 mm、10~20 mm和>20 mm）时也具有差异性。与EMR相比，ESD的局部复发率更低。报告的主要并发症是手术相关出血和穿孔。ESD与较长的手术时间和较高的出血和穿孔率有关。Cao和他的同事报道，大多数穿孔的处理都需要手术解决。另一些报告指出，大多数微穿孔都是在通过内镜下夹闭穿孔来处理的。

2. 经肛手术

经肛门内镜微创手术（transanal endoscopic microsurgery，TEM）和经肛门微创手术（transanal minimally invasive surgery，TAMIS）是较新的直肠病变局部切除技术。这些技术在良性直肠肿瘤和组织学良好、淋巴结转移风险低的T_1直肠癌中得到广泛应用。类似于纯粹的内镜技术，经肛手术也可以用于患者病变严重但无法承受大手术的患者，如直肠前切除术或腹会阴联合切除术，以达到缓和的目的。

TEM 包括使用 4 cm 直乙窥镜牵开肛门括约肌，以容纳光学镜头、吸引装置和操作仪器进入。用二氧化碳注入直肠以改善视野。目前，有各种各样的内镜手术器械，它们使外科医生能够比使用传统的经肛门切除术更深入地进入直肠。这种技术学习曲线很长，并需要较大量和昂贵的设备。

TAMIS 是 TEM 和单孔腹腔镜的结合，它比 TEM 更便宜，技术上也更可行。通过 SILS 端口（Covidien、Mansfield、MA 等公司）或经肛凝胶平台（Applied Medical、Rancho Santa Margarita、CA 等公司）实现经肛门入路。与腹腔镜一样，建立直肠腔是为了改善术野。然后便可以使用标准的腹腔镜设备进行手术。也有些报道使用结肠镜或另一种灵活的尖端镜头而不是标准的腹腔镜。

一项 Meta 分析发现，与传统经肛门切除术相比，TEM 具有更完整的肿瘤切缘和更高整体切除率及较低的局部复发率。TAMIS 也有类似的发现。但到目前为止，临床数据仍有限，缺乏大的随机对照试验。

3. 结肠支架植入术

结肠支架可用于治疗急性大肠梗阻。结肠支架植入术可能的适应证包括无法手术的结直肠肿瘤阻塞性、盆腔肿瘤肿块效应阻塞性、恶性肠瘘、吻合口漏或狭窄、复发性良性狭窄。

自扩张金属支架（self-expanding metal stents，SEMS）是在内镜或在透视下通过肛门插入的。放置完成后它们按照预先设计的形状展开，有数种型号可供使用。附膜支架更坚固，可抵抗肿瘤向腔内生长。裸支架更灵活，更容易放置，但较难阻止肿瘤向内生长。所有支架都须设计成难以滑脱的形状。

总的来说，支架植入术是一种风险相对较低的手术。技术难点主要在于有时导丝难以穿过狭窄区。其早期并发症包括穿孔和出血，而穿孔和出血通常情况下具有自限性。晚期并发症包括支架移位、再梗阻、支架腐蚀或肠瘘。其优势包括为无法手术的肿瘤患者提供姑息手段或为手术创造过渡的机会、

为患者提供一段病情相对稳定期并可能使患者一般情况得到改善，避免了急诊手术相关的高发病率和高死亡率。姑息性支架植入术可改善那些手术治疗可能预后不佳的晚期阻塞性肿瘤患者的生活质量。

四、结论

自从 Bozzini 发明光导纤维体以来，内镜取得了很大的发展。结肠镜的现代诊断和治疗得到了广泛应用，随着技术的进步和新设备的不断出现，内镜技术仍有不断提高的潜力。

（舒 磊 曾庆敏 译）

参考文献

[1] Bush RB，Leonhardt H，Bush IM，et al. Dr. Bozzini's Lichtleiter：a translation of his original article（1806）[J]. Urology，1974，3（1）：119-123.

[2] Rathert P，Lutzeyer W，Goddwin WE. Philipp Bozzini（1773－1809）and the Lichtleiter [J]. Urology，1974，3（1）：113-118.

[3] Engel RME. Philipp Bozzini-the father of endoscopy[J]. J Endourol，2003，17（10）：859-862.

[4] Berci G，Forde KA. History of endoscopy：what lessons have we learned from the past？[J]. Surg Endosc，2000，14：5-15.

[5] Spaner SJ，Warnock GL. A brief history of endoscopy，laparoscopy，and laparoscopic surgery[J]. J Laparoendosc Adv Surg Tech A，1997，7（6）：369-373.

[6] Edmonson JM. History of the instruments for gastrointestinal endoscopy[J]. Gastrointest Endosc，1991，37（2）：S27-S56.

[7] Gross S，Kollenbrandt M. Technical evolution of medical endos-copy[J]. Acta Polytechnica，2009，49（2-3）：15-19.

[8] Mouton WG，Bessell JR，Maddern GJ. Looking back to the advent of modern endoscopy：150th birthday of Maximilian Nitze[J]. World J Surg，1998，22（12）：1256-1258.

[9] Brown GJE，Saunders BP. Advances in colonic imaging：technical improvements in colonoscopy[J]. Eur J Gastroenterol Hepatol，2005，17（8）：785-792.

[10] Tischendorf JJW，Wasmuth HE，Koch A，et al. Value of magnifying chromoendoscopy and narrow band imaging（NBI）in classifying colorectal polyps：a prospective con-

trolled study[J]. Endoscopy,2007,39:1092-1096.

[11] Conio M,Ponchon T,Blanchi S,et al. Endoscopic mucosal resection[J]. Am J Gastroenterol,2006,101:653-663.

[12] Marc G,Lopes CV. Endoscopic resection of superficial gastrointes-tinal tumors[J]. World J Gastroenterol,2008,14(29):4600-4606.

[13] Cao Y,Liao C,Tan A,et al. Meta-analysis of endo-scopic submucosal dissection versus endoscopic mucosal resection for tumors of the gastrointestinal tract[J]. Endoscopy,2009,41: 751-757.

[14] Tanaka S,Terasaki M,Kanao H,et al. Current status and future perspectives of endoscopic submucosal dissection for colorectal tumors[J]. Dig Endosc,2012,24:73-79.

[15] DeBeche-Adams T,Nassif G. Transanal minimally invasive sur-gery[J]. Clin Colon Rectal Surg,2015,28:176-180.

[16] Middleton P,Suterland LM,Maddern GJ. Transanal en-doscopic microsurgery: a systematic review[J]. Dis Colon Rectum,2005,48(2): 270-284.

[17] Clancy C,Burke JP,Albert MR,et al. Transanal endo-scopic microsurgery versus standard transanal excision for the removal of rectal neoplasms: a systematic review and meta-analysis[J]. Dis Colon Rectum,2015,58(2): 254-261.

[18] Katsanos K,Sabharwal T,Adam A. Stenting of the lower gastroin-testinal tract: current status[J]. Cardiovasc Intervent Radiol,2011,34: 462-473.

[19] Taylor H. Gastroscopy: its history,technique,and clinical value,with report on sixty cases[J]. Br J Surg,1937,24 (95):469-500.

[20] Wilcox CM. Fifty years of gastroenterology at the University of Alabama at Birmingham: a festschrift for Dr. Basil I. Hirschowitz[J]. Am J Med Sci,2009,338(2): 1-5.

第二章　结肠镜检查的解剖学基础

本章要点

◇ 进行肠镜检查需要掌握重要的结直肠解剖知识。

◇ 认识解剖结构的变异有助于结肠镜检查顺利进行。

◇ 内镜医师可以通过识别肠壁或肠腔内的标志性结构，向前推进肠镜，直达盲肠。

◇ 结肠镜检查时内镜结袢很常见，可能遇到各种类型的袢，必须了解袢的形态，制订防止和减少结袢的标准方案以确保进镜和盲肠插管，同时能最大限度减轻患者的不适和并发症发生率。

◇ 观察和确认结肠的解剖标志有助于操作者持续插管，同时要对特殊解剖标志留图记录，以证明完成肠镜检查。

一、背景

结肠镜可以对肛门、直肠、结肠和回肠末端的肠壁疾病进行有效的检查和治疗。1971 年，Wolff 和 Shinaya 博士首次描述了结肠镜检查，在光学、成像方式、力学、技术和仪器设备方面的跨越式进步使结肠镜检查成为检测和预防结直肠癌死亡的金标准。事实上，肠镜检查在结直肠癌筛查、炎症性肠病监测、肠扭转及其他良性疾病的治疗等方面也具有特殊优势。掌握肠道的解剖学标志是内镜检查的基础，改善最佳进镜与退镜的操作，能最大限度地提高诊断水平和疗效。了解正常解剖结构及变异，对识别异常病变（息肉、憩室、癌和瘘管等）至关重要（图 2.1）。

近年来，随着 CT 结肠成像和 X 线透视技术的发展，能进一步明确解剖学标志，可以减少肠镜检查过程中的结袢、取直和额外操作等。此外，利用良好的基础技术，认识和学习复杂插管（冗长、复杂的乙状结肠、不耐受镇静）的标准化方法，有助于减少额外操作并提高检查成功率。

关于结肠镜检查技术的进展将在其他章节进行更详细的讨论，特别是治疗方面，如活检、息肉切

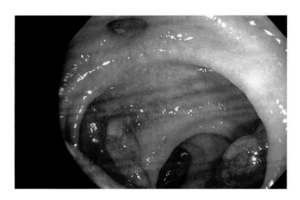

图 2.1　假性息肉和憩室

这是一张评估长期溃疡性结肠炎患者乙状结肠的照片。注意肿大息肉的炎症表现、憩室及残存结肠壁损伤的表现

除、内镜下黏膜切除、内镜黏膜下剥离术等。

肠镜检查应遵循一定的标准，以确保患者的安全和检查的成功，包括进镜动作轻柔、幅度小，维持肠腔在视野内，适时退镜取直，避免因镜头顶到肠壁导致视野发白或发红（"视野满红"）。操作过程中患者出现疼痛和不完全肠镜检查是由于肠镜起袢、肠管弯曲及引起的肠系膜拉伸，也见于某些肠易激疾病。腹部加压可以减少起袢，有助于进镜，顺利完成肠镜检查。

二、结肠的解剖变异

不完全肠镜检查通常与解剖变异引起的结肠冗长或腹膜后附件引起的镜身结袢有关，镜身结袢拉伸肠系膜，使患者疼痛明显，导致检查不能顺利完成。一项包括 100 名患者的肠镜检查报告表明，在检查中有 73% 的患者存在肠镜结袢，共计 165 个袢。了解盲肠正常解剖结构及变异可以帮助操作者获得最大的插管率。

Saunders 和他的团队进行术中评估，发现与男性相比，女性结肠明显更长（女性与男性比为 155：145，$p=0.005$），尤其是横结肠，女性横结肠较男性（62%：26%，$p<0.001$）更易进入骨盆。

通常认为结肠的某些部位（升结肠、降结肠、肝曲及脾区）是固定的，但它们的活动和自由度是可变的，8%～9% 的降结肠和升结肠由于肠系膜游离而具有移动性，20% 的患者结肠脾曲可活动，29% 的患者横结肠可达到耻骨联合，20% 的患者由于存在憩室、盆腔手术或先天性粘连导致乙状结肠存在不同程度的粘连。乙状结肠和横结肠冗余可引起镜身弯曲、结袢，使肠镜难以顺利通过。事实上，高达 91% 的患者会出现这种情况，79% 的患者会出现乙状结肠 N 型弯曲，34% 的患者会出现深部横向弯曲。

最后，根据手术结果、种族差异，亚洲和远东人的结肠更长（$p=$NS），白种人（西方人组）的乙状结肠粘连多见（$p<0.05$），降结肠系膜较长（$p=0.01$），脾曲游离多见（$p<0.016$），横结肠较长，可达耻骨联合或更低的盆腔位置（$p<0.001$）。

有趣的是，在对比 CT 结肠成像和结肠镜检查时，发现结肠长度差异较大，肠镜检查时结肠长度为 93.5 cm，而 CT 结肠成像时长度为 167 cm，这可能与内镜医师的经验有关，也可能与成功插管的"手风琴效应"（肠道短缩）有关。此外，肠镜检查可以观察到更多的锐角弯曲和肠管迂曲。在同一队列研究中，同时采用上述 2 种方法，100 例患者中有 73 例出现结袢，而 95% 的患者在透视辅助下解袢矫直镜身成功，100 例患者中，仅有 2 例因阻塞性乙状结肠癌和结肠冗长未能成功插管。

三、识别肠壁和肠腔标志性结构有助于进镜

识别管壁和管腔内的标志性结构可以帮助定位，直接向前推进肠镜。管腔位于放射状褶皱的中心（憩室孔周围通常不可见）。内镜中黏膜视野最暗的一侧或充满液体的肠腔最暗的区域应该离结肠中心和管腔最近，对这些区域缓慢注气有助于肠镜通过近端肠腔。

通过视野中出现的弧形黏膜弯曲，以确定进镜方向，肠腔的弧形黏膜可能是由结肠带褶皱、黏膜下圆形肌肉纤维反折，或一些不知名的小凹陷反折突出形成。扩大的肌纤维沿着结肠纵向延伸（结肠带），可用于确定方向并定位（类似于高速公路上的白线或条带），在横结肠、脾曲，尤其在盲肠是最明显的。

当进镜遇到困难成角或弯曲褶皱时，可能会有"视野满红"的现象，此时完全丧失可用来指导前进的解剖标志。为了解决上述问题，标准的内镜操作指南建议退镜的同时少量注气，从而使肠道变短变直，减少进镜方向的错误概率（后者减少成角）。在乙状结肠 N 形袢的形成过程中，可能会有一个例外，即随着向前推进，前端急剧的弯曲可能会使远端肠管结袢加重，从而使患者发生剧烈的疼痛（拐杖现象），在这些情况下，略微减少角度可能有助于肠镜向前推进（图 2.2）。

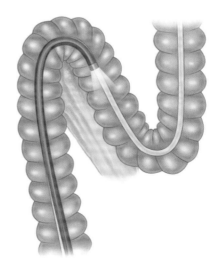

图 2.2 在肠镜检查中形成 N 形袢

注意冗长的肠系膜是如何允许乙状结肠拉伸的。肠镜尖端保持最小成角利于进镜，直到解袢

四、患者的体位

肠镜检查时患者通常于左侧卧位，臀部和膝盖弯曲 60°～90°。极少数的情况下，在整个肠镜检查中，患者采取仰卧位，如上所述，将在下文进一步详细说明，腹部加压，转为右侧卧位、仰卧位或俯卧位，可减少结袢并有助于盲肠插管。

于左侧卧位时，降结肠通常充满液体，于右侧卧位时，降结肠充满气体，了解这些后，在乙状结肠和降结肠循腔进镜时，仰卧位或右侧卧位可以引导进镜。一旦进镜成功，重新调整左侧卧位继续插管。

粪便和液体也有助于确定肠腔。可以通过有液体流出方向来确定肠腔的远端和近端，内镜尖端朝着气液平面相反的方向移动可能会找到肠腔方向。同样，在一些特殊病例中，粪便提示肠道主腔的方向，切记不要将存有粪石的憩室与结肠腔相混淆。

五、结袢

在肠镜检查过程中，结袢是常见的症状。结袢通常是由结肠或游离的肠系膜冗长形成的，常见于乙状结肠和横结肠。由于肠管成角及起袢，镜身与肠轴形成 1∶1 关系的矛盾运动（即进镜时内镜尖端反向运动），这是结袢的第一个标志，典型表现包括肠镜矛盾运动、进镜阻力感减小。此时进镜只会加重结袢，使结肠扩张，进一步拉伸肠系膜，进而增加患者的疼痛感。

了解袢的形成、方向及基本解剖结构，可以减少起袢，拉直肠管，并继续进镜。最典型的袢是乙状结肠的 N 形袢（或螺旋袢）（80%）。大约 10% 的患者可能形成 α 袢，即腹壁前方的矢状线圈（图 2.3）。最后，大约 30% 的病例出现了深度横向肠袢（图 2.4）。更多的非典型袢是由于结肠附件移动引起，包括反向 α 袢（5%，乙状结肠向后移行与降结肠形成的肠袢，需要强有力的逆时针旋转并退镜解袢）、反向脾曲肠袢（3%，左侧腹部角度，然后向右侧定位）、横结肠的 γ 袢（1%）和一个反向的乙状结肠螺旋袢（1%，内镜最初定位于前方，腹侧在尾侧位，然后

在头后背侧位导致中位，导致乙状结肠和降结肠居中，而不是侧位）（图 2.5）。

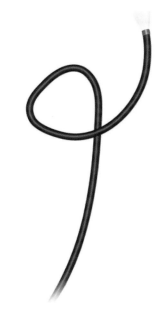

图 2.3 内镜下的 α 袢

注意乙状结肠扭转的典型表现。通过这个袢，直达降结肠，然后顺时针旋转和退镜复位，取直肠镜，更容易通过脾曲

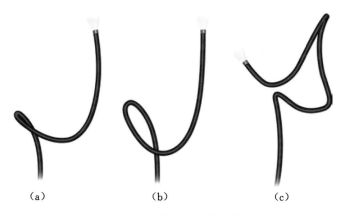

（a） （b） （c）

图 2.4 肠镜检查常见的袢

（a）乙状结肠 N 形袢（有时称为"鞠躬袢"）；（b）由于肠扭转导致乙状结肠处于中位形成的 α 袢；（c）横结肠深部结袢

六、解袢

为了顺利进镜，减少患者的疼痛和其他并发症

的发生，必须制定一个评估结袢程度及解袢的方案。可以通过退镜，同时保持角度（上下／左右），用手腕顺时针方向转镜等方法解袢，这种方法可以防止滑移。在随后的微调中，操作者可以尝试顺时针转动肠镜轴，如果上述动作反复失败，可逆时针转动镜轴并退镜，然后逆时针转动镜轴并进镜。最后，结合转换体位或腹部施压也有帮助。解袢成功会实现镜身与肠镜尖端 1∶1 的进镜。有时实时磁导内镜可以作为一种辅助手段来帮助可视化，并在进镜过程中减少结袢，这个仪器在肠镜检查的早期学习阶段可能比较有用。

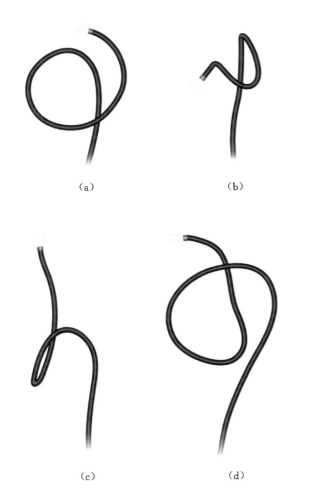

（a）　　　　　　　　　　（b）

（c）　　　　　　　　　　（d）

图 2.5　肠镜检查中遇到的比较罕见和复杂的袢

（a）反向 α 袢；（b）横结肠深部 γ 袢；（c）反向脾曲袢；（d）反向乙状结肠螺旋袢

与肠镜检查相关的其他操作步骤，因为涉及特定的解剖部分，将在以下内容中讨论。

七、解剖学

接下来将介绍在肠镜检查中需要注意的各种关键解剖学标志。

（一）肛门

第一个要观察和评估的标志是肛周区域和肛管。在肠镜检查中肛管这一区域可视化很差，经常被忽视。要粗略评估肛管外周疾病，排除器质性病变，如肛管癌（鳞状细胞癌、黑色素瘤等）、肛裂、瘘管和脓肿，痔疮是常见的表现，应做相关记录。当怀疑炎症性肠病时，应仔细检查是否有克罗恩病的蜡色象耳征，并记录在案。这些通常被误认为良性痔疮。然后对肛管行直肠指诊，以确保无明显肿块或溃疡性病变存在，并对狭窄进行评估，这些可能与肠内炎症性疾病有关，如克罗恩病，也可能与术后愈合或骨髓瘤有关。如果发现其中任何一种，可能需要仔细的活检。一定要仔细检查，以防存在瘘管。在某些情况下，如果怀疑有肿块、穿透性病变或瘘管，可能需要双手进行检查，直视观察及直肠指诊后便可行肠镜检查。

一旦肠镜尖端插入肛管内，注入空气、CO_2 或水后直肠便可显示。通常，在准备过程中，直肠穹窿可能会残留粪便或液体，应充分抽吸暴露肛门直肠黏膜，以便对肛门直肠和肛门黏膜进行评估。

（二）直肠

重要的解剖标志：齿状线；直肠瓣或皱褶。

直肠约 15 cm，为了方便描述，临床根据 Houston 瓣或 Houston 褶皱（近段／第 1 段、中段／第 2 段、下段／远端／第 3 段）将其分为 3 段，每段约 5 cm（近段、中段和远段），这些皱褶或瓣可作为描述病变（癌、息肉）的标志。近段 Houston 瓣位于直肠最上端（近头侧），位于直肠乙状结肠交界处（图 2.6）。作者建议不仅使用数字名称，还要使用描述性术语（远段、中段、近段），这样可以避免位置和方向方面的混淆。描述病变时，根据与肛缘（anal verge）更好用齿状线（dentate）的距离及与直肠皱褶或瓣（即直肠瓣）的相对位置，来确定病变的位置（例如，位于肛缘上方 6 cm，下段直肠瓣远端）。这在手术入路或再次定位中是非常重要的，需要与内镜检查结果相关联。

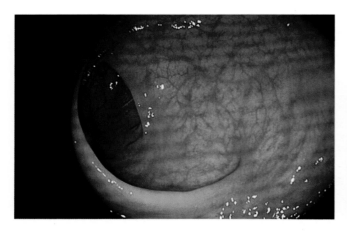

图 2.6　直肠瓣（直肠褶皱）
中段和远段直肠瓣分别位于左侧和右侧。上段直肠瓣位于后面，而远端直肠的中上部可以在前面看到

有时，病变可能无法立即在内镜检查中处理。可再次在肠镜下行内镜黏膜切除术、内镜粘膜下剥离术等先进的内镜下治疗技术，可使良性息肉病患者受益。对于恶性肿瘤或医学上难以治愈的疾病，可行外科手术（或联合内镜）治疗。考虑到以上手术方式的需要，解剖标志和定位的图片记录对于干预治疗的医生或外科医生是至关重要的。此外，也可以在病变远端或肛门侧黏膜下注射做标记，应在结肠壁周围 3 个区域注射，盲肠病变是唯一不需要黏膜下注射做标记的。在新辅助放化疗后，黏膜下注射标记对直肠病变有帮助。

通过腹膜后位的直肠后向前进镜，注气，有时需要轻微顺时针旋转，一旦达到横结肠时，轻轻退镜解祥。

（三）直肠乙状结肠和乙状结肠

重要的解剖标志：上段直肠瓣或褶皱憩室；长期便秘女性患者的屈曲度；憩室疾病导致的狭窄。

在肛缘上方 15～20 cm 处，会见到直肠与乙状结肠交接处，其远端是乙状结肠。这也是结肠位于腹膜反折处上方的区域，由于这一区域常见扭曲、成角、狭窄，以及明显的憩室疾病，因此应仔细处理（图 2.7）。此外，该区域由于结肠冗长可能导致内镜结祥。过度进镜和（或）旋镜可能会导致肠壁的机械损伤。与空气过度膨胀有关的气压性创伤也是该区域的主要风险，以上 2 种都是穿孔的常见原

因。盲肠也容易出现气压性创伤导致穿孔，根据 La-Place 定律（LaPlace's law），结肠近端半径更大、肠壁更薄，一般来说，此处穿孔率低于 0.1％，但如果在此区域进行治疗，穿孔率可能达 18％。

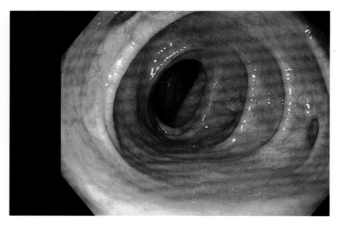

图 2.7　乙状结肠合并憩室
注意乙状结肠壁两侧的病变。此外，注意选择更大和更暗的中心腔，以此作为进镜导向。在这张图中，右上方的液平面可以提示结肠壁的方位

进镜过程中，应合理注气，不断吸引，吸引近端管腔，同时将肠镜不断伸缩，推进到结肠内。结肠过度膨胀会使结肠变长、变粗，在某些情况下，还会加重结肠的扭转、成角，对进镜造成障碍。一般情况下，在进镜时，左右旋钮尽量少用，在转弯时，操作者尽量用手腕转动肠镜。若肠镜尖端在肠腔中心，推进肠镜的过程中适当使用上下旋钮有助于进镜。

1986 年和 2002 年，分别首次描述了通过 CO_2 和（或）水灌注，以减少患者因肠扩张引起的不适，同时促进结肠镜的推进。最近，已证明用温水灌注扩张的结肠有助于肠镜通过广泛憩室病的左侧结肠，并帮助分辨肠腔和憩室口。温水灌注扩张的结肠也已被证明可以降低镇静要求、减轻患者的疼痛和不适感。水辅助结肠镜检查的潜在缺点是，结肠充满水的部分，腺瘤检出率更低，操作时间更长。

某些情况下，由于乙状结肠变窄、成角或固定，可使用小儿结肠镜或上消化道内镜，结合体位变化（仰卧）和腹部加压（一只或两只手向下、向左推，最多时可用四只手覆盖整个腹部）。在某些情况下，也可以使用导丝，对冗余的乙状结肠，也可以使用

各种肠镜和（或）内镜矫直器。最近硬度可调的内镜可以帮助引导进镜。

在插入和引导穿过弯曲的直肠乙状结肠和乙状结肠，进入直的降结肠时，用腕关节向右顺时针方向扭转、退镜或微调也很有用。有时，来回反复进退肠镜可成功地通过乙状结肠，熟练地操作结肠镜是很有帮助的，能够很好地定位病变范围。将病变和镜头方向锁定于 4～8 点钟位置，将有助于提高诊断和如活检、圈套和使用钛夹等治疗的能力（图 2.8、图 2.9 和图 2.10）。

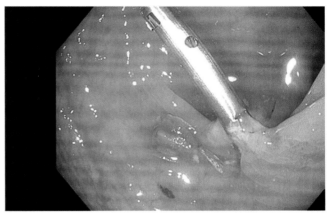

图 2.10　圈套器切除乙状结肠息肉后，用金属夹夹住切除标本后的基底部

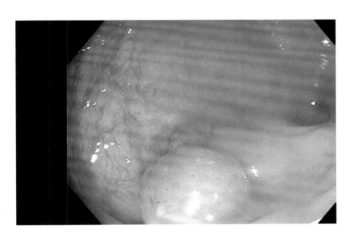

图 2.8　位于 6 点位置的无蒂息肉
注意黏膜表面的绒毛状结构和结肠壁的良性外观

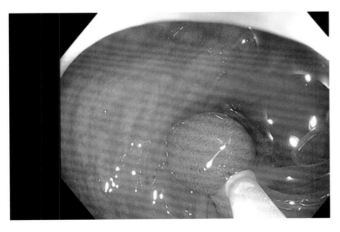

图 2.9　采用圈套式息肉切除术切除同一息肉

乙状结肠结袢非常常见，可能会导致后面的进镜非常困难。乙状结肠冗余导致结袢还与女性、年龄增长、低体重指数、子宫切除术前和便秘史相关。一般来说，无须特殊技术，遵循良好的内镜操作规范即可克服，主要是抽拉和旋转镜身（内镜轴的顺时针旋转与逆时针旋转）的组合来矫正。

这个部位 α 袢相当于是在内镜检查过程中使乙状结肠和与之固定的腹膜后降结肠形成了乙状结肠扭转。在没有严重结袢或不适的情况下，推进仍然会比较容易，最初，在形成 α 袢后操作者仍可继续推进。一旦近端达降结肠中段时，通过顺时针旋转并回撤的方法来减轻 α 袢，这样的操作会使后腹壁/腹膜后在承受一定压力的情况下使结肠取直，此时，在结袢未加重或疼痛允许的情况下可以进一步向前进镜。在极少数情况下，这种肠壁纵向拉伸可以使得结袢得到矫正。一般来说，需要进行数次（范围 1～6 次）这样的取直操作才能达到盲肠。

还必须注意避免在插入时误入憩室。每当推进内镜时，偶尔采用退回技术观察肠腔中央可能有助于避免无意性机械损伤或气压伤及穿孔。

（四）降结肠

通过顺时针旋转并前后移动肠镜进入降结肠。判断乙状结肠的 α 袢形成的依据是镜头与结肠的反向运动或矛盾运动。在进镜过程中，要尽量减少 α 袢的形成，从而减少患者在通过脾曲时的痛苦，增加盲肠插管成功率。可以在该肠段回拉肠镜并缓慢地顺时针旋转，这样就可以使乙状结肠和降结肠取直，并进一步扩大内镜视野（顺利进入横结肠而不出现反常运动）。

通常情况下，通过乙状结肠后，降结肠的管腔就比较直，几乎没有憩室，如果有憩室的话，通常没有额外的成角。降结肠腔笔直且呈圆形，这是因为降结肠壁有较厚的环形肌肉并且与左侧后腹壁间隙和覆盖的肾前筋膜的附着有关。

（五）脾曲

重要的解剖标志：急弯或异常弯曲；邻近脾脏的结肠显示蓝色；近端横结肠/三角形结肠袋。

腹部外压有助于克服肠曲（脾曲和肝曲）的成角和冗长。脾曲通常比肝曲更为冗长。脾曲由于其后方的脾脏透过较薄的肠壁而呈现出灰蓝色。如果不采取恰当的方法，粗暴的进镜可能导致外伤性脾破裂出血。有时转为右侧卧位有助于肠镜通过远端降结肠和脾曲。

成功通过脾曲的最好证据是从充满液体的降结肠进入到充满空气的三角形横结肠。

一旦经过脾曲，在远端横结肠处，应设法将结肠内的环状肠腔缩短并套在内镜上。这一过程中，两侧的膈肌结肠韧带起到了帮助作用。

由于悬臂效应，脾曲实际上起着支点的作用，使内镜可以向上或头侧抬起结肠，并允许内镜继续向前进镜通过横结肠。同时，也可利用重力作为辅助，改为右侧卧位有助于内镜越过脾曲并穿过横结肠。

通过脾曲的关键步骤有以下几点：①顺时针方向旋镜并退镜至 50 cm，直到出现弹簧般的阻力或镜头滑移；②慢慢回调镜头的角度；③吸气，使结肠保持缩短、柔韧和顺应性；④用手按压下腹部，防止结袢；⑤顺时针方向转动镜轴，将扭转矫直力施加在乙状结肠袢上，同时调整角度，使管腔在视野之内；⑥轻轻推动，偶尔也可使病处于右侧卧位。

当降结肠完全跟随镜身前后移动时，肠镜在脾曲和横结肠之间反向运动时，就发生了反向脾曲结袢。当肠镜通过一个深的横向袢后，在肝曲处有一个急性转弯。以脾膈韧带为支点，逆时针旋镜并回拉，将降结肠旋转回其典型解剖侧位，按常规方式通过弯曲。

（六）横结肠——重要的里程碑

肠腔内突出的三角结肠带表现：在长期便秘的女性患者中常常出现扭曲和冗长。

横结肠位于脾曲的近端，显著的纵向肌肉和相对较薄的圆形肌纤维导致结肠带呈三角形，通常可通过腔内的三角形外观来识别横结肠（图 2.11）。横结肠通过腹膜后肠系膜附，位于胰腺下方。横结肠中部可以下垂至耻骨联合，特别是女性或长期便秘的患者。可以通过向上方按压下腹部使下垂的横结肠取直，从而辅助进镜。一般，一旦到达横结肠，顺时针方向向后拉镜将导致矛盾运动，镜身反而会前进，这是由于镜身以脾曲为支点的悬臂效应，导致结肠得到缩短、矫直。在此阶段，重复的进出推拉动作可能会有帮助。在某些情况下，横结肠中段冗长可能导致形成顺时针扭转的 γ 环，这时通常需要小心撤镜到脾曲，然后再次插入。在某些情况下，通过让患者改为仰卧或俯卧位可能有助于结肠的取直。

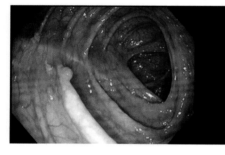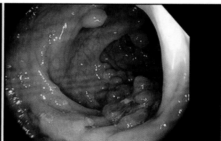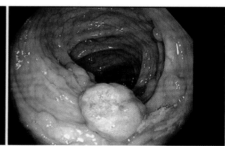

图 2.11　横结肠多发大小不等的腺瘤性息肉
注意肠腔的三角形结构，它是由增厚的结肠肌筋形成的。这位患者有家族性腺瘤样病变

（七）肝曲和升结肠

一旦到达近端横结肠，可以看透过肠壁看到蓝色的肝脏，这时如果患者处于左侧卧位，通过抽吸气可使升结肠塌陷到视野范围内。肝曲有一个急弯，需要熟练的操作，进行横向转镜。克服肝曲通常可以通过以下方法来完成：顺时针扭转（或逆时针）以获得几厘米的进镜，然后抽吸扩张的结肠令其塌陷、缩短弯曲。这通常会导致镜头滑入升结肠，然后沿肠腔迅速进镜（或者通过矛盾退镜的方式）使镜头进入盲肠（图 2.12）。在不同部位（左上腹、中

央或右侧）应用腹部压力也可能有帮助。如果病人是轻度镇静，令病人深吸气可能有助于降低横膈膜和肝曲的曲度。在某些情况下，我们会将脾曲误认为是肝曲，确定这一点的一种常用方法是通过观察肠腔内液体含量，病人在左侧卧位时，脾曲应该有肠液，而肝曲应干燥。有时，也可透过肠壁观察肝脏的蓝色来判断是否是肝曲（图2.13）。

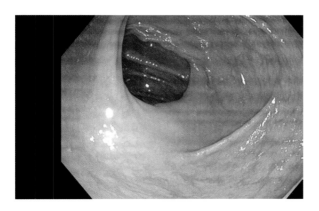

图2.12　内镜在升结肠矛盾运动
看到肝曲后可先退镜

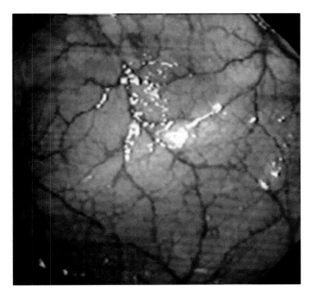

图2.13　肠壁的蓝色变色区域
这是肝内血的颜色，穿过脾曲时，也可以看到类似的外观。应特别注意这些区域，以避免损伤这些血流丰富的器官造成后续的出血

（八）盲肠

结肠带是结肠轴有用的导向，成功克服最后一个结肠带后，回盲瓣（ileocecal valve，ICV）和阑尾

开口（appendiceal orifice，AO）便进入视野。有时视野中肠管拐角处会与盲肠混淆，可通过有无回盲瓣和（或）阑尾开口来区分。

阑尾开口（AO）通常是一个非常小的弯曲的狭缝，或者是一个圆形旋转褶皱中的洞，近距离观察可见AO周围有环状淋巴聚集滤泡，可以注意到来自此孔的一些液体（图2.14和图2.15）。

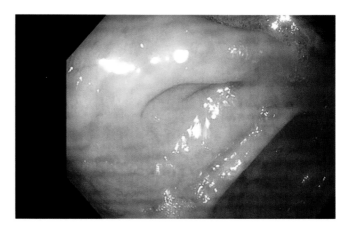

图2.14　典型的裂隙样阑尾开口
在尝试进镜入回肠时，内镜医师应将肠镜尖端对准裂缝开口（在这个病例中，应向上和向左进入回肠）

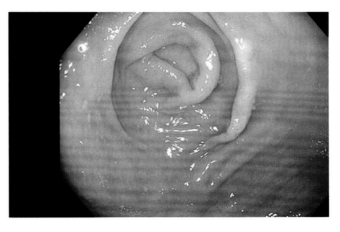

图2.15　朝向阑尾开口
应该吸净盲肠侧面的液体以便更好地评估周边的小息肉

回盲瓣（ICV）最显著的特征是，它是盲肠带近端最后一处也是最凸出的一个隆起，约在盲肠底部近5cm处，偶尔可以看到回盲瓣的两个唇（图2.16和图2.17）。

所有肠镜报告中均要求采集包括盲肠末端ICV和AO在内的肠腔关键解剖标志图片。

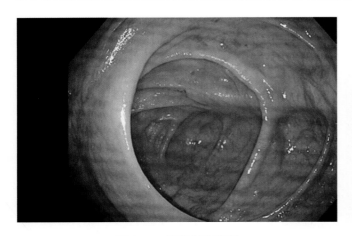

图 2.16　盲肠瓣和盲肠
注意图片左侧与回盲瓣相对应的褶皱增厚。注意肥厚的结肠带也沿盲肠和升结肠纵向延伸（图片右侧）。可观察到结肠带在盲肠顶端汇合

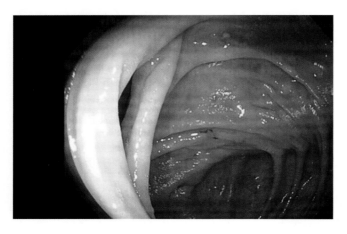

图 2.17　盲肠和盲肠带
通过回盲瓣的 2 个折叠可以看到回肠

（九）回肠末端

进镜至回肠末端最直接的方法是将肠镜尖端定位在阑尾孔附近，然后向 AO 的唇侧倾斜（假定回肠在腹膜腔内侧，回盲瓣的方向也指向内侧），再缓慢、温和地沿与回盲瓣相反的方向退镜，肠镜自然会"钩"或落入回盲瓣及回肠，此时会注意到肠壁外观（管腔黏膜表面和直径）的显著变化。也可以尝试在 6 点钟位置直接观察 ICV，并在盲肠开口的一侧向前和向下移动。有时，需要将内镜位于 ICV 附近，然后向下倾斜，慢慢回拉镜身，随着缓慢注气或水可以使"红视"转为回肠末端绒毛或偶尔肥大的淋巴滤泡聚集的视图（图 2.18）。在某些情况

下，由于术后改变、克罗恩病或腔外粘连导致的锐角、狭窄或狭窄，回肠末端的插入可能无法完成。

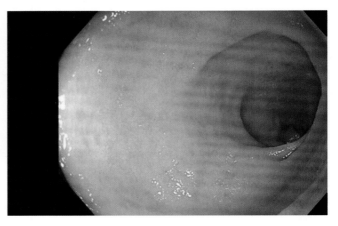

图 2.18　进入回肠
注意肠壁内的外观变化，图片上半部分中的淋巴样聚集是圆点状的

一旦肠镜到达盲肠和（或）回肠，退镜应仔细，规范的退镜时间应不少于插入时间。在检查过程中应适量的注入足够气体以扩张结肠，以便能360°评估结肠病变。某些情况下，需要前后移动肠镜来仔细查看褶皱，排除近端病变。在通过弯曲或皱褶时，同样需要前后移动肠镜，并主动地调整肠镜尖端，同时保持结肠膨胀、肠腔和肠壁良好的视觉效果。在检查过程中发现病变及治疗将在后面章节讨论。

（十）肛管

重要的解剖结构：直肠远端；齿状线（肛管近端的倒镜视图）。

在肠镜检查结束时，应进行倒镜检查并将其记录下来。将肠镜插入肛缘 15～20 cm，然后转动"向上"旋钮（相对于操作人员），然后右旋镜身（图 2.19），这样通过旋转的方式，可以得到远端肛管的 360°视图。鳞状细胞和柱状细胞交界处，即齿状线，应清晰可见，并将典型粉红色的直肠上皮黏膜与鳞状细胞肛管和紫色带血管蒂的痔疮组织相区分（图 2.20）。齿状线对异常病变（包括肿瘤）的定位也有帮助，典型的表现可能包括内痔和罕见的直肠远端癌、近端肛管尖锐湿疣、鳞状细胞癌和瘘口。

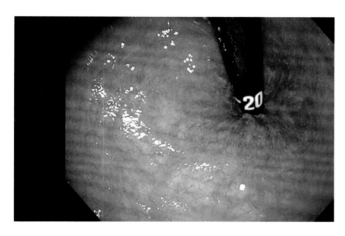

图 2.19　直肠远端和肛管近端的倒镜视图

可见肠镜上 20 cm 的标记。白色齿状线将粉红色直肠黏膜与表面富有紫红色鳞状细胞的肛管区分开来

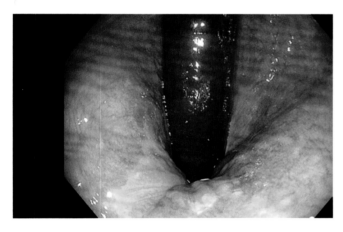

图 2.20　齿状线的近距离视图

左侧的隆起可能是直肠从腹侧向耻骨直肠肌和括约肌复合体扩张的结果。可见不规则的环形白色齿状线

八、经验与教训

了解肠道的解剖学结构及变异是进行诊断和治疗性肠镜检查的必要条件。使用结构式的方案及细致的操作技巧进行肠镜检查，可预防和减少结袢，这对于实施成功的诊断和治疗性肠镜至关重要。熟悉各种器械设备、掌握插入和退镜技术，尤其是旋转镜身，达到最大限度的进镜并令患者的不适感最小。在检查过程中进镜的反常运动或镜头与肠黏膜非 1∶1 同步运动，提示发生了明显的结袢，需要取直镜身。轻柔的退镜及顺时针旋镜可以减少大部分

的袢。保持镜头前端一定的角度有助于防止肠镜检查中迷失方向。

关键的解剖标志要采集图像，这对完成结肠镜检查和实施治疗干预都是有帮助的。进镜时使镜身始终保持于管腔中心是避免损伤和穿孔的关键。通过乙状结肠和左半结肠的重力作用，以及水灌注（不是注入 CO_2）可能有助于循腔进镜。通过观察管腔和腔内褶皱的色泽外观等有助于维持镜身在结肠的中心。肠镜检查的标志性结构包括 3 个直肠瓣、伴随乙状结肠迂曲形成的 N 形袢或 α 袢、降结肠的圆形或管状外观、横结肠管腔的三角形外观、由增厚的肌肉腱膜形成的结肠带、球根状和海绵状盲肠及回盲瓣（后两者均需采图记录）。

有时，肝曲或升结肠可能被误认为是盲肠，如果没有见到回盲瓣及阑尾开口，就需要进一步进镜直至确认达到盲肠。结合肛缘的距离和解剖标志，对不规则可疑病灶予以记录，这对以后的内镜复查及手术干预有帮助。在远端或肛门侧进行黏膜下注射标记，对外科医生以后的治疗干预有帮助。

九、总结

从患者的治疗和受益来讲，结肠镜检查是一种非常实用的手段。通过结直肠的基本解剖标志，有助于在进镜过程中应对各种变化，以及减少结袢，有助于减轻患者疼痛并提高成功率。

（舒　磊　曾庆敏　译）

参考文献

[1] Wolff WI，Shinya H，Geffen A，et al. Colonofiberoscopy. A new and valuable diagnostic modality[J]. Am J Surg，1972，123(2)：180-184.

[2] Wolff WI，Shinya H. Colonofiberoscopy[J]. JAMA，1971，217(11)：1509-1512.

[3] Wolff WL，Shinya H. Colonofiberoscopy：diagnostic modality and therapeutic application[J]. Bull Soc Int Chir，1971，30(5)：525-529.

[4] Colon cancer screening(USPSTF recommendation). U.S. preventive services task force[J]. J Am Geriatr Soc，2000，

48(3):333-335.

[5] Rex DK,Helbig CC. High yields of small and flat adenomas with high-definition colonoscopes using either white light or narrow band imaging[J]. Gastroenterology,2007, 133(1):42-47.

[6] Nielsen C. Six screening tests for adults:what's recommended? What's controversial? [J]. Cleve Clin J Med, 2014,81(11):652-655.

[7] Henley SJ,King JB,German RR,et al. Surveillance of screening-detected cancers(colon and rectum,breast,and cervix)-United States,2004-2006[J]. MMWR Surveill Summ,2010,59(9):1-25.

[8] Hafner M. Conventional colonoscopy:technique,indications,limits[J]. Eur J Radiol,2007,61(3):409-414.

[9] Eickhoff A,Pickhardt PJ,Hartmann D,et al. Colon anatomy based on CT colonography and fluoroscopy:impact on looping,straightening and ancillary manoeuvres in colonoscopy[J]. Dig Liver Dis,2010,42(4):291-296.

[10] Rex DK,Chen SC,Overhiser AJ. Colonoscopy technique in consecutive patients referred for prior incomplete colonoscopy[J]. Clin Gastroenterol Hepatol,2007,5(7): 879-883.

[11] Rex DK,Goodwine BW. Method of colonoscopy in 42 consecutive patients presenting after prior incomplete colonoscopy[J]. Am J Gastroenterol,2002,97(5): 1148-1151.

[12] Saunders BP,Fukumoto M,Halligan S,et al. Why is colonoscopy more difficult in women? [J]. Gastrointest Endosc,1996,43(2 Pt 1):124-126.

[13] Saunders BP,Phillips RK,Williams CB. Intraoperative measurement of colonic anatomy and attachments with relevance to colonoscopy[J]. Br J Surg,1995,82(11): 1491-1493.

[14] Shah SG,Thomas-Gibson S,Lockett M,et al. Effect of real-time magnetic endoscope imaging on the teaching and acquisition of colonoscopy skills:results from a single trainee[J]. Endoscopy,2003,35(5):421-425.

[15] Shah SG,Saunders BP,Brooker JC,et al. Magnetic imaging of colonoscopy:an audit of looping,accuracy and ancillary maneuvers[J]. Gastrointest Endosc,2000,52 (1):1-8.

[16] Saunders BP,Masaki T,Sawada T,et al. A peroperative comparison of Western and Oriental colonic anatomy and mesenteric attachments[J]. Int J Colorectal Dis,1995,10 (4):216-221.

[17] Prechel JA,Sedlack RE,Harreld FA,et al. Looping and abdominal pressure:a visual guide to a successful colonoscopy [J]. Gastroenterol Nurs, 2015, 38 (4): 289-294.

[18] Hansel SL,Prechel JA,Horn B,et al. Observational study of the frequency of use and perceived usefulness of ancillary manoeuvres to facilitate colonoscopy completion[J]. Dig Liver Dis,2009,41(11):812-816.

[19] Roberts-Thomson IC,Teo E. Colonoscopy:art or science? [J]. J Gastroenterol Hepatol,2009,24(2):180-184.

[20] Shi X,Shan Y,Yu E,et al. Lower rate of colonoscopic perforation:110,785 patients of colonoscopy performed by colorectal surgeons in a large teaching hospital in China[J]. Surg Endosc,2014,28(8):2309-2316.

[21] Adeyemo A,Bannazadeh M,Riggs T,et al. Does sedation type affect colonoscopy perforation rates? [J]. Dis Colon Rectum,2014,57(1):110-114.

[22] Okholm C,Hadikhadem T,Andersen LT,et al. No increased risk of perforation during colonoscopy in patients undergoing nurse administered propofol sedation [J]. Scand J Gastroenterol,2013,48(11):1333-1338.

[23] Magdeburg R,Sold M,Post S,et al. Differences in the endoscopic closure of colonic perforation due to diagnostic or therapeutic colonoscopy[J]. Scand J Gastroenterol, 2013,48(7):862-867.

[24] Won DY,Lee IK,Lee YS,et al. The indications for nonsurgical management in patients with colorectal perforation after colonoscopy [J]. Am Surg, 2012, 78 (5): 550-554.

[25] Navaneethan U,Kochhar G,Phull H,et al. Severe disease on endoscopy and steroid use increase the risk for bowel perforation during colonoscopy in inflammatory bowel disease patients [J]. J Crohns Colitis, 2012, 6 (4): 470-475.

[26] Navaneethan U,Parasa S,Venkatesh PG,et al. Prevalence and risk factors for colonic perforation during colonoscopy in hospital-ized end-stage renal disease patients on hemodialysis[J]. Int J Colorectal Dis,2012,27(6):811-816.

[27] Hagel AF,Boxberger F,Dauth W,et al. Colonoscopy-as-

sociated perforation: a 7-year survey of in- hospital frequency,treatment and outcome in a German university hospital[J]. Colorectal Dis,2012,14(9):1121-1125.

[28] Whitlock EP,Lin JS,Liles E,et al. Screening for colorectal cancer: a targeted,updated systematic review for the U. S. Preventive Services Task Force[J]. Ann Intern Med,2008,149(9):638-658.

[29] Chukmaitov A,Bradley CJ,Dahman B,et al. Association of polypectomy techniques,endoscopist volume,and facility type with colonoscopy complications[J]. Gastrointest Endosc,2013,77(3):436-446.

[30] Stock C,Ihle P,Sieg A,et al. Adverse events requiring hospitalization within 30 days after out-patient screening and nonscreening colonoscopies[J]. Gastrointest Endosc,2013,77(3):419-429.

[31] Phaosawasdi K,Cooley W,Wheeler J,et al. Carbon dioxide- insufflated colonoscopy: an ignored superior technique[J]. Gastrointest Endosc,1986,32(5):330-333.

[32] Church JM. Warm water irrigation for dealing with spasm during colonoscopy: simple, inexpensive, and effective [J]. Gastrointest Endosc,2002,56(5):672-674.

[33] Bretthauer M,Kalager M,Adami HO,et al. Who is for CO_2? Slow adoption of carbon dioxide insufflation in colonoscopy[J]. Ann Intern Med,2016,165(2):145-146.

[34] Memon MA,Memon B,Yunus RM,et al. Carbon dioxide ver-sus air insufflation for elective colonoscopy: a meta-analysis and systematic review of randomized controlled trials[J]. Surg Laparosc Endosc Percutan Tech,2016,26(2):102-116.

[35] Xu X,Zhu H,Chen D,et al. Carbon dioxide insufflation or warm-water infusion for unsedated colonoscopy: a randomized controlled trial in patients with chronic constipation in China[J]. Saudi J Gastroenterol, 2016, 22(1): 18-24.

[36] Chen SW,Hui CK,Chang JJ,et al. Carbon dioxide insufflation during colonoscopy can significantly decrease post-interventional abdominal discomfort in deeply sedated patients: a prospective, randomized, double-blinded, controlled trial[J]. J Gastroenterol Hepatol, 2016, 31(4): 808-813.

[37] Ishaq S,Disney BR,Shetty S,et al. Water exchange ver-sus carbon dioxide insufflation in unsedated colonoscopy:

[38] Lynch I,Hayes A,Buffum MD,et al. Insufflation using car-bon dioxide versus room air during colonoscopy: comparison of patient comfort,recovery time,and nursing resources[J]. Gastroenterol Nurs,2015,38(3):211-217.

[39] Anderson JC,Pohl H. Water and carbon dioxide-turning back the clock to unsedated colonoscopy[J]. Endoscopy, 2015,47(3):186-187.

[40] Garborg K,Kaminski MF,Lindenburger W,et al. Water exchange versus carbon dioxide insuffla-tion in unsedated colonoscopy: a multicenter randomized con-trolled trial [J]. Endoscopy,2015,47(3):192-199.

[41] Sajid MS,Caswell J,Bhatti MI,et al. Carbon dioxide insufflation vs conventional air insufflation for colonoscopy: a systematic review and meta-analysis of published randomized controlled trials[J]. Colorectal Dis,2015,17(2):111-123.

[42] Chen YJ,Lee J,Puryear M,et al. A randomized controlled study comparing room air with carbon dioxide for abdominal pain,distention,and recovery time in patients undergoing colonoscopy[J]. Gastroenterol Nurs,2014,37(4): 273-278.

[43] Sanaka MR. Warm water irrigation is a useful technique during colonoscopy[J]. Am J Gastroenterol, 2008, 103(10):2655.

[44] Brocchi E,Pezzilli R,Tomassetti P,et al. Warm water or oil-assisted colonoscopy: toward simpler examinations? [J]. Am J Gastroenterol,2008,103(3):581-587.

[45] Luo H,Zhang L,Liu X,et al. Water exchange enhanced cecal intubation in potentially difficult colonos-copy. Unsedated patients with prior abdominal or pelvic surgery:a prospective,randomized,controlled trial[J]. Gastrointest Endosc,2013,77(5):767-773.

[46] Leung J,Mann S,Siao-Salera R,et al. A randomized,controlled trial to confirm the ben-eficial effects of the water method on U. S. veterans undergoing colonoscopy with the option of on-demand sedation[J]. Gastrointest Endosc,2011,73(1):103-110.

[47] Radaelli F,Paggi S,Amato A,et al. Warm water infusion versus air insufflation for unsedated colonoscopy: a randomized,controlled trial[J]. Gastrointest Endosc,2010, 72(4):701-709.

［48］ Leung FW，Amato A，Ell C，et al. Water-aided colonoscopy：a systematic review［J］. Gastrointest Endosc，2012，76（3）：657-666.

［49］ Leung JW，Do LD，Siao-Salera RM，et al. Retrospective analysis showing the water method increased adenoma detection rate—a hypothesis generating observation［J］. J Interv Gastroenterol，2011，1（1）：3-7.

［50］ Kozarek RA，Botoman VA，Patterson DJ. Prospective evaluation of a small caliber upper endoscope for colonoscopy after unsuc-cessful standard examination［J］. Gastrointest Endosc，1989，35（4）：333-335.

［51］ Church JM. Complete colonoscopy：how often？ And if not，why not？［J］. Am J Gastroenterol，1994，89（4）：556-560.

［52］ Mitchell RM，McCallion K，Gardiner KR，et al. Successful colonoscopy：completion rates and reasons for incom-pletion［J］. Ulster Med J，2002，71（1）：34-37.

［53］ Shah HA，Paszat LF，Saskin R，et al. Factors associated with incomplete colonoscopy：a population-based study［J］. Gastroenterology，2007，132（7）：2297-2303.

［54］ Papanikolaou IS，Karatzas PS，Varytimiadis LT，et al. Effective colonoscopy training techniques：strategies to improve patient outcomes［J］. Adv Med Educ Pract，2016，7：201-210.

［55］ Nivatvongs S. How to teach colonoscopy［J］. Clin Colon Rectal Surg，2001，14（4）：387-392.

［56］ Rex DK. Colonoscopic splenic injury warrants more attention［J］. Gastrointest Endosc，2013，77（6）：941-943.

［57］ Abunnaja S，Panait L，Palesty JA，et al. Laparoscopic sple-nectomy for traumatic splenic injury after screening colonoscopy［J］. Case Rep Gastroenterol，2012，6（3）：624-628.

［58］ Singla S，Keller D，Thirunavukarasu P，et al. Splenic injury during colonoscopy—a complica-tion that warrants urgent attention［J］. J Gastrointest Surg，2012，16（6）：1225-1234.

［59］ Shankar S，Rowe S. Splenic injury after colonoscopy：case report and review of literature［J］. Ochsner J，2011，11（3）：276-281.

第三章 肠镜图集

肠镜检查是临床医师诊断和治疗疾病的重要工具。虽然电子结肠镜可提供高清晰度的肠黏膜动态成像，但照片文件仍是目前肠镜检查不可或缺的一部分，有助于患者的护理和手术规划。回顾肠镜图像是很有帮助的，不仅可以确定肿瘤部位，确定镜下治疗的可行性，还能使外科医生更好地了解病理情况，提高综合分析疾病的能力，但很大程度依赖于模式识别。

一、正常解剖图片

肠镜显示正常解剖图片如图 3.1～图 3.11 所示。

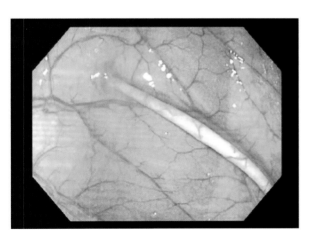

图 3.1 镜下脾曲表现
注意脾脏的阴影

二、病理状态图片

肠镜显示的病理图片如图 3.12～图 3.42 所示。

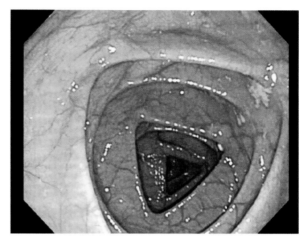

图 3.2 横结肠在镜下呈典型三角形外观

三、术后图片

肠镜检查术后图片如图 3.43～图 3.59 所示。

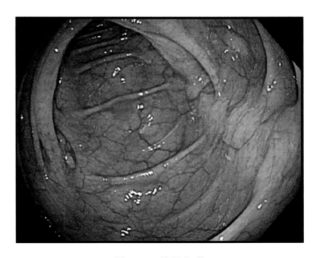

图 3.3 结肠肝曲
肝脏呈典型的蓝色阴影

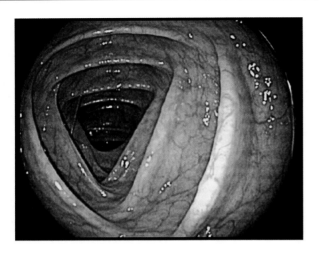

图 3.4 升结肠远端的回盲瓣

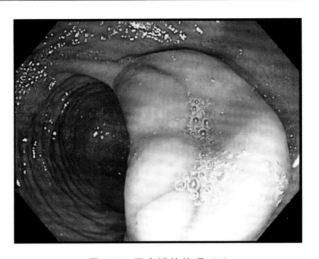

图 3.7 回盲瓣的外观 (2)
胆汁样液形成的气泡从回盲瓣排出

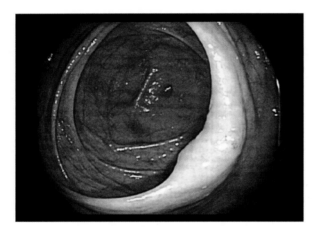

图 3.5 回盲瓣的外观 (1)
盲肠的顶部在后方

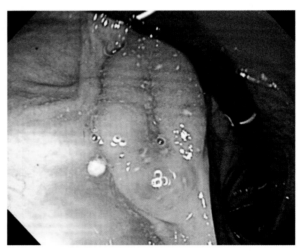

图 3.8 在盲肠倒镜显示回盲瓣

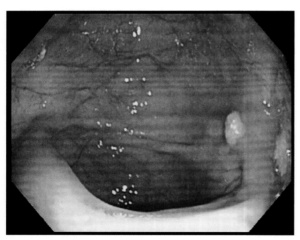

图 3.6 "假盲肠"的表现
结肠镜检查时应注意，不要只依据黏膜皱褶增厚来作为到达回盲瓣的证据，因为在肝曲结肠附近的弯曲可能与回盲瓣的外观非常相似

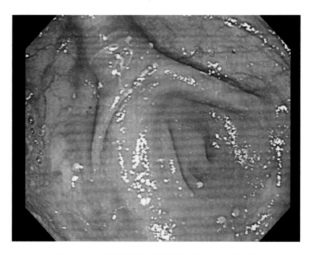

图 3.9 盲肠顶部系膜带汇合成盲肠带
注意阑尾孔的外观和位置

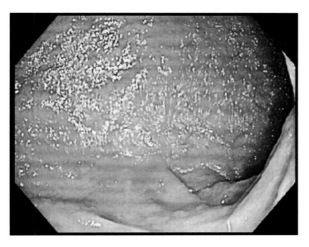

图 3.10 正常回肠末端黏膜的典型表现
注意黏膜的颗粒状、细绒毛状外观

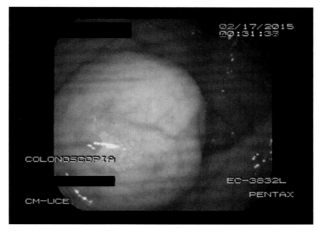

图 3.13 阑尾黏液囊肿伴阑尾膨出
注意阑尾开口处的狭缝

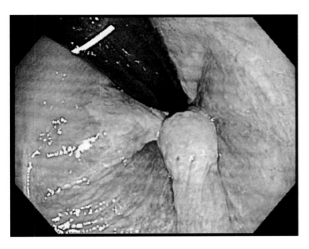

图 3.11 直肠腔倒镜观察内痔

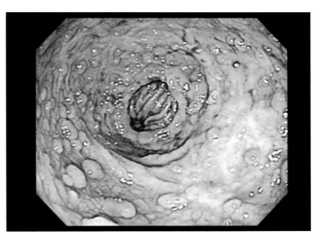

图 3.14 家族性腺瘤性息肉病的典型表现
存在无数的结肠息肉

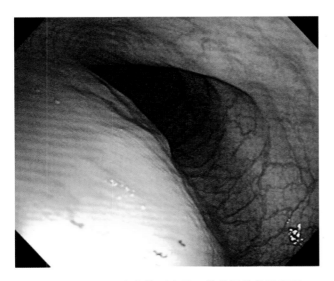

图 3.12 巨大子宫包块对直肠乙状结肠的外压表现

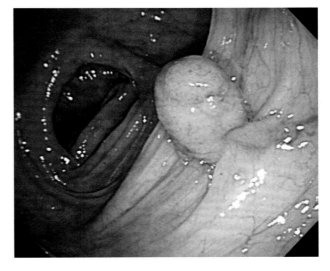

图 3.15 升结肠带蒂息肉
请注意通过远端的回盲瓣进行定位

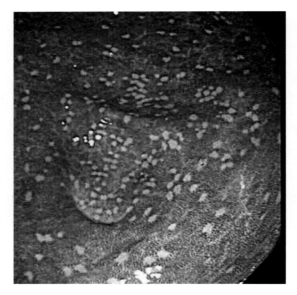

图 3.16　结肠黑变病
色素沉着表现为各种各样的深色黏膜图案

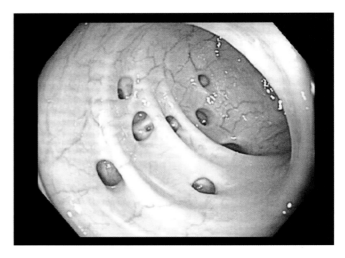

图 3.19　乙状结肠憩室病的典型表现

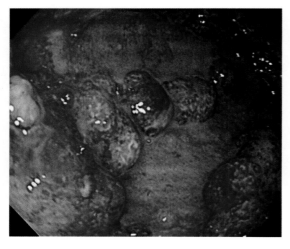

图 3.17　严重慢性炎症性肠病伴"熊掌"样黏膜炎性改变

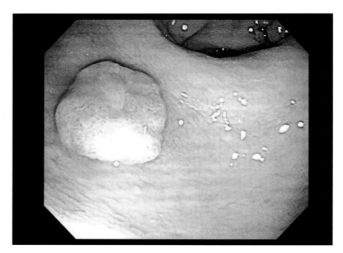

图 3.20　小的无蒂息肉

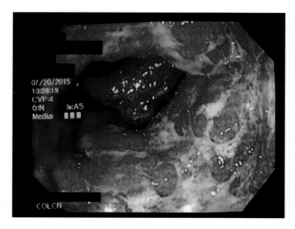

图 3.18　溃疡性结肠炎
图片由 David E. Rivadeneira M. D. 提供

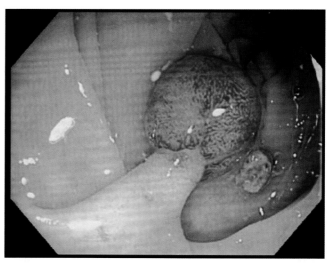

图 3.21　小的带蒂息肉

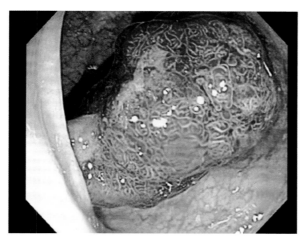

图 3.22 大的带蒂息肉

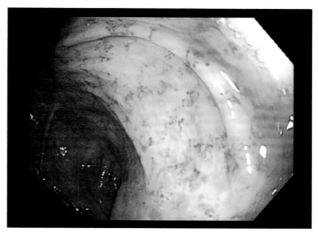

图 3.25 动静脉畸形（arteriovenous malformations，AVMs）
表现为扁平、不透明、鲜红色的黏膜血管

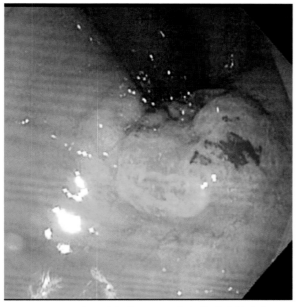

图 3.23 直肠腔倒镜显示一个小的肿瘤性病变

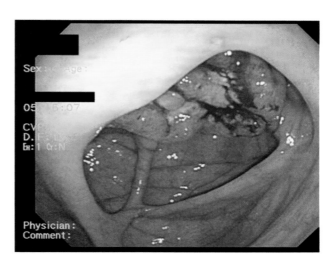

图 3.26 术前通过回盲瓣来定位并证实盲肠肿瘤

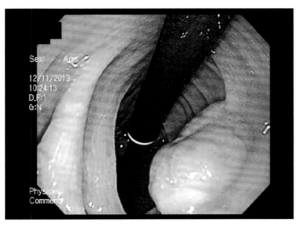

图 3.24 倒镜观察时在右半结肠发现褶皱覆盖在肿瘤近端

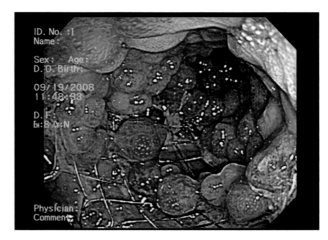

图 3.27 直肠癌通过腔内支架的间隙生长

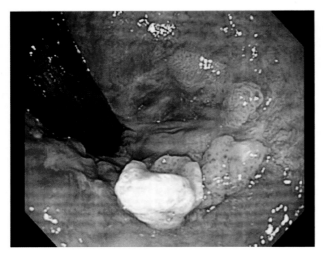

图 3.28 倒镜时发现肛门疣

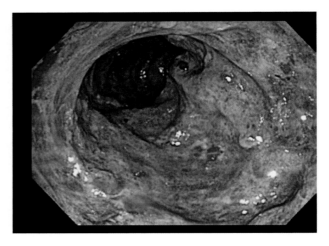

图 3.31 严重的缺血性结肠炎伴黏膜脱落、坏死

图片由 Anjali S. Kumar M. D. 提供

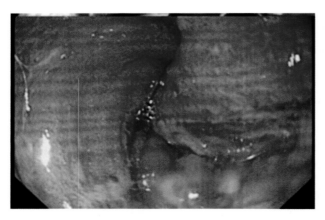

图 3.29 在内镜进入乙状结肠前显示其扭转的螺旋状
图像

图片由 Scott R. Steele M. D. 提供

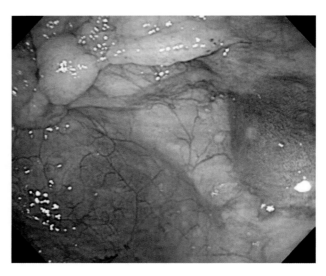

图 3.32 对结肠肿瘤远端进行黏膜下注射

为了增加术中定位成功的可能性，建议在 3 个象限标记

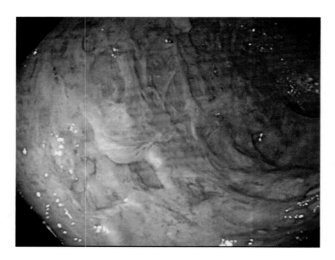

图 3.30 难辨梭状芽孢杆菌结肠炎伴典型的灰黄色假膜

图片由 Anjali S. Kumar M. D. 提供

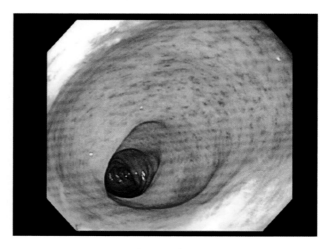

图 3.33 轻微的放射性直肠炎

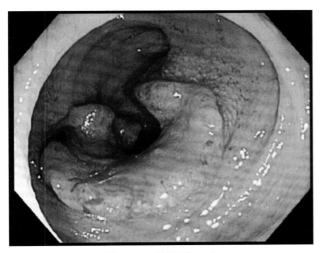

图 3.34　直肠癌（1）

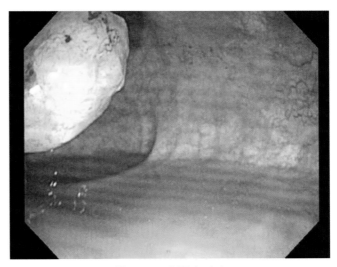

图 3.35　直肠癌（2）

患者左侧卧位时，肿瘤位于水平面的左侧，故可知肿瘤位于后中线

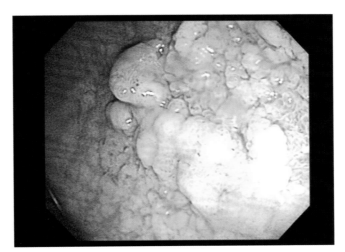

图 3.36　毛毯状结肠息肉

在腺瘤和正常黏膜之间有清晰的边界

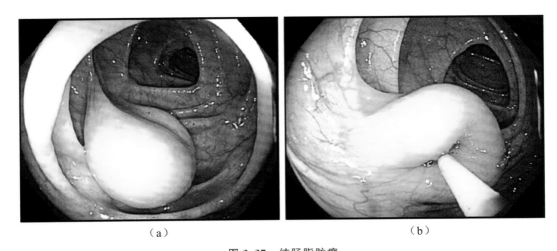

（a）　　　　　　　　　　　　　　　　（b）

图 3.37　结肠脂肪瘤

（a）大的结肠脂肪瘤；（b）结肠脂肪瘤的"枕垫征"，有助于区分黏膜下病变和类癌

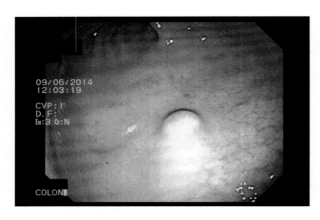

图 3.38　直肠类癌

可见完整、呈淡黄色的黏膜

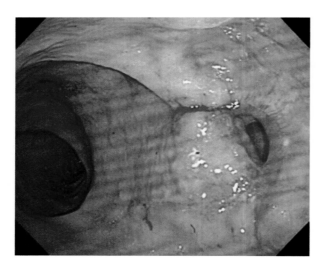

图 3.39　直肠尿道瘘

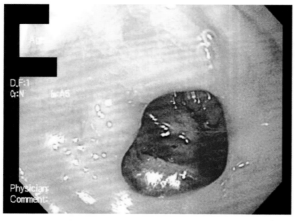

图 3.40　肠镜下憩室穿孔后伴有肠系膜脂肪穿孔

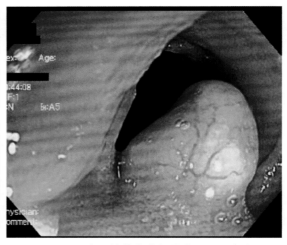

图 3.41　在肠镜检查中偶然发现回肠类癌

注意黏膜下肿物被覆完整黏膜

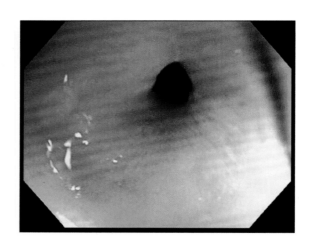

图 3.42　结肠阴道瘘

一例女性子宫切除术后，阴道镜检查显示阴道顶端存在，由憩室炎引起

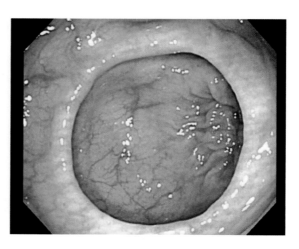

图 3.43　已愈合的结肠端端吻合

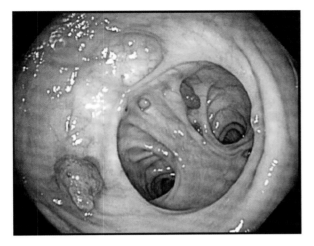

图 3.44　结直肠"Baker"吻合术后

注意侧端吻合，一个腔通向近端结肠，另一个腔通向订合角

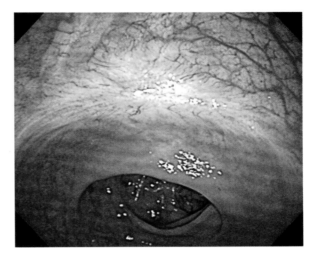

图 3.47　经肛常规切除直肠肿瘤后肠镜下瘢痕

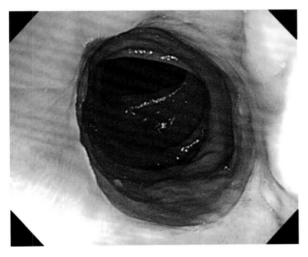

图 3.45　从肛管向上观察结肠-肛管吻合术

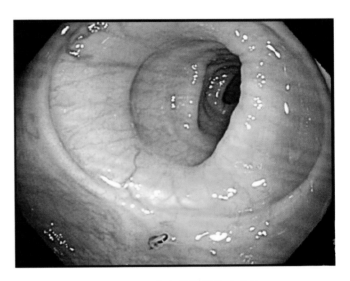

图 3.48　已愈合的端端的吻合口

注意保留的吻合钉

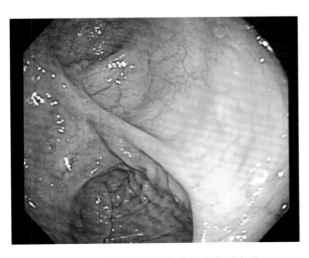

图 3.46　回结肠侧侧吻合口的典型表现

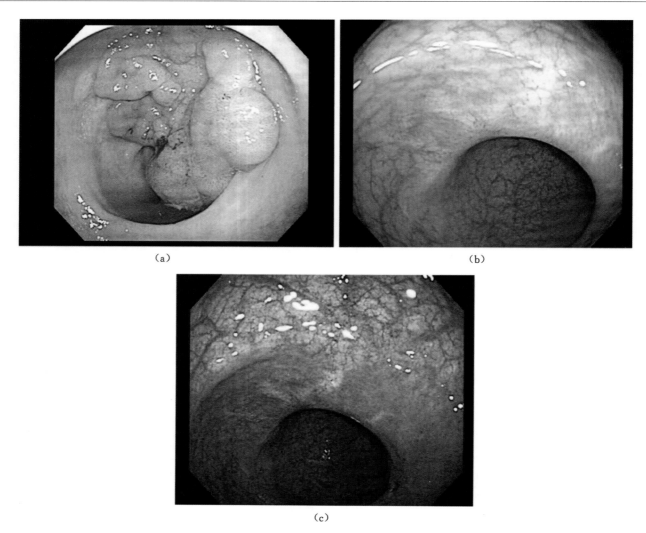

（a）

（b）

（c）

图 3.49　TEMS 切除术前后外观

（a）中段直肠绒毛状大腺瘤，行 TEMS 切除术前；（b）白光内镜下观察 TEMS 术后瘢痕；（c）窄带成像（narrow band imaging，NBI）显示 TEMS 术后瘢痕外观

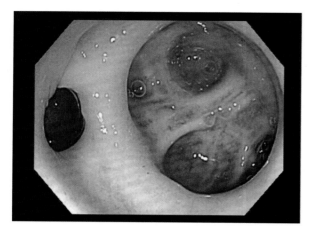

图 3.50　Hartmann 术后直肠残端复杂憩室炎

残端可见钛钉，并可见残留的憩室。这例患者在还纳 Hartmann 造口时需要行全结肠切除术

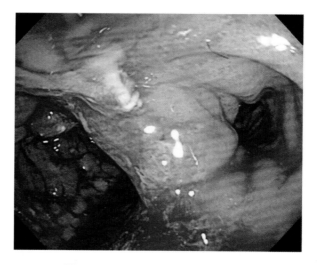

图 3.51　结肠-肛门吻合效果不理想

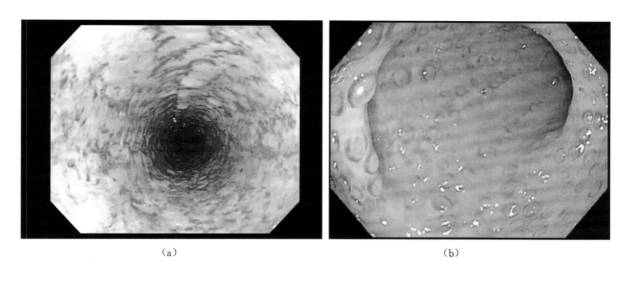

（a） （b）

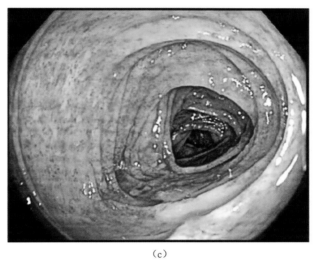

（c）

图 3.52 结肠造口

（a）结肠造口后远端（旷置）的黏膜可有不同形式的改变；（b）结肠造口改变（1）；（c）结肠造口改变（2）

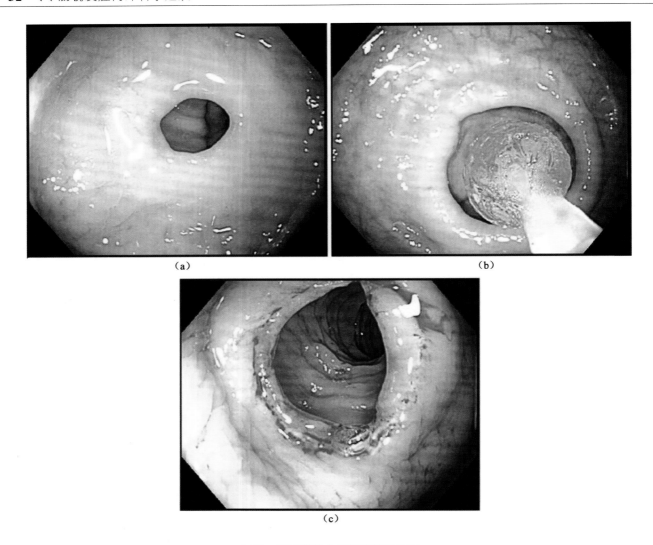

(a) (b)

(c)

3.53 结直肠吻合口扩张前后外观

（a）结直肠端端吻合后狭窄；（b）经内镜（through-the-scope，TTS）进行狭窄段球囊扩张；（c）扩张术后吻合口

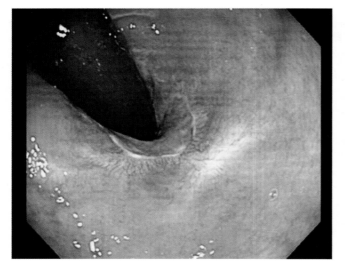

图 3.54 倒镜显示传统痔切除术留下的瘢痕

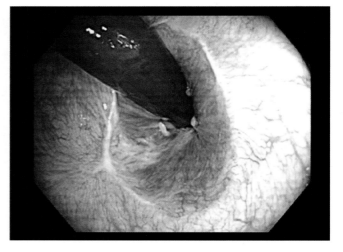

图 3.55 倒镜显示痔切除缝合术术留下的瘢痕

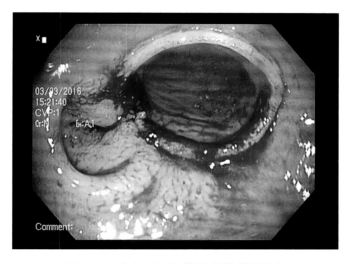

图 3.56　术中二氧化碳给气下结肠镜检查

可见结肠端端吻合口。同时将生理盐水注入盆腔，进行泄漏测试。在盆腔观察钛钉吻合线及钛钉上方结肠是否膨胀良好

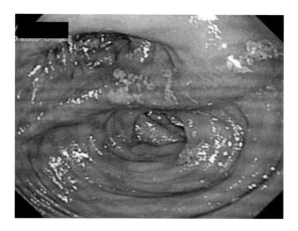

图 3.57　回肠肛门吻合术后观察回肠储袋情况

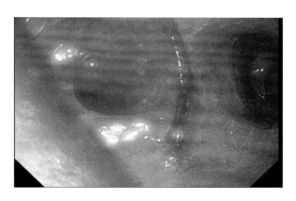

图 3.58　结肠袋炎

袋内有炎症和液体

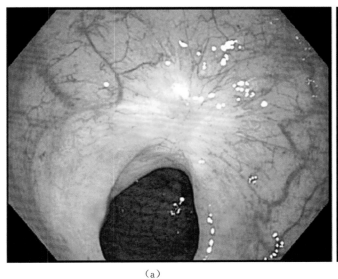

（a）

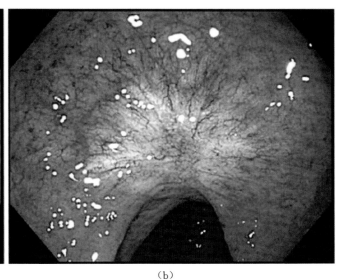

（b）

图 3.59　直肠癌病变

（a）白光观察放化疗后直肠癌病变部位；（b）窄带成像（narrow band imaging，NBI）观察放化疗后直肠癌病变部位

（舒　磊　曾庆敏　译）

第四章　如何实现高效且充分的肠道准备

本章要点

◎有效的结肠镜检查依赖于足够清洁的肠道；然而，许多因素造成多达30%的结肠镜检查报告肠道准备不足。

◎肠道准备制剂的金标准是由聚乙二醇和平衡电解质（PEG-ELS）组成的4 L等渗溶液；然而，由于出现腹胀和肠道痉挛，许多患者仍然不能完成这样的肠道准备。

◎分次给药的肠道清洗是一种推荐的给药形式，因为它提高了疗效和耐受性。

◎可提倡使用2 L的聚乙二醇（PEG）溶液低容量制剂，可达到与金标准肠道准备类似的清洁肠道的效果。

◎与肠道准备不良相关的患者因素：患者的身体状态、年龄、男性、肝硬化史、卒中、结直肠手术史、结肠蠕动差、痴呆、肥胖、糖尿病，过分使用麻醉剂、钙通道阻滞剂、三环类抗抑郁药等。这些患者可能需要更积极的肠道准备，包括双重准备，标准的4 L的PEG溶液和辅助剂，或在结肠镜检查前24～48 h进行饮食限制。

◎内镜操作中确实可以对一部分肠道准备不充分的情况进行清洁；然而，这是一种成本和时间效益最差的方式，所以还是应该提高患者对肠道准备的依从性。

◎客观地描述肠道清洁的质量是必要的，推荐使用经过验证的如Aronchick量表、渥太华肠道准备量表或波士顿肠道准备评分进行评分。

一、前言

要想获得高质量的肠道准备，就必须始终如一地应用以证据为基础的方法进行结肠清洁，让患者接受相关的肠道准备教育，在面对实在是存在困难的患者或需要补救的肠道准备不充分时也需要保持容忍度。充分的肠道准备的定义是：结肠充分清洁，以保证从直肠乙状结肠完整到盲肠有效的黏膜可视化，可以检测到息肉或其他大于5 mm的病变。不充分的肠道清洁可能导致无法检测到腺瘤或肿瘤病变，以及更高不良事件发生率。在所有结肠镜检查中，仍有多达30%的病例报告肠道准备不足。这仍然远远高于"美国结直肠癌多协会特别工作组"设定的目标，该工作组认为有必要在这方面进行关注。

在本章中，我们将首先回顾各种各样的可用灌肠制剂，并讨论它们的最新建议。然后，我们将定义标准，以确定哪些患者可能受益于更积极的肠道准备和对肠道准备不充分采取的补救措施。我们也将总结一些适合临床使用的最佳肠道清洁方案。

二、灌肠剂的种类

理想情况下，结肠准备制剂会迅速排出并清洗结肠，使患者的不适最小，有限的水和电解质失衡，不会影响结肠黏膜。一些已获FDA批准的肠道制剂可用于商业用途（表4.1）。这些药物可作为口服泻药，并可根据其渗透压进行分类。同时，介绍了几种复合剂。2015 年，美国胃肠内镜学会执业标准委员会发布了肠道准备指南，但未批准任何特定准备，而是建议根据疗效、安全性、耐受性、成本和患者偏好等因素，制定个性化的处方。以下我们将讨论可选择的药物，并回顾确定适当肠道准备的关键因素。

肠道准备制剂金标准是由聚乙二醇和平衡电解质（PEG-ELS）等渗溶解而成，目的是在没有液体和电解质渗透压差的情况下通过肠道。因此，它对电解质失衡患者是安全的，如心力衰竭、肾脏疾病或慢性肝病合并腹水等。然而，肠道准备制剂金标准并非没有其局限性。事实上，5%～15% 的患者由于口服量大，会因腹胀和腹部绞痛而无法完成肠道准备工作。部分患者还抱怨这种制剂的味道很难闻，即使加上各种调味剂，也无法让它变得更可口。

针对患者的批评，厂家改变了硫酸钠、钾和氯的浓度，开发出了一种无硫酸盐的 PEG-ELS 溶液，改善了气味和口味。研究表明，与 PEG-ELS 相比，无硫酸盐的灌肠剂在结肠清洗、安全性和耐受性方面功效相当。尽管费用略有增加，但它越来越受医生的欢迎。然而，这种肠道准备仍然需要口服 4 L 的液体，因此并不能完全避免与标准的 4 L 聚乙二醇制剂相关的腹部不适。

当然，也出现了一些低容量的聚乙二醇和平衡电解质 PEG-ELS 解决方案。例如，含有维生素 C 的 2 L PEG-ELS 溶液具有 PEG-ELS 溶液的等速运动性质、具有无硫酸盐 PEG-ELS 溶液的等速运动性质，且最大限度地减少液体消耗（尽管临床上常需要额外增加 1 L 液体）。总的来说，研究表明低体积 PEG-ELS 溶液和 4 L 的 PEG-ELS 溶液具有相似的疗效。唯一值得注意的安全问题是患有葡萄糖-6-磷酸脱氢酶缺乏的患者，这种制剂存在潜在的抗坏血酸溶血的风险。

还有一种非处方的低容量 PEG-ELS 溶液，该溶液由聚乙二醇粉末（PEG-3350）和 2 L 的商用运动饮料（如佳得乐、Powerade、Crystal Light）混合而成。与之前讨论的清肠制剂相比，PEG-SD 是低氧性的，迄今为止的研究在其有效性和安全性方面与 FDA 批准的制剂的比较结果好坏参半。一些研究表明，与 4 L PEG-ELS 相比，PEG-SD 与较低的腺瘤检出率和较高的低钠血症发生率相关，尽管其他研

究表明，制备质量与之相当。相关数据显示，由于其体积较小、口味较差、相对可用性较差和费用过高，因此遵从性不高。因此，这可能是一个合理的选择，特别是对那些不符合其他准备方案的患者。然而，使用这两种制剂的患者仍然可能有不耐受、恶心、呕吐和无法按要求完成肠道准备等情况。

也有高渗溶液制剂的报道，尽管支持其有效性的数据有限。在高渗溶液中，口服硫酸钠的评价最为可靠，其结果与 PEG-ELS 相当。虽然副作用包括轻度消化道事件和呕吐，但目前还没有严重不良事件的报告。柠檬酸镁和磷酸钠是另外两种高渗溶液，不建议临床常规使用。柠檬酸镁已被报道可引起镁中毒、心动过缓、低血压、恶心和嗜睡，在老年人和肾病患者中应禁用。由于存在肾脏损伤和电解质异常的风险，磷酸钠溶液制剂已经收到 FDA 的警告。目前，已基本停用。

高渗溶液和低渗溶液两者联合也值得讨论。匹可硫酸钠/柠檬酸镁联合制剂可以增加肠蠕动，同时增加大肠内灌肠液的停留时间。迄今为止的临床试验表明，匹可硫酸钠/柠檬酸镁联合制剂不劣于低容量 PEG-ELS 方案，且消化道不良事件的性质为轻度至中度。值得注意的还有另一种混合制剂，它是将硫酸钠与 2 L 的无硫酸钠 PEG 联合。该方案疗效似乎也与 PEG-ELS 制剂相似，但与 PEG-ELS 制剂相比，腹部不适和呕吐的发生率更高。

三、灌肠剂的使用

从既往经验看，肠道准备是在结肠镜检查的前一天或晚上一次性完成的。然而，现在已经有大量的文献支持分次进行肠道准备，其中一半灌肠剂在手术前一天口服，另一半在手术当天早上口服。研究表明，分次给药方案提高了腺瘤的检出率，这可能是由于提高了患者对灌肠剂的耐受性和依从性。ASGE 建议在结肠镜检查前 3～8 h 服用第二次剂量，以便有足够的时间达到预期效果，并可以有效避免潜在镇静后灌肠剂反流误吸。分剂量给药仍然是住院患者和门诊患者的选择。本分次口服的方法适用于上午或下午，但内镜医师可考虑建议在下午进行结肠镜检查的患者仍使用一次性全剂量灌肠剂。

表 4.1　市售灌肠剂产品（美国）

种类	准备	成分	容量		分割剂量方案	价格
			泻剂	其他液体		
等渗性	聚乙二醇电解质溶液（PEG-ELS）	聚乙二醇，钠 硫酸盐，钠，碳酸氢盐 氯化钠、钾 氯	4 L	无	检查前一天 2～3 L 1～2 L/d	$24.56
	无硫 PEG-ELS	聚乙二醇，钠 碳酸氢盐，氯化钠， 氯化钾	4 L	无	检查前一天 2～3 L 1～2 L/d	$26-28
	低容量 PEG-ELS 及抗坏血酸制剂	PG-3350，硫酸钠， 氯化钠、抗坏血酸	2 L	1 L 清除液	检查前一天 1 L 1 L/d	$81.17
低渗性	低容量 PEG-3350 SD	PEG-3350	运动饮料中 238 g PEG-3350 SD 1 L/d	根据实际情况	检查前一天 1 L	$10.08
高渗性	口服硫酸钠	硫酸钠，钾 硫酸盐，硫酸镁	0.35 L	2.5 L 水	0.18 L OSS 于 0.3 L 水＋检查前一天 0.95 L 连续 2 d	$91.96
	柠檬酸镁	柠檬酸镁	0.59～0.88 L	2 L 水	检查前一天 0.30～0.44 L 连续 2 d	$2.38
	磷酸钠	单生物和二基	32 片	2 L	前一天 20 片 12 片/d	$150.84
联合剂型	吡咯烷磺酸钠 柠檬酸镁 柠檬酸	匹可硫酸钠， 硫酸镁，无水	0.3 L	2 L 水	检查前一天 0.15 L＋ 1.2 L 清除液 0.15 L＋0.7 L 清除 液体/d	$95.34
	硫酸钠/SF-PEG-ELS	硫酸钠，钾 硫酸盐，硫酸镁， PG-3350	2 L 中含 0.18 L PEG-ELS	1.25 L 水	0.18 L OSS 在 0.3 L 水＋ 检查前一天 0.95 L 2 L PEG-ELS	$77.94

* 引自 Saltzman

（一）更积极的肠道准备标准

充分的肠道清洁对于提高盲肠插管率和腺瘤检测是至关重要的。虽然目前还没有一种特定方案对所有人都有效，但是，既定的肠道准备方案对大多数遵从指导的患者都有效。肠道准备不充分的原因有很多，而且可能是多方面的。有趣的是，肠道准备不充分的患者中，只有 20% 是因为没有遵照肠道准备说明导致的，这说明有相当多的患者在肠道清洁方面确实存在一些困难。与肠道准备不充分相关的患者因素包括患者的住院状态、年龄、男性、肝硬化、卒中、结直肠手术史、结肠蠕动差、痴呆、肥胖、糖尿病或积极使用麻醉剂、钙通道阻滞剂、三环类降压药等。有一个模型使用了许多患者因素（如肝硬化、帕金森症、糖尿病、男性性别、BMI、年龄、粪便潜血检测阳性和既往结直肠手术）来预测肠道准备不足，预测准确率达 60%。如果将此模型广泛应用于确定哪些患者需要更积极的肠道准备，理论上可以将不充分清洁的比率从 33% 降低到 13%。为了避免重复结肠镜检查带来的浪费，我们应该利用这样的评估模型，并确保在进行内镜检查前有一个优化的肠道清洁计划。至少，有准备不足病史的患者应该考虑更积极的肠道清洁方案。

（二）更积极的肠道准备方案

研究发现，在约 20% 的患者中，患者健康教育不足是肠道准备不充分的一个因素。适当的相关肠道准备教育可能是确保适当的排便最简单和最经济有效的方法。尽管对所有患者来说肠道准备工作都至关重要，但对于那些存在肠道清洁不充分、风险高的患者，应特别强调这一点，包括语言能力差、认知功能受损或存在准备不足风险因素的患者。因此，适当的教育是第一步。

目前针对肠道准备不充分、风险高的患者提出了一些积极的辅助措施，虽然这些做法都需要进行提前预估。大多数人会支持 4 L 的聚乙二醇溶液分次使用（结肠镜检查前一天晚上和前一天），而不采用 2 L 的剂量。在这种情况下，通常在检查前 2 d 使用清流食，或在 2 d 内至少两次口服。其他的选择是添加柠檬酸镁（300 mL）或比沙可啶（10 mg）到标准的 PEG 制剂中。

在文献中，很少有说到哪种大肠癌清肠方案最正规。其中最值得注意的方法包括：

（1）结肠镜前 72 h 低纤维饮食。

（2）结肠镜检查前一天流质饮食。

（3）结肠镜检查前一天下午 7 时服用两片 5 mg 比沙可啶片。

（4）结肠镜检查前一天下午 8 点服用 1.5L PEG，结肠镜检查当天上午 6 时再次服用 1.5L PEG。

此类方案适用于那些第一次肠道准备失败的患者。作者发现，在一项对比 51 例密集肠道清洁失败而再次肠道准备行结肠镜检查的患者中，充分清洁的比率前后对比为 98.8%：0%、进镜达盲肠对比为 98%：78%、息肉检出率对比为 69%：51%、扁平病变检出率对比为 63%：43% 和腺瘤检出率对比为 47%：10%，说明依照此方法再次肠道准备效果明显提高，而两组依从性相当，有 63% 的患者认为该制剂容易或非常容易服用。

（三）肠道准备不充分的补救技术

在任何结肠镜检查前，均应询问患者口服灌肠剂的依从性及清肠后排泄物的特征。在 5%～30% 出现持续性棕色排泄物的患者中，可采用多种方法进行"挽救"，因为，通过检查过程中进行清洗在时间和效率上代价高昂。事实上，据统计，在整个结肠镜检查中，清洗肠道所花时间占总操作时间的 17%。这种低效率情况说明了在操作开始前对这些患者进行识别和采取措施的必要性。

处理准备不充分的结肠最简单的方法是使用标准的冲洗泵或通过内镜上的工作通道进行生理盐水冲洗。有许多新型注水设备相关研究，初步报告表明，与标准喷洗相比，新型注水设备的应用可使息肉检出率显著提高。其中最受关注的是 JetPrep 系统，该系统显示，在未充分清洁的结肠中，普通清洗方式下息肉漏检率约为 50%，而使用该系统的标准清洗方式，息肉漏检率仅为 26%。类似的其他设备在肠道清洁方面也有改善；然而，这是以延长设备成本收回时间为代价的。

另一种方法是通过结肠镜将 500 mL PEG 灌肠灌入肝曲。然后取下结肠镜，允许患者在再次检查前上厕所排便。虽然这种方法肠道清洁率可达 96%，但就所花时间来看这种方法的缺点是显而易见的。

还有一种方法是针对同时接受胃镜和结肠镜检查的患者的，通过推迟结肠镜检查，增加额外的口服灌肠剂。独特之处是通过胃镜或十二指肠镜将 1 000 mL PEG 直接注入十二指肠降段。患者可以在胃肠镜操作之间排便。该技术在一项 152 例患者的研究中取得了 85% 的优良肠道准备。

任何操作过程中的补救措施在时间上来说都是低效的，而且其中许多技术从行政或后勤的角度来看可能是完全不现实的。最终，是由内镜医生来决定是尝试挽救性灌肠技术还是让患者晚些时候再次接受肠镜检查。

（四）适用于临床的均衡方案

为了确定结肠镜检查是否足以检出息肉，有必要对肠道准备质量进行客观评价。为此，已经验证了许多评价肠道清洁质量的评分系统。

1999 年开发的 Aronchick 量表（Aronchick scale）使用 5 分制（1～5 分）来确定初次结肠镜检查时排便的质量。因此，在内镜医师进行"肠道清洁补救"操作之前，比较不同的肠道准备是有用的。量表将结肠作为一个整体，并没有区分不同节段的制剂质量（表 4.2）。

渥太华肠道准备量表（Ottawa bowel preparation scale）于 2004 年发表，与 Aronchick 量表类似，它也使用 5 分制（0～4 分）来确定初次排便的速度。这两种评分系统的主要区别在于渥太华量表将检查分为直肠乙状结肠、中结肠和升结肠。总分为 0 分（优秀）至 4 分（非常差），通过添加 3 个节段评分和整个结肠液体评分来计算。我们对 Aronchick 量表和渥太华量表进行了比较，并对观察者之间的信度进行了验证（表 4.2）。

波士顿肠道准备评分（Boston bowel preparation score）是 2010 年制定的，其独特之处在于，它考虑了内镜检查在确定检查充分性方面的评价。因此，这是在操作结束后进行评价的。它已被证明与息肉检出率有关，而且由于它是一项经过验证的事后评估，是目前使用的唯一一种真正反映检查充分性的量表。与渥太华量表一样，该制剂的充分性由 3 个结肠节段（升结肠节段、横结肠节段和左结肠节段）决定。这 3 个分段的评分是在检查操作后确定的，总分为 0～9 分，其中 0 分是非常差的准备，9 分是非常好的准备（表 4.2）。

表 4.2 肠道清洁评分系统

评分量表类型		评分级别
Aronmickle 量表	1	优秀（>95% 的黏膜可见）
	2	良好（较透明的液体覆盖多达 25% 的黏膜，但 >90% 的黏膜看到）
	3	一般（半固态大便不能被吸净，但 >90% 的黏膜可见）
	4	不良（半固态大便不能被吸净且 <90% 的黏膜可见）
	5	不足（需要再次准备）
针对每个大肠节段的渥太华肠道准备量表	0	出色（黏膜细节清晰可见）
	1	良好（每个节段混浊液量少）
	2	一般（需要吸液以充分查看）
	3	差（需要清洗并吸净液体，以获得合理的视图）
	4	不足（清洗和吸引后仍有较多固态粪便未清除）
针对整个结肠中的液体渥太华肠道准备量表	0	少量的液体残留
	1	适量的液体残留
	2	大量的流体残留
针对每个大肠节段的波士顿肠道准备量表	3	清洁后可很好地看到该段的整个黏膜
	2	清洗后的仍有小的残留物，但整段黏膜可以很好地看到
	1	清洗后看到的部分黏膜，但其他部分因残留物影响而无法看到
	0	该节段肠道准备不充分，大便无法清除

四、经验和教训

为了提高患者的依从性和腺瘤检出率，肠道准备的建议应该是个体化的，应考虑到疗效、安全性、耐受性和成本因素，同时注意患者的并发症情况和个人偏好。

分剂量制剂在耐受范围内更有效，因此推荐使用。

在结肠镜检查前应确定准备不充分的高风险患者，并应考虑采用更积极的肠道清洁方案。

在结肠镜检查时，准备不充分有可能得到补救；然而，从成本和时间效益来看，应确保肠镜检查前肠道准备充分。

应使用经过验证的评分系统记录肠道准备是否充分。

五、总结

对一些肠道清洁制剂，虽然完整的 4 L PEG 仍然是黄金标准，但美国胃肠内镜学会（American Society for Gastrointestinal Endoscopy，ASGE）建议对个体化处方进行修正，使疗效、安全性、耐受性和成本考量与患者的并发症情况和个人偏好相适应。建议分次给药，第一次给药在手术前一天，第二次给药在结肠镜检查前 3～8 h，不论选用何种灌肠剂，这都是理想的时间点。对于肠道准备不充分风险高的患者，应接受肠道准备说明的全面教育。这些患者可考虑在检查前 2 天饮用清流食，在 2 d 内分次使用灌肠剂，或在标准 PEG 制剂中添加柠檬酸镁或比沙可啶。对于肠道准备不充分的患者，在肠镜诊疗过程中，可以使用诸如 JetPrep 或内镜下直接将 PEG 溶液注入肠道的方法来补救。最后，应选用一个经过验证的评分系统，对制剂的质量进行评分并存档。

（舒　磊　曾庆敏　译）

参考文献

［1］ Rex D，Bond J，Winawer S，et al. U. S. Multi-Society Task Force on Colorectal Cancer. Quality in the technical performance of colonos-copy and the continuous quality improvement process for colo-noscopy: recommendations of the U. S. Multi-Society Task Force on Colorectal Cancer［J］. Am J Gastroenterol，2002，97：1296-1308.

［2］ Hassan C，Fuccio L，Bruno M，et al. A predictive model identifies patients most likely to have inadequate bowel preparation for colo-noscopy［J］. Clin Gastroenterol Hepatol，2012，10：501-506.

［3］ Ness R，Manam R，Hoen H，et al. Predictors of inadequate bowel preparation for colonoscopy［J］. Am J Gastroenterol，2001，96：1797-802.

［4］ Saltzman J，Cash B，Pasha S，et al；ASGE Standards of Practice Committee. Bowel preparation before colonoscopy［J］. Gastrointest Endosc，2015，81(4)：781-794.

［5］ Marshall J，Pineda J，Barthel J，et al. Prospective，randomized trial comparing sodium phosphate solution with polyethylene glycol electrolyte lavage for colonoscopy preparation［J］. Gastrointest Endosc，1993，39：631-634.

［6］ Fordtran J，Santa Ana C，Cleveland M. A low-sodium solution for gastrointestinal lavage［J］. Gastroenterology，1990，98：11-16.

［7］ Di Palma J，Marshall J. Comparison of a new sulfate-free polyeth-ylene glycol electrolyte lavage solution versus a standard solution for colonoscopy cleansing［J］. Gastrointest Endosc，1990，36：285-289.

［8］ Valiante F，Pontone S，Hassan C，et al. A randomized controlled trial evaluating a new 2-L PEG solution plus ascorbic acid vs 4-L PEG for bowel cleansing prior to colonoscopy［J］. Dig Liver Dis，2012，44：224-227.

［9］ Enestvedt B，Fennerty B，Zaman A，et al. MiraLAX vs. GoLytely：is there a significant difference in the adenoma detection rate？［J］. Aliment Pharmacol Ther，2011，34：775-782.

［10］ McKenna T，Macgill A，Porat G，et al. Colonoscopy preparation：polyethylene glycol with gatorade is as safe and efficacious as 4-L of polyethylene glycol with balanced electrolytes［J］. Dig Dis Sci，2012，57：3098-3105.

［11］ Di Palma J，Rodriguez R，McGowan J，et al. A randomized clinical study evaluating the safety and efficacy of a new，reduced-volume，oral sulfate colon-cleansing preparation for colonoscopy［J］. Am J Gastroenterol，2009，104：2275-2284.

［12］ Katz P，Rex D，Epstein M，et al. A dual-action，low-volume bowel cleanser administered the day before colonoscopy：results from the SEE CLEAR Ⅱ study［J］. Am J Gastroenterol，2013，108：401-409.

［13］ Rex D，McGowan J，Cleveland M，et al. A randomized，controlled trial of oral sulfate solution plus polyethylene glycol as a bowel prep-aration for colonoscopy[J]. Gastrointest Endosc,2014,80:482-491.

[14] Gurudu S,Ramirez F,Harrison M,et al. Increased adenoma detec-tion rate with system-wide implementation of a split-dose prepara-tion for colonoscopy[J]. Gastrointest Endosc,2012,76:603-608.

[15] Kilgore T,Abdinoor A,Szary N,et al. Bowel preparation with split-dose polyethylene glycol before colonoscopy: a meta-analysis of randomized controlled trials[J]. Gastrointest Endosc,2011,73: 1240-1245.

[16] Harewood G,Sharma V,deGarmo P. Impact of colonoscopy prepa-ration quality on detection of suspected colonic neoplasia[J]. Gastrointest Endosc,2003,58:76-79.

[17] Cohen L. Advances in bowel preparation for colonoscopy [J]. Gastrointest Endosc Clin N Am, 2015, 25 (2): 183-197.

[18] Ibanez M,Parra-Blanco A,Zaballa P,et al. Usefullness of an inten-sive bowel cleansing strategy for repeat colonoscopy after prepara-tion failure[J]. Dis Colon Rectum, 2011,54(12):1578-1584.

[19] Belsey J,Epstein O,Heresbach D. Systematic review:oral bowel prep for colonoscopy[J]. Aliment Pharmacol Ther, 2007,25:373-384.

[20] MacPhail M,Hardacker K,Tiwari A,et al. Intraprocedural cleans-ing work during colonoscopy and achievable rates of adequate preparation in an open-access endoscopy unit[J]. Gastrointest Endosc,2015,81(3):525-530.

[21] Hoffman A,Murthy S,Pompetzki L,et al. Intraprocedural bowel cleansing with the JetPrep cleansing system improves adenoma detection[J]. World J Gastroenterol, 2015,21(26):8184-8194.

[22] Kiesslich R,Schuster N,Hoffman A,et al. MedJet—a new CO_2—based disposable cleaning device allows safe and effective bowel cleansing during colonoscopy:a pilot study[J]. Endoscopy,2012,44(8):767-771.

[23] Rigaux J,Juriens I,Devière J. A novel system for the improvement of colonic cleansing during colonoscopy[J]. Endoscopy,2012,44(7):703-706.

[24] Horiuchi A,Nakayama Y,Kajiyama M,et al. Colonoscopic enema as rescue for inadequate bowel preparation before colonoscopy:a prospective observational study[J]. Colorectal Dis,2012,14:e735-e739.

[25] Fujii T. Bowel preparation with polyethylene glycol (PEG) injection-after upper gastrointestinal endoscopy:a pilot study[J]. Gastrointest Endosc,2013,77(5):AB518.

[26] Aronchick C,Lipshutz W,Wright S,et al. Validation of an instru-ment to assess colon cleansing(abstract)[J]. Am J Gastroeterol,1999,94:2667.

[27] Aronchick C,Lipshutz W,Wright S,et al. A novel tableted purga-tive for colonoscopic preparation:efficacy and safety comparisons with Colyte and Fleet Phospho-Soda [J]. Gastrointest Endosc,2000,52:346-352.

[28] Rostom A,Jolicoeur E. Validation of a new scale for the assessment of bowel preparation quality[J]. Gastrointest Endosc,2004,59(4):482-486.

[29] Lai E,Calderwood A,Doros G. The Boston bowel preparation scale: a valid and reliable instrument for colonoscopy-oriented research[J]. Gastrointest Endosc,2009,69 (3):620-625.

第五章 结肠镜检查中患者的舒适度

本章要点

◇绝大多数接受结肠镜检查的患者都处于镇静状态。

◇苯二氮䓬类药物和阿片类药物的组合是结肠镜检查中最常见的镇静剂。

◇CO_2给气可提高术后患者的舒适度。

◇在镇静期间进行适当的监护可以降低镇静相关并发症的风险。

◇与标准结肠镜检查相比，可变硬度结肠镜检查提高了盲肠插管率，减少了手术过程中的疼痛。

一、前言

结肠镜检查在美国很常见，估计每年有 1 500 万次的结肠镜检查。它是最常见的结肠癌筛查检查项目，是评估结肠和直肠症状的首选检查。手术过程中对疼痛的恐惧是再次接受筛查的患者的障碍，患者不良的操作体验可能对后续肠镜随访意愿产生不利影响。肠镜检查的操作质量和内镜下治疗的操作质量可能受到患者在检查期间不适及其因无法忍受而移动身体而受到影响。这个话题看起来非常直截了当，有几个值得讨论的问题。包括：镇静的风险、收益、成本的问题；使用哪些镇静药物的问题；谁来负责对这些药物进行管理的问题；在检查过程中谁来监测患者；需要进行哪些监测；管理药物和监测患者需要什么样的培训。此外，近年来，随着技术因素的改进，如使用 CO_2 给气或水浸法已被提倡和推荐，用于在技术性操作中提高患者的舒适度。在下文中，结肠镜检查中的给气指的是在肠腔注入标准的空气。关于二氧化碳给气、水浸或水交换肠镜操作的研究也将这里进行介绍。

二、当前结肠镜镇静方法的临床实践

在美国，绝大多数患者希望在结肠镜检查中使用镇静剂。麻醉剂（最常见的是芬太尼）和苯二氮䓬类药（典型的是咪达唑仑）的组合是最常用的肠镜检查镇静剂搭配。最近，丙泊酚（单独使用或与麻醉剂或苯二氮䓬类药物联合使用）的应用越来越多，其用量占 2012 年结肠镜检查的 $20\%\sim25\%$。针对肠镜镇静实践的发展变化，Lawrence Cohen 于 2010 年在一篇综述中做出了杰出的总结："全世界肠镜镇静实践的变化反映了社会的多样性、文化差异、法医、经济水平、市场的力量对患者肠镜忍受力的影响、内镜医生的意愿及内镜医生能够在肠镜检查上花多少时间、付出多大努力及安全有效的镇静所需的资源等问题"。

三、无镇静的肠镜检查

在美国，无镇静的结肠镜检查是一种不常见的做法。2006 年对胃肠病学家进行的一项调查显示，98% 的上消化道内镜检查和结肠镜检查都使用了某种类型的镇静药物。无镇静结肠镜检查的优点是多方面的：降低了成本，消除了镇静的风险（虽然对大多数患者来说，镇静的风险很低），检查后立即恢复正常活动，减少了患者的不便（耽误工作，需要家属陪同）。完成无镇静的结肠镜检查有两个条件，一是患者配合，另一个是内镜医师操作熟练。然而，有时结肠解剖因素可能会造成无镇静的肠镜检查难以完成。

在世界各地关于未镇静结肠镜检查盲肠到达率（cecal intubation rates，CIR）报道为 $67\%\sim100\%$，其中大多数报道盲肠到达率 $>90\%$。此外，对于未服用镇静剂的患者，进镜至盲肠所需的时间通常更长。目前，尚缺乏与肠镜检查质量指标和镇静有关的高质量数据。现有的数据虽然不普遍，但都支持镇静下结肠镜检查盲肠到达率更高，而是否镇静对息肉检测率影响结果不一（表 5.1）。也缺乏数据显示不同的镇静深度（如深度镇静、中度镇静）与检查质量结果之间的差异。

有两组报道了在他们的临床实践中前瞻性地收集了关于未镇静结肠镜检查的数据。Paggi 等报道了 56% 的患者接受了未予镇静的肠镜检查，其中接受镇静组的盲肠到达率从 82% 提高到了 97%。使用镇静剂和未使用镇静剂的患者腺瘤检出率相似。他们发现，那些在手术前自述焦虑程度较低的患者，都与更易接受无镇静肠镜检查有关，也与肠镜检查过程中不需要追加镇静药物有关。Petrini 等人描述了他们无镇静结肠镜检查的经验：2 091 名患者中有 28% 选择在没有镇静的情况下开始结肠镜检查，其中有 81% 的患者在无镇静的情况下完成结肠镜检查。在手术开始时应用镇静剂的患者和在整个过程中未应用镇静剂的患者盲肠插管的速度和时间是相同的。

患者应被告知结肠镜检查可以选择不用镇静剂。但是医生必须认识到，对于不用镇静剂的患者在操作过程中需要更多的与患者沟通并要付出更多的耐心。虽然患者的选择至关重要，但对于那些最初选择不使用镇静剂，但在操作过程中要求用镇静的人，应立即给予镇静剂。

表 5.1　比较结肠镜检查有无镇静作用的研究

作者	研究设计	总例数 （%镇静比例）	盲肠插管率 的差异	插管盲肠的 到达时间的差异	腺瘤检出率的差异
Bannert	回顾性研究	52 506（86%）	存在（1.2%）	—	无
Radaelli	回顾性研究	12 835（55%）	存在（8%）	—	镇静的患者 PDR[①] 更高
Crispin	回顾性研究	236 087（97%）	无	—	无
Paggi	Prospective	964（44%）	存在（16%）	—	—
Petrini	Prospective	2 090（72%）	无	无	无
Aljebreen	Prospective	403（67%）	无	无	无

①PDR：息肉检出率（polyp detection rate）

四、肠镜检查的辅助手段

（一）异丙酚与苯二氮䓬类＋/－阿片类药物

美国麻醉师协会根据患者的自身反应性、气道功能、自主呼吸情况和心血管功能描述了不同镇静效果的不同分级（表 5.2）。在内镜手术中，丙泊酚用于深度镇静，苯二氮䓬类药物与阿片类药物（benzodiazepine with an opioid，B/O）联合使用于轻度或中度镇静。然而，使用的药物和镇静水平是两个独立的问题，换句话说，中度或深度镇静可以用其中任何一种药物来实现。对大多数患者来说，任何一种镇静策略都能提供足够的镇静。有趣的是，作者的印象是，服用抗焦虑药、麻醉剂和抗抑郁药的患者似乎比以前更多，而且这些患者需要更高剂量的 B/O 组合。

表 5.3 概述了丙泊酚的优点和缺点。Meta 分析证实，丙泊酚相较于 B/O 降低了患者的恢复时间和出院时间，患者对丙泊酚的满意度更高。两种镇静剂的并发症发生率无显著性差异。作者指出，这项研究的一个局限是，研究中绝大多数患者的体质"总体健康"。

表 5.2　镇静/镇痛的等级

类别	轻度	中度	深度	全身麻醉
反应性	一般	自觉性	反复刺激痛觉反应	没有
气道	不受影响	不需要干预	可能需要干预	常常要求干预
自发通气	不受影响	适当的	可能不足	经常不充分
心血管功能	不受影响	经常维护	经常维护	可能受损

由美国麻醉师协会（American Society of Anesthesiologists）发布：由美国麻醉师协会代表大会于 1999 年 10 月 13 日批准，2014 年版

表 5.3　比较异丙酚用于结肠镜检查的优缺点

优点	缺点
起效速度快	成本更高
恢复及出院时间短	需增加医务人员
快速恢复到镇静前水平	体位变化困难
患者自觉满意	增加误吸咳嗽风险
身体舒适	缺乏拮抗剂
对难以镇静的患者有效	—

　　一项对 SEER 数据的回顾性分析比较了 16.5 万多例在麻醉协助下进行结肠镜检查与没有麻醉协助下进行结肠镜检查的并发症——假定麻醉协助下进行结肠镜检查的几乎都是丙泊酚病例。作者发现，麻醉辅助组与非麻醉辅助组的总体并发症发生率为 0.22%：0.16%、误吸率为 0.14%：0.10%，显示麻醉辅助组并发症及误吸率均高于非麻醉辅助组的病例。两组间穿孔和脾脏损伤相似。作者的结论是，深度镇静可能是并发症的危险因素。

　　作者想补充一点（根据其 10 年 B/O 镇静及 3 年丙泊酚镇静的个人经验），作者的经验支持丙泊酚作为一种更快更可靠的结肠镜镇静方式。以前，我们会常规将患者从左侧卧位改为仰卧位以实现进镜至盲肠，但由于现在需要更多的精力进行气道护理，我们已经很少改变体位了。由于处于深度镇静状态的患者无法自动改变体位，我们通常用左侧卧位下完成体型肥胖和睡眠呼吸暂停的患者的手术操作。小部分患者在操作中会出现持续性咳嗽，这应该是

微量误吸导致的。除了吸入性肺炎的风险，这种咳嗽还会对肠黏膜的检查和息肉切除造成一定困难。

　　Ulmer 等人报道了丙泊酚与咪达唑仑/芬太尼对比的随机试验。他们发现，接受丙泊酚镇静的患者镇静速度更快，且达到了更深的镇静水平，出院也更快。在操作结束后进行的一系列学习、记忆力、记忆范围和身体反应速度的测试中，他们的得分也更高。

　　在内镜操作中，有几种镇静模式（表 5.4）。临床使用广泛的丙泊酚缺点包括成本的增加在很大程度上是因为麻醉服务成本增加。FDA/药品说明书中警告说，异丙酚"只能由接受过全麻培训的人员使用，不属于手术/诊断范畴"。限制内镜医师直接或间接使用丙泊酚的其他因素包括国家护理委员会的规定、医院政策/认证资历、对药物不熟悉及成本/报销问题。尽管如此，仍有充分的证据表明，非麻醉师也可以完成对丙泊酚的使用和管理。

　　由于结肠镜检查非常频繁，成本改革是它的首要目标。由于社会经济状况不断变化，因此很难知道报销政策最终将对丙泊酚的未来使用产生什么影响。目前只能由麻醉医师指导或使用丙泊酚的模式改变了结肠镜检查作为筛查的成本-效益，而这种改变的幅度今后会有多大仍然未知。这种模式的另一个结果是，医生和护理人员逐渐失去了给予清醒患者镇静剂的能力，而需依赖麻醉服务来完成肠镜操作。

表 5.4　常见的肠镜镇静模式

任务承担人	镇静目标	典型代表药物	解释
在内镜医生指导下完成	轻度到中度	苯二氮䓬+/−阿片类	护理人员必须监管患者
内镜医生执行	轻度到中度	苯二氮䓬+/−阿片类	
内镜医师指导注册护士完成	中度至深度	异丙酚	大多数机构都要求特殊的培训/资格审查
麻醉护士管理	中度至深度	异丙酚	由麻醉师或内镜医师监管
麻醉医师管理	中度至深度	异丙酚	最常用在高级风险的患者

(二) 阿片类药物单独使用

芬太尼、瑞芬太尼和阿芬太尼都被描述为用于结肠镜检查的单一药物。这种方法的好处是虽然镇静程度较轻，但也避免了镇静并发症的风险。有少量试验公布了这方面数据，在一项研究中，接受芬太尼治疗的患者与接受咪达唑仑治疗的患者相比，疼痛评分较低，盲肠插管时间较短。与芬太尼组相比，咪达唑仑组有 35% 的患者氧分压下降。

与 B/O 相比，瑞芬太尼可缩短恢复时间，且呼吸抑制较轻，但由于其副作用和需要由一个专业人员管理，限制了它在结肠镜检查中的使用。目前只有一个在结肠镜检查中应用阿芬太尼的临床试验。这项研究表明，与咪达唑仑联合使用阿芬太尼相比，单独使用阿芬太尼的患者一般不需要吸氧，没有发现其他差异。

(三) 二氧化碳给气

一些内镜检查过程中的辅助手段可用来减少疼痛，减少需要的镇静量，或者提升或促进非镇静结肠镜检查的舒适度。其中，最受关注的两项技术是二氧化碳注入和水辅助结肠镜检查。这两者都有各自的研究数据，最近越来越多将它们进行对照研究或两者结合使用的研究。

二氧化碳给气被认为可以减少结肠镜检查中的疼痛，因为 CO_2 相对于空气的吸收更快。这种技术需要一个二氧化碳调节器和一个送气管道和可充气钢瓶。Wu and Hu 对 9 个随机试验的 1577 名患者进行了系统回顾和 Meta 分析，比较了二氧化碳和空气给气的效果。在 B/O 和异丙酚分别用于无镇静的患者对比中，两组的 CIR 和盲肠插管时间相似。本研究的方法包括将有任何疼痛的患者［视觉模拟评分（VAS）＞0］与无疼痛的患者进行比较。使用这个标准，他们发现在手术过程中、术后 1、6 和 24 h，二氧化碳给气组中的疼痛较其他组减轻。在手术期间和手术后，并发症和二氧化碳分压没有差异。作者得出结论，二氧化碳肠镜结肠中的注入方法值得在临床广泛应用。

目前还没有报告显示二氧化碳结肠镜检查的并发症发生率增加。额外增加的成本包括与结肠镜相连的气体调节器和二氧化碳的成本。研究也显示 CO_2 对常规结肠镜检查获益不大，没有提高无镇静结肠镜检查效果的作用。

然而，对于术前怀疑有梗阻或肠腔胀气的患者，CO_2 是一个很好的选择。在使用息肉切除技术（内镜下黏膜切除、内镜下黏膜下剥离）及术中结肠镜检查的情况下，使用 CO_2 具有优势。

(四)"水辅助"结肠镜检查（water-aided colonoscopy）

有两种类型的水辅助结肠镜检查。首先是水浸法（water immersion）。在这种技术中，在插入结肠镜时注入水，在退出镜时吸出水。根据需要使用空气注入来提供更好的观察效果。进镜至盲肠或回肠后，吸出水；退镜前注入空气，进行肠黏膜检查及活检或肿瘤切除术。水交换法（water exchange）是对水浸法的一种改进，包括完全排除空气，从而避免因吸入气体迅速进入盲肠而导致结肠延长。

已经进行了几项随机试验，比较水浸入或水交换与空气注入。2012 年发表了对这些研究的系统综述。其中 8 项关于水浸泡肠镜的对比研究，4 项关于水交换肠镜的对比研究。镇静治疗方案包括无镇静、"最低剂量"术前镇静和按需镇静。除一项研究外，所有的研究都显示水浸法疼痛评分有统计学上的显著降低。然而，值得注意的是，只有两项研究的平均疼痛评分超过 5 分，所有研究的 VAS 评分的绝对平均降幅小于 2。在水交换法的对比研究中，疼痛评分的优势更为明显。水浸法和空气给气的腺瘤检出率相似，但水交换法比空气给气的腺瘤检出率更大。

一项水交换与二氧化碳给气的随机试验显示了相似的中/重度疼痛率和腺瘤检出率。水交换组的盲肠到达率（CIR）提高，CO_2 给气的进镜至盲肠的时间缩短。另一项随机试验观察了左侧结肠水交换法（left-colon water exchange，LWE）的可能益处，即先在左侧结肠注入水，一旦进镜靠近脾脏屈曲时，即进行空气注入。本研究显示左侧结肠水交换组进镜达盲肠所需时间减少，但肠道准备评分较低，右结肠息肉检出率较低（样本量小，无统计学意义）。

其他关于空气、二氧化碳、水浸泡、和/或水交换的组合排列比较均有研究。有两项多中心研究比较了水辅助与气体（空气与二氧化碳）给气的研究。Falt 等人发现，在采用水浸式插入的患者中，采取"最小镇静"结肠镜检查的成功率更高。手术后 24 h 内，接受水浸和二氧化碳给气的患者的不适程度较轻。另一项多手段研究的结论是，水交换是痛苦最小的技术，并给无镇静结肠镜检查创造了更好机会。

水交换结肠镜检查有一个学习曲线，除了广泛使用标准的大容量冲洗器之外不需要其他特殊的设备。大多数关于水辅助结肠镜检查的文献来自一小群热心的支持者。尽管如此，CO_2注入和水辅助结肠镜检查对那些希望进行无镇静或最低程度镇静治疗的患者仍是有用的辅助手段。水辅助结肠镜检查对腺瘤检出率的潜在益处值得进一步研究。

（五）结肠镜检查的其他辅助手段

1. 磁内镜成像

磁内镜成像（magnetic endoscope imaging，MEI）提供实时、非透视反馈的结肠镜配置。图像是由探测器探测到结肠镜内线圈与放置在患者旁的线圈磁场变化，并通过计算机软件将线圈磁场变化数据转换成图像，显示在显示器上。

2013 年发表的一项荟萃分析将磁内镜成像（MEI）与传统结肠镜检查（conven-tional colonoscopy，CC）进行了比较。结论是，MEI 对无经验内镜医师的培训和教育有一定的益处，有经验和无经验内镜医师的手术盲肠到达率均提高。其后发表的一项随机试验表明，对于更困难的病例，MEI 患者进入盲肠的时间缩短。盲肠到达率、盲肠插入距离、盲肠插入时间、平均疼痛评分、平均镇静评分等指标无显著性差异。

MEI 的价值尚无定论，但它可能通过实时显示结袢状态使内镜医师学习和训练如何减少结袢和解袢。它也可被用于显示其他辅助方法的肠镜操作过程，例如，协助在水交换结肠镜检查下解袢。在一项困难结肠镜的随机研究中，与双气囊肠镜相比，MEI 的盲肠插管率较低，进镜至盲肠的时间较长。

2. 不同类型的结肠镜

随着结肠镜技术不断发展。在新技术的影响下，盲肠到达率将更高、到达盲肠所需时间更短、内镜直径更小及肠镜硬度可调节，这些都使得肠镜检查中患者痛苦更小。

有数据显示，与标准结肠镜相比，使用可变硬度肠镜进行无镇静结肠镜检查时，中度或重度疼痛的患者较少。可变硬度的肠镜进镜至盲肠的速度和时间略有改善，特别是对于没有经验的肠镜医生，其盲肠插管率也更高。在比较不同大小的可变硬度范围时，成人可变硬度范围（直径 12.2 mm）比儿

童可变硬度范围的肠镜进镜速度更快。然而，儿童可变硬度肠镜可能仍然是对于某些失败的困难肠镜检查的一个好的选择。虽然 Chen 等人没有发现 11.3 mm、12.2 mm 和 13.2 mm 直径内镜检查过程中疼痛评分的差异，但其他研究发现，在直径较小的结肠镜检查中，未镇静的肠镜检查疼痛明显减轻了。

3. 患者体位

本章所引用的几乎每一项研究中，结肠镜检查中技术描述都是从患者左侧卧位开始的，患者根据情况需要改为平卧或右侧卧位。Vergis 等发现，从患者右侧卧位开始检查，进镜达盲肠的时间更短，而且这些患者在检查过程中感觉更舒服。经验丰富的内镜医师一般不使用这些辅助手段，因为他们能更快地到达盲肠。女性患者与有腹部手术史的患者起始体位是采取左侧还是右侧卧位对肠镜检查有较大影响。

4. 药物

有许多针对异丙酚或 B/O 以外的镇静辅助用药或替代品的研究，目的是在不使用镇静或减少镇静剂使用的情况下实现无痛。一氧化二氮是一种吸入剂，具有镇静、抗焦虑和麻醉的作用，起效快、体内清除快。几个小的临床试验描述了其在结肠镜检查中的应用，其中包括连续吸入或按需吸入。这些研究可以在一些相关系统分析和 Cochrane 中找到。文献的异质性影响了 Meta 分析质量，然而，这些综述得出了类似的结论。也就是说，一氧化二氮的镇静效果与苯二氮䓬类药物和阿片类药物或单独使用阿片类药物的镇静效果相似，患者的满意度也类似。使用一氧化二氮，患者的精神活动能力恢复更快，术后恶心症状也更少。在以上研究中均未与丙泊酚对比。

最近的两项一氧化二氮临床试验发表了不同的结果。Malsekar 等将患者随机分为一氧化二氮组和咪达唑仑－芬太尼组。他们报告说，一氧化二氮在几个方面具有优势。接受一氧化二氮治疗的患者疼痛评分较低，住院时间较短，精神活动能力恢复较快，满意度较高，出院时间较短。Løberg 等随机将患者按吸入氧气和吸入一氧化二氮进行分组，根据患者的疼痛给予咪达唑仑和/或哌替啶镇痛。他们发现，这两组患者需要额外镇静和/或镇痛的人数相同，需要的镇静剂总量也相同。两组患者的疼痛评

分相似。作者的结论是，结肠镜检查中，一氧化二氮不能有效替代标准静脉镇静。

一些内镜医师继续选择性或常规地使用抗痉挛药物，理由是结肠痉挛的减少有利于检查和息肉切除。然而，在1995—2013年的所有相关研究中，还未发现胰高血糖素显示出任何益处。Tamai等发现，通过VAS评分对比，应用胰高血糖素后疼痛评分、对未来结肠镜检查的接受度、腹部充盈度和内镜操作评分均显著降低。但是这些差异的临床意义是有限的，因为这些评分在满分为10分的VAS评分都不超过1.6分。此外，他们还报道了在进镜至盲肠时唾液淀粉酶（salivary amylase）的差异，这反映了应激状态下血浆去甲肾上腺素水平。Church发现温水和胰高血糖素对消除结肠痉挛效果是一样的。

其他抗痉挛药物也被研究过。Yoshikawa等比较了未应用镇静剂的患者应用莨菪碱和胰高血糖素，两者在盲肠达到率、到达盲肠时间、疼痛评分、收缩压或血氧饱和度方面均无差异。应用莨菪碱的患者心率比应用胰高血糖素的患者增加10次/min。

研究报道了在肠镜检查前应用莨菪碱的给药方式——静脉注射、舌下给药、口服片剂和口服喷雾剂。这些研究大多数显示在患者的舒适度、操作难度和操作速度方面没有显示出任何益处。一些研究中显示窦性心动过速是其显著的副作用。

五、结论

应该给内镜医师和麻醉师较大的选择空间，因为结肠镜检查的镇静方式显然无法"一刀切"。越来越多的麻醉人员使用丙泊酚，特别是使用丙泊酚进行深度镇静，这种趋势在近期内似乎不太可能改变。撇开经济压力不谈，患者对异丙酚的体验更佳，为了确保患者舒适这一重要目标，必须提高患者的满意度和未来愿意再次接受肠镜检查的意愿。此外，有经验的内镜医师都倾向于应用异丙酚。

在内镜医师希望维持镇静状态，但是难以负担麻醉费用的情况下，苯二氮䓬类药物和镇静剂的组合仍然是一种很好的选择。上述其他辅助措施，如水辅助结肠镜检查、CO_2给气或直径更小的结肠镜等，可能会减少所需药物的剂量，降低心肺副作用，恢复恢复更快。然而，对于经验丰富的内镜专家，这些辅助可能不是必要和有益的。

无镇静结肠镜检查不太可能在美国获得广泛接受，但应在适当的情况下提供。上述辅助方法在一些情况下可能有用。上述认识主要是基于无法预测哪些患者属于困难结肠。

六、经验和教训

（1）结肠镜检查中应用异丙酚镇静比苯二氮䓬/阿片类药物组合前景更好。对于患者和内镜医生来说，异丙酚的整体体验更好，患者可以更快出院，并可以在1～2 h内恢复至基线认知功能。然而，应用异丙酚对主动气道管理的需求增加了。

（2）虽然二氧化碳注入和水辅助结肠镜检查等辅助手段可以减轻患者的不适，但没有数据表明使用这些辅助手段可以提高患者对未来再次结肠镜检查的意愿。

（3）选择性使用小直径结肠镜或使用硬度可调肠镜有助于在困难情况下进行进镜至盲肠。

（舒　磊　曾庆敏　译）

参考文献

[1] Cohen LB. Sedation issues in quality colonoscopy[J]. Gastrointest Endosc Clin N Am,2010,20:615-627.

[2] Rex D,Kahlfan H. Sedation and the technical performance of colo-noscopy[J]. Gastroenterol Clin North Am,2005,15:661-672.

[3] Childers RE,Williams JL,Sonnenberg A. Practice patterns of seda-tion for colonoscopy[J]. Gastrointest Endosc,2015,82:503-511.

[4] Cohen LB,Wecsler JS,Gaetoano JN,et al. Endoscopic sedation inthe United States:results from a nationwide survey[J]. Am J Gastroenterol,2006,101:967-974.

[5] Bannert C,Reinhart K,Dunkler D,et al. Sedation in screening colonoscopy:impact on quality indicators and complica-tions[J]. Am J Gastroenterol,2012,107:1837-1848.

[6] Radaelli F,Meucci G,Sgroi Minoli G. Technical performance of colonoscopy:the key role of sedation/analgesia and other quality indicators[J]. Am J Gastroenterol,2008,103:1122-1130.

[7] Crispen A,Birkner B,Munte A,et al. Process quality and incidence of acute complications in a series of more than

230,000 outpatient colonoscopies［J］. Endoscopy,2009, 41:1018-1025.

［8］ Paggi S,Radaelli F,Amato A,et al. Gastrointest Endosc, 2012,75:392-398.

［9］ Petrini JL,Egan JV,Hahn WV. Unsedated colonoscopy: patient characteristics and satisfaction in a community-based endoscopy unit［J］. Gastrointest Endosc,2009,69: 567-571.

［10］ Aljebreen A,Almadi M,Leung F. Sedated vs. unsedated colonos-copy: a prospective study［J］. World J Gastroienterol,2014,20: 5113-5118.

［11］ Continuum of depth of sedation definition of general anesthesia and levels of sedation/analgesia. American Society of Anesthesiologists. http://www. asahqorg/publicationsAndServices/standards/20pdf. Accessed 5 Mar 2016.

［12］ Singh H,Poluha W,Cheung M,et al. Propofol for sedation during colonoscopy［J］. Cochrane Database Syst Rev, 2008,8:CD006268.

［13］ Cooper GS,Kou TD,Rex DK. Complications following colonos-copy with anesthesia assistance. A population-based analysis［J］. JAMA Intern Med,2013,173: 551-556.

［14］ ElChafic AH,Ecker G,Rex DK. Prospective description of cough-ing,hemodynamic changes and oxygen desaturation during endo-scopic sedation［J］. Dig Dis Sci,2012, 57:1899-1907.

［15］ Ulmer B,Hansen J,Overly C,et al. Propofol versus midazolam/fentanyl for outpatient colonoscopy: administration by nurses supervised by endoscopists［J］. Clin Gastroenterol Hepatol,2003,1:425-432.

［16］ Lazaraki G,Kountouras J,Metallidis S,et al. Single use of fentanyl in colonoscopy is safe and effective and significantly shortens recovery time［J］. Surg Endosc,2007,21: 1631-1636.

［17］ Manolaraki MM,Theodoropoulou A,Stroumpos C,et al. Remifentanil compared with midazolam and pethidine sedation during colonoscopy: a prospec-tive, randomized study［J］. Dig Dis Sci,2007,53:34-40.

［18］ Usta B,Türkay C,Muslu B. Patient-controlled analgesia and seda-tion with alfentanyl versus fentanyl for colonoscopy: a randomized double blind study［J］. J Clin Gastroenterol,2011,45:E72-E75.

［19］ Wu J,Hu B. The role of carbon dioxide insufflation in colonoscopy: a systematic review and meta-analysis［J］. Endoscopy,2012,44: 128-136.

［20］ Leung FW. Water-aided colonoscopy［J］. Gastroenterol Clin North Am,2013,42:507-519.

［21］ Leung FW,Amato A,Ell C,et al. Water-aided colonoscopy: a systematic review［J］. Gastrointest Endosc,2012, 76:657-666.

［22］ Garborg K,Kaminski MF,Lindenburger W,et al. Water exchange versus carbon dioxide insuffla-tion in unsedated colonoscopy: a multicenter randomized con-trolled trial ［J］. Endoscopy,2015,47:192-199.

［23］ Wang X,Luo H,Leung F,et al. Left-colon water exchange preserves the benefits of whole colon water exchange at reduced cecal intubation time conferring significant advantage in diagnostic colonoscopy—a prospective randomized controlled trial［J］. Scan J Gastroenterol, 2015,50:916-923.

［24］ Falt P,Liberda M,Šmajstria V,et al. Combination of water immersion and carbon dioxide insuffla-tion for minimal sedation colonoscopy: a prospective,randomized,single-center trial［J］. Eur J Gastroenterol Hepatol, 2012, 24:971-977.

［25］ Cadoni S,Falt P,Gallittu P,et al. Water exchange is the least painful colonoscope insertion technique and increases completion of unsedated colonoscopy［J］. Clin Gastro enterol Hepatol, 2015, 13:1972-1980.

［26］ Chen Y,Duan YT,Xie Q,et al. Magnetic endoscopic imaging vs standard colonoscopy: meta-analysis of randomized controlled trials［J］. World J Gastroenterol, 2013, 19:7197-7204.

［27］ Teshima CW,Zepeda-Gomez S,Al Shankiti SH,et al. Magnetic imaging-assisted colonoscopy vs conventional colonos-copy: a randomized controlled trial［J］. World J Gastroenterol, 2014, 20:13178-13184.

［28］ Leung JW,Thai A,Yen A,et al. Magnetic endoscope imaging(ScopeGuide) elucidates the mecha-nism of action of the pain-alleviating impact of water exchange colonoscopy—attenuation of loop formation［J］. J Interv Gastroenterol,2012,2:142-146.

［29］ Susuki T,Matsushima M,Tsukune Y,et al. Double-balloon endoscopy versus magnet-imaging enhanced colonoscopy for difficult colonoscopies,a randomized study［J］. Endoscopy, 2012, 44:38-42.

［30］ Chen PJ,Shi YL,Chu HC,et al. A prospective trial of variable stiffness colonoscopies with different tip diameters in unsedated patients［J］. Am J Gastroenterol,2008, 103:7197-7204.

［31］ Yoshikawa I,Honda H,Nagata K,et al. Variable stiffness colonoscopies are associated with less pain during colonoscopy in unsedated patients[J]. Am J Gastroenterol, 2002, 97:3052-3055.

[32] Ogawa T, Ohda Y, Nagase K, et al. Evaluation of discomfort during colonoscopy with conventional and ultrathin colonoscopies in ulcerative colitis[J]. Dig Endosc, 2015, 27:99-105.

[33] Vergis N, McGrath A, Stoddart C, et al. Right or left in COLonoscopy(ROLCOL)? A randomized controlled trial of right—versus left-sided starting position in colonoscopy[J]. Am J Gastro enterol, 2015, 110:1576-1581.

[34] Welchman S, Cochrane S, Minto G, et al. Systematic review:the use of nitrous oxide gas for lower gastrointestinal endoscopy[J]. Aliment Pharmacol Ther, 2010, 32:324-333.

[35] Aboumarzouk OM, Argawal T, Syed Nong Check SAH, et al. Nitrous oxide for colonoscopy[J]. Cochrane Database Syst Rev, 2011, 8: CD008506.

[36] Maslekar S, Gardiner A, Hughes M, et al. Randomized clinical trial of Entonox versus midazolam-fentanyl sedation for colonoscopy[J]. Br J Surg, 2009, 96:361-368.

[37] Løberg M, Furholm S, Hoff I, et al. Nitrous oxide for analgesia in colonoscopy without sedation[J]. Gastrointest Endosc, 2011, 74:1347-1353.

[38] Cutler CS, Rex DK, Hawes RH, et al. Does routine intrave-nous glucagon administration facilitate colonoscopy? A random-ized trial[J]. Gastrointest Endosc, 1995, 42:346-350.

[39] Tami N, Matsuda K, Sumiyama K, et al. Glucagon facilitates colonoscopy and reduces patient discomfort: a random-ized double-blind controlled trial with salivary amylase stress anal-ysis[J]. Eur J Gastroenterol Hepatol, 2013, 25:575-579.

[40] Church JM. Warm water irrigation for dealing with spasm during colonoscopy: simple, inexpensive, and effective [J]. Gastrointest Endosc, 2002, 56:672-674.

[41] Yoshikawa I, Yamasaki M, Taguchi M, et al. Comparison of glucagon and scopolamine butylbromide as premedication for colonoscopy in unsedated patients[J]. Dis Colon Rectum, 2006, 49:1393-1398.

[42] Chaptini LA, Janec E, Seltzer G, et al. Sublingual hyoscamine as premedication for colonoscopy: a randomized double-blinded placebo-controlled trial[J]. Am J Surg, 2008, 196: 51-55.

第六章　预防深静脉血栓：如何优化抗凝治疗及感染性并发症

本章要点

◎围手术期抗凝治疗的管理是对手术相关出血风险和血栓栓塞并发症风险之间的平衡进行管理。

◎结肠镜检查出血的风险在单纯诊断性检查中非常低，而在息肉切除术中则较高。对于低风险的肠镜检查，无须改变相关抗凝治疗方案。

◎停用抗凝或抗血小板药物后的血栓栓塞风险取决于病情和其他相关风险。指南对抗凝治疗有相关指导意见是基于低水平的证据。当对围手术期的处理有疑问时，应经心内科和神经内科会诊协商。

◎对于出血风险高的患者，应在手术前 5 d 停用华法林，术前 1～2 d 停用新的口服抗凝药物。阿司匹林和非甾体抗炎药可以安全使用。其他抗血小板药物应在高危手术前（氯吡格雷 5 d，替卡格雷 3～5 d，替卡地平 10～14 d）停用。替代治疗只适用于存在高血栓栓塞事件风险的情况。

◎预防性应用抗生素一般不适用于结肠镜检查的患者，除非是持续的腹膜透析患者。

一、前言

结肠镜检查是对胃肠道症状较轻的人的诊断金标准。它也是大肠癌筛查的金标准。据估计，2002 年在美国进行了大约 280 万例乙状结肠镜检查和 1 420 万例结肠镜检查。在过去的 10 年里，这些数字肯定有所增加。

抗凝治疗越来越多地用于治疗和预防静脉和动脉血栓栓塞性疾病。在过去的 10 年中，新型抗凝剂应用得到了迅速的发展。越来越多的抗凝患者需要内镜治疗。在这些患者停止抗凝治疗期间，应仔细考虑手术相关出血与血栓栓塞事件的风险。

结肠镜检查后，人工关节置换或心脏瓣膜置换的患者可能有更高的假体感染风险。

在这一章，我们将对目前的证据进行回顾，并讨论结肠镜诊疗围手术期抗凝治疗和预防性抗生素的应用问题。

二、抗凝和结肠镜检查

抗凝治疗用于治疗和一级或二级预防各种医疗条件下的血栓栓塞事件，如房颤、人工心脏瓣膜、深静脉血栓形成和肺栓塞。抗凝剂用于高凝状态或某些手术后的血栓栓塞预防。

为了在结肠镜检查前提供适当的抗凝剂治疗建议，应考虑两个主要因素：一是，出血的风险与结肠镜操作的类型和抗凝血药物的种类。二是，停止抗凝治疗后发生血栓栓塞事件的风险。停用抗凝剂将减少与手术相关的出血风险。但在中断期间发生血栓栓塞事件如卒中或肺栓塞，可对患者造成灾难性的影响。权衡这两个因素的风险评估应作为内镜手术前抗凝治疗决策的基础。心脏病学家、血液学家和内镜医师之间的合作对该类风险管理至关重要。

（一）抗凝血药物

1. 出血风险

出血风险是由手术类型和药物种类两个因素决定的。

手术类型：单纯的诊断性结肠镜检查包括那些简单的黏膜活检，被认为是低风险的出血操作。

高危手术包括息肉切除、肿瘤切除和内镜粘膜下剥离。

结肠镜下息肉切除后出血的风险为 $0.3\% \sim 10.0\%$。已有几项研究评估了与息肉切除后出血相关的危险因素。存在心血管疾病、年龄大于 65 岁、高血压、息肉大于 1 cm、抗凝血等均与术后出血风险较高有关。除了息肉的大小，息肉的形态、位置和切除技术也会影响出血的风险。右半结肠和无蒂息肉切除与出血风险增加有关。

内镜支架置入也可能与出血风险增加相关。据报道，与支架置入相关的出血发生率在 $0 \sim 5\%$。出血通常是轻微的，不需要任何干预。美国胃肠内镜学会（ASGE）认为在出血方面，置入肠内支架是一种低风险的治疗方法。

2. 血栓栓塞的风险

房颤（atrial fibrillation）：慢性房颤增加卒中和其他血栓栓塞事件的风险。每年因房颤导致卒中的风险在 $1.9\% \sim 18.2\%$。心脏病、高血压或糖尿病等并发症会增加房颤引起卒中的风险。CHADS2 或 CHA2DS2-VASc评分系统被设计用来量化这种风险（表 6.1～表 6.4）。肠镜操作前停用抗凝治疗患者总体卒中风险较低。年龄增长、高血压、卒中史、糖尿病和充血性心力衰竭使卒中风险几乎增加了 10 倍。

静脉血栓栓塞和肺栓塞：深静脉血栓形成或肺栓塞发作后发生第二次静脉血栓栓塞事件的风险取决于最初血栓事件发生的时间和患者的并发症情况。

表 6.1　用于评估房颤卒中风险的 CHADS2 评分系统

危险因素	分值
C：充血性心力衰竭	1
H：高血压	1
A：年龄＞75 岁	1
D：糖尿病	1
S：卒中病史	2

表 6.2　CHADS2 评分与卒中风险的相关性研究

CHADS2 分值	每 100 名患者的年卒中率
0	1.9
1	2.8
2	4.0
3	5.9
4	8.5
5	12.5
6	18.2

表 6.3　用于评估房颤卒中风险的 CHA2DS2-VASc 评分系统

危险因素	分值
C：充血性心力衰竭	1
H：高血压	1
A2：年龄＞75 岁	2
D：糖尿病	1
S2：卒中病史	2
V：血管性疾病	1
A：年龄 65～74 岁	1
Sc：性别类别（女）	1

表 6.4　CHA2DS2-VASc 评分与卒中风险的相关性研究

CHADS2 分值	每 100 名患者的年卒中率
0	0
1	1.3
2	2.2
3	3.2
4	4.0
5	6.7
6	9.8
7	9.6
8	6.7
9	15.2

在血栓发生后的前 3 个月或出现其他导致高凝状态的情况如恶性肿瘤、蛋白质 C 或 S 缺乏、V 因子突变或其他血栓性疾病时，再次发生血栓的风险超过 10%。血栓形成后 3～12 个月的风险为 5%～10%，而初次血栓性事件发生 12 个月后的风险较低

（<5％）。

心脏瓣膜病和人工心脏瓣膜：血栓栓塞事件的风险在心脏瓣膜疾病患者及人工心脏瓣膜的位置和类型，以及其他风险因素，如合并心房纤颤、心脏内膜血栓或血栓栓塞史等。例如，患有主动脉瓣狭窄和其他危险因素的患者每年发生血栓栓塞事件的风险小于5％。而有人工二尖瓣或三尖瓣瓣膜置换史，或有血栓栓塞史的患者每年发生血栓栓塞的风险超过10％。

一项大型Meta分析显示，当这些患者不使用抗凝治疗时，所有血栓栓塞事件的风险为每100名患者中8例。这相当于一周内0.2％的风险。在一项对人工心脏瓣膜患者进行的非心脏手术血栓风险的回顾性研究中，围手术期停用抗凝时间（平均6.6 d）没有引起任何血栓栓塞事件。

缺血性心脏病和冠状动脉支架：缺血性心脏病患者一般采用抗血小板治疗。冠状动脉支架越来越成为缺血性心脏病的主要治疗手段。裸金属支架需要至少1个月的双重抗血小板治疗，以降低支架血栓形成的风险。药物洗脱支架双抗治疗推荐疗程为1年。在停用抗血小板治疗的第1年，支架血栓形成的风险在中断5 d后增加。

（二）临床常用抗凝药种类

1. 阿司匹林

药理学：阿司匹林是一种环氧化酶抑制剂，可降低血小板合成血栓素的能力。阿司匹林的半衰期只有20 min；然而，它对血小板的COX抑制作用是永久性的。因此，其临床效果将持续7～10 d的血小板寿命。

临床适应证：阿司匹林对心血管疾病的保护作用是众所周知的。长期服用阿司匹林可以降低血管事件和血管相关死亡率的风险。此外，及时使用阿司匹林可降低急性心肌梗死相关死亡率，也可降低不稳定冠状动脉综合征患者心肌梗死的概率。阿司匹林在卒中的二级预防和降低急性脑血管缺血性事件患者的死亡率方面的作用也已被证实。

出血风险：几项研究探讨了阿司匹林对息肉切除后出血的影响。它们都是回顾性病例对照研究。最近的一项荟萃分析显示，服用阿司匹林或非甾体抗炎药不会增加息肉切除后的出血风险。没有必要在操作之前中断这些抗凝治疗。这符合美国胃肠内镜学会目前的建议。

2. 非阿司匹林抗血小板药物

药理学：除阿司匹林外，一些新的抗血小板药物已经在临床使用。根据其作用机制，一般分为三类：抑制二磷酸腺苷（ADP）诱导血小板聚集的药物，如氯吡格雷、噻氯匹定；糖蛋白Ⅱb/Ⅲa受体阻滞剂，如阿昔单抗、替罗非班和依替巴肽；其他抗血小板药物，如双嘧达莫和西洛他唑（图6.1）。

抑制ADP诱导血小板聚集的药物（氯吡格雷和噻氯匹定）：这些药物是噻吩吡啶的衍生物，不可逆地阻断血小板上的二磷酸腺苷（ADP）受体。它们在预防短暂性缺血性事件或卒中患者未来的血管事件方面是有效的。也常用于冠状动脉支架置入术后的患者。与噻氯匹定相比，氯吡格雷的副作用更少。氯吡格雷和噻氯匹定的抗血小板作用需要数天的时间才能形成，在3～5 d内达到最大抑制率40％～60％。抗血小板作用持续7～10 d。

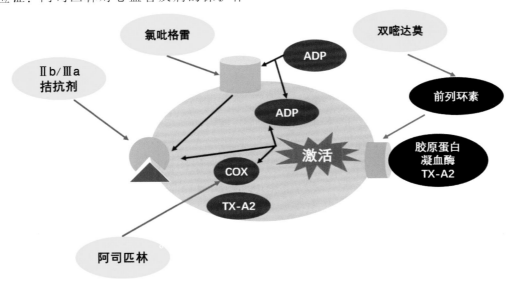

图6.1　血小板作用及抗血小板药物作用机制图

糖蛋白Ⅱb/Ⅲa受体阻滞剂（阿昔单抗、替罗非班和依替巴肽）：激活血小板Ⅱb/Ⅲa受体复合物是血小板聚集的最终共同途径。这类抗血小板药物主要用于急性冠状动脉综合征患者。这些药物的作用相似。根据它们的分子量，它们被分为两组。阿昔单抗体积较大，为单克隆抗体。其抗血小板作用在输液停止后可持续24h。依替巴肽和替罗非班的体积较小，分别是肽和非肽GPⅡb/Ⅲa受体拮抗剂。它们的作用时间很短，在停止输注后仅持续4h。GPⅡb/Ⅲa抑制剂的主要临床适应证是正在接受冠状动脉介入治疗的急性原发性冠状动脉综合征患者。

其他抗血小板药（双嘧达莫和西洛他唑）：双嘧达莫抗血小板作用是通过抑制腺苷摄取和cGMP磷酸二酯酶活性。其主要临床应用是与阿司匹林合用预防脑血管事件。西洛他唑是另一种磷酸二酯酶抑制剂，具有血管舒张和抗血小板作用。主要用于周围血管疾病间歇性跛行的治疗。

三、目前的用药指导意见

（一）二磷酸腺苷（ADP）诱导血小板抑制剂

1. 抑制血小板聚集（氯吡格雷和噻氯匹定）

关于抗血小板药物对息肉切除后出血的影响，目前的研究还很少。研究仅限于病例对照研究。最近的一项研究显示，单用氯吡格雷或联合使用阿司匹林或非甾体抗炎药的患者术后立即出血和迟发性出血的风险增加。

低风险操作：对于低风险操作，如结肠镜检查和活检，不需要调整抗血小板方案。

高风险操作：目前相关基于证据的建议的数据非常有限。考虑到药理学和与抗血小板药物相关的出血风险，建议在手术前7~10d停用非阿司匹林抗血小板药物。由于这些药物的起效相对较慢，可以在术后第1d重新开始服用。

2. 糖蛋白Ⅱb/Ⅲa受体阻滞剂（阿昔单抗、替罗非班和依替巴肽）

结肠镜检查患者很少使用这些药物。然而，糖蛋白Ⅱb/Ⅲa输注应在高危手术前或发现活动性胃肠道出血时停用。血小板输注和/或使精氨酸加压素可能会逆转这些药物的作用。

双嘧达莫：当单独使用或与阿司匹林联合使用时，双嘧达莫似乎不会增加出血的风险。低风险的操作继续服用双嘧达莫是安全的。但是，对于高风险操作，继续服用是否安全尚不清楚。

尽管指南的证据有限，但仍建议暂时停止使用抗血小板药物，在心脏病专家同意的情况下维持患者阿司匹林的服用。

3. 华法林

药理学：华法林是一种香豆素衍生物，它抑制维生素K依赖因子的合成。其作用机制是通过抑制肝内维生素K的活化，具有快速的生物利用率，半衰期为40h，其作用效果很容易通过国际标准化比值（INR）监测。

临床适应证：华法林是目前最常用的抗凝血药物之一。它可以有效地预防和治疗静脉血栓栓塞事件。此外，在房颤和放置人工心脏瓣膜的患者中，它可以防止血栓栓塞。出血风险增加是华法林固有的副作用。

只要INR不超出治疗范围，华法林不会增加接受低风险手术的患者出血的风险。使用华法林的患者可以安全地进行简单的黏膜活检；然而，没有试验数据完全支持这一点。

华法林高危手术后出血风险的数据也非常有限。一项包含1657例息肉切除术的研究表明，华法林是出血的独立危险因素。目前还不完全清楚何种抗凝水平对高风险手术是安全的。目前公认，INR水平低于1.5是安全的。高风险结肠镜检查的数据非常有限；然而，这个水平可以从其他有创操作如肝脏或肾脏活检推断。一项对70名患者进行的随机研究显示，对于小于10mm的结肠息肉，口服华法林的患者息肉切除术后的出血率为23%，而常规和冷圈套息肉切除术后的出血率为6%。本试验支持对正在进行华法林治疗的小息肉患者应用圈套器冷切除。

对于择期内镜手术，且出血风险较高，应在手术前5d停用华法林。90%以上的患者在停止后5d内INR降低到1.5以下。停止使用华法林后，应进行血栓栓塞的完整风险评估，以评估是否需要使用其他抗凝血剂（如低分子量肝素）临时替代华法林。研究表明，这种替代的方法可能在不降低血栓栓塞事件的情况下增加总的出血风险和大出血的风险。

不论如何，高血栓栓塞风险的情况下应使用低分子肝素替代（表 6.5）。

表 6.5　房颤或瓣膜性心脏病患者血栓栓塞事件的风险分类

低风险	高风险
房颤	房颤
─ CHA2DS2-VASc 分值＜2	─心脏机械瓣膜置换史 ─脑血管意外病史 ─CHA2DS2-VASc 分值≥2
心脏瓣膜病	心脏瓣膜病
─双瓣机械主动脉瓣	─机械主动脉瓣置换史合并任何血栓栓塞的危险因素 ─老一代的机械主动脉瓣置换术 ─机械二尖瓣

高风险手术后出血的风险会持续数天。因此，在手术后立即仔细权衡恢复抗凝治疗的益处与术后出血的风险。内镜手术后立即重新使用华法林引起出血的风险相关数据结论不一致，且仅限于队列研究或病例对照研究。一项 579 例结肠镜下息肉切除

术回顾性研究报道，术后出血率和恢复应用抗凝药时间无明显差异。其他研究也证实了术后立即抗联合用药的安全性。相反，另一项研究发现，在息肉切除后的第 1 周内恢复使用华法林或肝素抗凝与严重迟发性出血的风险增加有关。

美国心脏协会（AHA）/美国心脏病学会（ACC）指南建议心脏瓣膜病患者术后 24 h 内开始使用华法林，且血栓栓塞风险较低。对于血栓栓塞的高风险患者，推荐使用普通肝素或低分子肝素替代治疗。替代治疗应继续进行，直至 INR 降至治疗范围以下。

（二）新型口服抗凝血剂：X 因子与凝血酶抑制剂

药理学：多年来华法林一直是防治血栓的首选药物。然而，它的使用受到持续监测和广泛的药物相互作用的限制。最近出现了一些新的口服抗凝剂来替代华法林。新型口服抗凝剂正越来越多地用于非瓣膜病性房颤的治疗和静脉血栓栓塞症的长期治疗和预防。根据它们的作用机制，这些药物可以分为两组（图 6.2）。

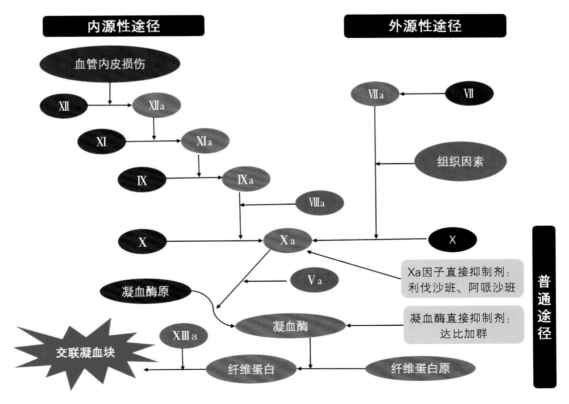

图 6.2　凝血机制及抗凝剂的作用

Xa 因子抑制剂（利伐沙班、阿哌沙班）：利伐沙班直接抑制 Xa 因子。它的半衰期为 5～13 h，90％以上与血浆蛋白结合。利伐沙班在预防卒中方面与华法林一样有效，而且致命出血的风险更低。利伐沙班也用于治疗和预防深静脉血栓形成。

阿哌沙班也直接抑制 Xa 因子。它的半衰期为 12 h，与血浆蛋白高度结合。与华法林相比，阿哌沙班可降低房颤的卒中风险，并显著降低大出血的风险。

直接凝血酶抑制剂（达比加群）：达比加群逆转抑制凝血酶。其主要清除方式是通过肾脏，对达比加群患者的肾功能应定期监测。达比加群患者无须常规凝血监测。凝血酶原时间和凝血时间可用于评价达比加群的疗效。活化部分凝血活酶时间（aPTT）与达比加群呈曲线剂量-反应关系。然而，稀释凝血酶时间提供了更直接的评估凝血酶活性，因此能更准确地评估达比加群的疗效。达比加群的半衰期为 8～15 h。

临床适应征：利伐沙班被批准用于骨科手术后血栓预防。它也可用于预防卒中或其他系统性栓塞事件的房颤患者。阿哌沙班在预防房颤血栓栓塞事件和骨科手术后血栓方面也很有效。

四、抗凝药物的出血风险

目前的指南：还没有新型口服抗凝药物（novel oral anticoagulants，NOACs）对结肠镜检查出血的影响的报告。有一些基于对新型口服抗凝药物出血风险的推测证据，以及这些新药的药代动力学结果。一项长期抗血小板聚集治疗的随机试验评价（randomized evaluation of long-term antico agulation therapy，RE-LY），比较了应用达比加群与华法林的患者实施硬膜外麻醉的出血风险。结果发现，两组患者围手术期出血的风险相似。

对于出血风险低的治疗，不需要停止任何新型口服抗凝药物。对于高风险治疗，新型口服抗凝药物应该停止。由于新型口服抗凝药物的半衰期都是已知的，只需在内镜治疗之前短期停止就足够了。

结果表明，接受华法林治疗的患者 INR 值在治疗范围内，可进行诊断性结肠镜检查和简单的活检，无明显的手术相关出血风险。然而，目前还没有确凿的证据表明同样的方法可以用于新型口服抗凝药

物的患者。

停药时间的建议与肾功能有关。欧洲心律学会（European Heart Rhythm Association，EHRA）建议对于肾小球滤过率（GFR）超过 30 mL/min 的患者，在低风险的治疗过程中断 Xa 因子抑制剂 24 h。对于 GFR 小于 30 ml/min，则停止 Xa 因子抑制剂的时间应延长至 36 h。对于受高风险治疗的应用 Xa 因子抑制剂的患者，建议至少停止 48 h。

达比加群的消除更依赖于肾功能，因为它 80％经肾脏排泄。半衰期约 13 h（范围为 11～22 h）；当肌酐清除率（creatinine clearance，CrCl）为 51～80 mL/min 时，半衰期为 15 h；当肌酐清除率为 31～50 ml/min 时，半衰期为 18 h。表 6.6 总结了基于 ASGE 指南的 NOACs 的停药建议。

没有关于术后重新开始应用 NOACs 的最佳时间的数据。一般来说，这些药物的起效时间比华法林短得多，因此，如果考虑存在术后出血风险，就应暂缓恢复应用 NOACs。在这些病例中，对于血栓栓塞的高危患者，应考虑用低分子肝素替代治疗。

表 6.6　新型口服抗凝剂（NOACs）在高危内镜手术中的围手术期管理

肌酐清除率 （mL/min）	起效时间 （h）	药效停止时间 （d）
比达加群		
＞80	1.25～3	1～1.5
50～80	1.25～3	1～2
30～49	1.25～3	1.5～2
≤29	1.25～3	2～3
阿哌沙班		
＞60	1～3	1 或 2
30～59	1～3	3
15～29	1～3	4
利伐沙班		
＞90	2～4	≥1
60～90	2～4	2
30～59	2～4	3
15～29	2～4	4

五、结肠镜检查后预防性应用抗生素

菌血症是一种下消化道检查过程中由于细菌移位导致大肠微生物菌群进入血液而引起的临床症状。

一项前瞻性研究发现，接受结肠镜检查行或不行息肉切除的患者，其短暂的菌血症发生率为 2％～4％。观察到的菌血症是短暂的，目前尚无在术后24 h 内出现败血症的证据。菌血症在内镜下结肠支架置入术后也相对少见（6.3％），亦无术后脓毒症的证据。

有报道称，出现脓毒症表现或感染性心内膜炎与内镜操作的时间存在相关性。目前还没有证据支持内镜操作和这些事件之间存在明确的因果关系。此外，也没有数据支持术后应用抗生素预防感染有任何保护作用。最后想说明一下，其实日常活动（如刷牙和用牙线清洁牙齿）相关的菌血症发生率比结肠镜检查相关的菌血症发生率更高。因此，也没有必要在肠镜操作前常规预防性应用抗生素。

当然，某些特殊的临床情况需要进一步讨论。

六、心内膜炎的预防

在结肠镜检查前不建议常规预防性使用抗生素。

美国心脏协会（AHA）指南认为某些心脏状况与心内膜炎后的预后差有关（表 6.7），包括人工心脏瓣膜置换中、感染性心内膜炎、先天性心脏病（CHD），其中先天性心脏病包含未治疗的发绀状态的 CHD、放置假体治疗 CHD 6 个月内、CHD 修复后在其临近位置仍有缺陷。如果患有上述中任何一种疾病的患者在存在肠球菌感染的情况下接受内镜检查，美国心脏协会建议考虑预防性应用抗生素预防肠球菌感染。但目前尚无数据支持这一建议。此外，结肠镜下治疗发生菌血症的风险很低，就算存在上述心脏病，也不推荐常规预防性应用抗生素。

七、腹膜透析

腹膜透析患者易患腹膜炎。结肠镜检查可导致维持腹膜透析（continuous ambulatory peritoneal dialysis，CAPD）的患者发生菌群移位和继发性腹膜炎。CAPD 患者结肠镜检查后出现腹膜炎的病例报道较多。内镜治疗后腹膜炎的发生率约为 6％。CAPD 患者的腹膜炎可导致并发症发生率和死亡率升高，也可能因此改变透析方式。在一项回顾性研究中，6.3％接受结肠镜检查的患者在没有预防性抗生素的情况下发生了腹膜炎。而接受了预防性抗生素的患者则没有一例出现腹膜炎。

ASGE 指南建议 CPAD 患者在肠镜检查前预防性应用抗生素。国际腹膜透析协会（International Society of Peritoneal Dialysis，ISPD）建议腹腔引流和静脉内抗生素预防感染。这两项建议都基于回顾性观察研究。

八、其他情况

与肠镜下手术相关的关节假体感染和非瓣膜性心血管装置感染仅有孤立的病例报告。目前还没有对这些患者常规使用抗生素的建议。

（舒　磊　曾庆敏　译）

参考文献

[1] Seeff LC. How many endoscopies are performed for colorectal cancer screening? Results from CDC's survey of endoscopic capacity[J]. Gastroenterology，2004，127（6）：1670-1677.

[2] Suzuki N. Colorectalstenting for malignant and benign disease：outcomes in colorectal stenting[J]. Dis Colon Rectum，2004，47（7）：1201-1207.

[3] January CT. 2014 AHA/ACC/HRS guideline for themanagementof patients with atrial fibrillation：a report of the AmericanCollege of Cardiology/American Heart Association Task Force on Practice Guidelines and the Heart Rhythm Society[J]. J Am Coll Cardiol，2014，64（21）：e1-876.

[4] Shalman D，Gerson LB. Systematic review with meta-analysis：the risk of gastrointestinal haemorrhage postpolypectomy in patients receiving anti-platelet，anti-coagulant and/or thienopyridine medications[J]. Aliment Pharmacol Ther，2015，42（8）：949-956.

[5] Committee ASOP. The management of antithrombotic agents for patients undergoing GI endoscopy[J]. Gastrointest Endosc，2016，83（1）：3-16.

［6］ Diener HC. European Stroke Prevention Study. 2. Dipyridamole and acetylsalicylic acid in the secondary prevention of stroke［J］. J Neurol Sci,1996,143(1-2):1-13.

［7］ Hui AJ. Risk ofcolonoscopic polypectomy bleeding with anticoagulants and antiplatelet agents: analysis of 1657 cases［J］. Gastrointest Endosc,2004,59(1):44-48.

［8］ Horiuchi A. Removal of small colorectal polyps inanticoagulated patients: a prospective randomized comparison of cold snare and conventional polypectomy［J］. Gastrointest Endosc,2014,79(3): 417-423.

［9］ Schulman S. Clinical factors influencing normalization of prothrombin time after stopping warfarin: a retrospective cohort study［J］. Thromb J,2008,6:15.

［10］ Siegal D. Periprocedural heparin bridging in patients receiving vitamin K antagonists: systematic review and meta-analysis of bleeding and thromboembolic rates［J］. Circulation,2012,126(13):1630-1639.

［11］ Khubchandani IT,Heyrosa MG,Thekkeurumbil SV. Optimal timing of anticoagulation pre-and post-colonoscopy with polypectomy［J］. Tech Coloproctol, 2011, 15 (2): 185-189.

［12］ Timothy SK. Colonoscopy in the patient requiring anticoagulation ［J］. Dis Colon Rectum, 2001, 44 (12): 1845-1848.

［13］ Sawhney MS. Risk factors for severe delayed post-polypectomy bleeding ［J］. Endoscopy, 2008, 40 (2): 115-119.

［14］ Nishimura RA. 2014 AHA/ACC guideline for the management of patients with valvular heart disease: a report of the American College of Cardiology/American Heart Association Task Force on Practice Guidelines［J］. JThorac Cardiovasc Surg,2014,148(1):e1-e132.

［15］ Cohen AT. Comparison of the novel oral anticoagulant-sapixaban,dabigatran,edoxaban,and rivaroxaban in the initial and long-term treatment and prevention of venous thromboembolism: systematic review and network meta-analysis［J］. PLoS One,2015,10(12):e0144856.

［16］ Patel MR. Rivaroxaban versus warfarin in nonvalvular atrial fibrillation ［J］. N Engl J Med, 2011, 365 (10): 883-891.

［17］ Granger CB. Apixaban versus warfarin in patients with atrial fibrillation ［J］. N Engl J Med, 2011, 365 (11):

981-992.

［18］ Healey JS. Periprocedural bleeding and thromboembolic events with dabigatran compared with warfarin: results from the Randomized Evaluation of Long-Term Anticoagulation Therapy(RE-LY) randomized trial［J］. Circulation,2012,126(3):343-348.

［19］ Veitch AM. Guidelines for the management of anticoagulant and antiplatelet therapy in patients undergoing endoscopic procedures［J］. Gut,2008,57(9):1322-1329.

［20］ Heidbuchel H. EHRA practical guide on the use of new oral anticoagulants in patients with non-valvular atrial fibrillation: executive summary［J］. Eur Heart J,2013,34 (27):2094-2106.

［21］ Low DE. Prospective assessment of risk of bacteremia with colonoscopy and polypectomy［J］. Dig Dis Sci,1987, 32(11):1239-1243.

［22］ Chun YJ. Prospective assessment of risk of bacteremia following colorectal stent placement ［J］. Dig Dis Sci, 2012,57(4):1045-1049.

［23］ Wilson W. Prevention of infective endocarditis: guidelines from the American Heart Association: a guideline from the American Heart Association Rheumatic Fever,Endocarditis, and Kawasaki Disease Committee, Council on Cardiovascular Disease in the Young,and the Council on Clinical Cardiology, Council on Cardiovascular Surgery and Anesthesia,and the Quality of Care and Outcomes Research Interdisciplinary Working Group［J］. Circulation,2007,116(15):1736-1754.

［24］ Poortvliet W. CAPD peritonitis after colonoscopy: follow the guidelines［J］. Neth J Med,2010,68(9):377-378.

［25］ Yip T. Risks and outcomes of peritonitis after flexible colonoscopy in CAPD patients［J］. Perit Dial Int,2007,27 (5):560-564.

［26］ Triesenberg SN, Clark NM, Kauffman CA. Group B streptococcal prosthetic joint infection following sigmoidoscopy［J］. Clin Infect Dis,1992,15(2):374-375.

［27］ Baddour LM,Cox Jr JW. Group B streptococcal infection of a pacemaker wire following sigmoidoscopy［J］. Clin Infect Dis,1992,15(6):1069.

［28］ Committee ASOP. Antibiotic prophylaxis for GI endoscopy［J］. Gastrointest Endosc, 2015,81(1):81-89.

第七章　内镜设备和仪器

本章要点

◇考虑图文报告质量和内镜医师操作时的舒适度，如何利用不同种类内镜各自的优势是很重要的。

◇通过更大尺寸的活检钳理论上并不会提高组织获取率和也不会使病理评估更准确。

◇内镜下黏膜切除术，尤其是内镜下黏膜下切除是一种掌握起来比较困难的先进技术，初学者必须接受充分的培训，建立一个合适的、反复训练的学习方法。

◇窄带成像和色素内镜是简单有效的内镜技术，其难度在于如何识别这些内镜技术提供的图像的细微差别。

一、结肠镜

柔性内镜由三部分组成：操作部分、插入部分和连接部分（图7.1～图7.3）。操作部分由两个可以控制内镜尖端分别向上下、左右移动的旋钮组成，在适当的位置，这两个旋钮可以被锁定；还有注入、吸出气体或水及冻结和捕获视频图像的单独按钮，还有些内镜配有其他的按钮，如打印图像、改变光源的类型以便更高效地识别病变等按钮。另外，操作部分还有允许操作器械插入达到内镜尖端操作的工作端口。

内镜工作通道在控制手柄处与向外弯曲的置入孔道相连，工作通道直径为 2.8～4.2 mm。有些结肠镜有两个工作通道，在操作时使用一个通道的同时另一个可进行充分的吸引，或者两个同时用于操作。有些内镜还配备带有脚踏的送水通道，便于对病灶及周围进行冲洗。镜身远端内有与生成图像和照明等所有电子设备相连，以及使内镜尖端可弯曲的缆线。镜身不同部位的灵活性是不一样的，远端更灵活，易于通过结肠的成角区域；近端较远端硬，可以减少起袢的可能。Olympus公司也研发了一种

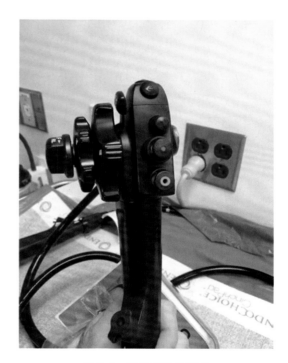

图 7.1　结肠镜操作部分

前端插入部分硬度更强的结肠镜，其研究表明，这样的结肠镜可以减少镜身在游离结肠起袢，也能在较固定的结肠处保持其操作的灵活性。

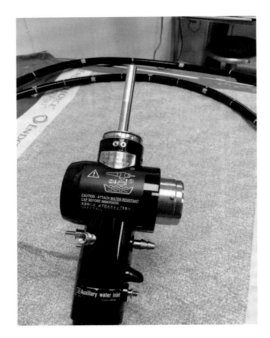

图 7.2 连接部分

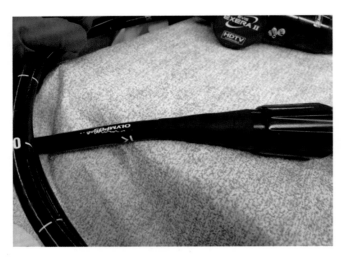

图 7.3 插入部分

最后，内镜通过控制手柄的另一分支缆线与图像处理器、光源、电源、气体注入器和水等相连。

标准内镜一般可将图像放大 30～35 倍，具有变焦功能的内镜，可以将图像放大 150 倍。内镜可配备一些成像增强的设备，如窄带成像（narrow band imaging，NBI）（Olympus Medical Systems，Center Valley PA）和多波段成像（multiband imaging，MBI）（Fujinon，Wayne，NJ 和 Pentax，Montvale，NJ）。后面章节将会对其进行详细讨论。

结肠镜的光学分辨率对内镜医师区分两个近似

病变是有一定作用的。标准清晰度（standard definition，SD）内镜的图像分辨率为（640～700）水平像素（宽）×（480～525）垂直像素（高），图像纵横比是 4∶3（宽∶高）。目前高清晰度（high definition，HD）内镜的图像分辨率为 85 万～100 万像素，可从奥林巴斯（Olympus Medical Systems，Center Valley PA）、宾得（Pentax，Montvale，NJ）和富士能（Fujinon，Wayne，NJ）这三家结肠镜制造公司购买。研究表明，HD 成像可以提高肠镜检查质量。

不同结肠镜插入部分镜身长度和直径是可不同的，分别为 1 330～1 700 mm 和 9.7～13.8 mm。研究表明，小儿结肠镜（外径不超过 11 mm）对结肠成角和乙状结肠良性狭窄的患者顺利完成检查是有帮助的（图 7.4）。还有研究表明，小儿结肠镜可用于子宫切除术后妇女。这种更细且更灵活的结肠镜的硬度较小，所以更容易起襻，为了提高肠镜盲肠到达率，内镜医师进行检查时应根据不同患者具体情况选择适合的肠镜。

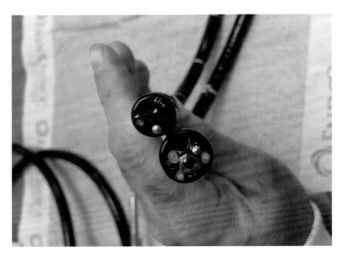

图 7.4 小儿和成人结肠镜

新研发的结肠镜检查设备可以提供更全面的视角。标准结肠镜的视角为 140°或 170°，而全光谱内镜（full spectrum endoscopy，FUSE）的视角为 330°。《柳叶刀肿瘤学》杂志（lancet oncology）上的一项研究，比较了标准前视结肠镜和全光谱内镜检查，结果显示，全光谱内镜的腺瘤漏诊率为 7%，而标准结肠镜的腺瘤漏诊率为 41%。第三只眼后视结肠镜（Avantis Medical Systems Inc.，Sunnyvale，CA）具有与结肠镜前视图互补的后视图，有助于发

现褶皱后的病变，研究表明第三只眼后视结肠镜使
腺瘤检出率提高了 23%。

二、活检仪器

不同厂家生产的一次性和可重复使用的活检钳
很多，主要有以下几种类型：冷活检钳有单口和双
口两种，双口钳装有针钉，在采集第二个样本时，
针钉可固定第一个样本（图 7.5），还能进行更深的
组织活检；单口冷活检钳中心处没有针钉（图 7.6）。
活检钳开口形状可为圆形、椭圆形、细长、有孔、
无孔、光滑或锯齿状。大容量或"特大"活检钳至
少是标准活检钳表面积的两倍，可以获取更多的组
织，它们需要更粗的活检通道，但用它们活检并不
能获得更深部的组织；还有一种可一次性获取多个
组织样本的多活检钳，但是钳取的每个样本太小，
常常不足以对样本进行充分的诊断评估。

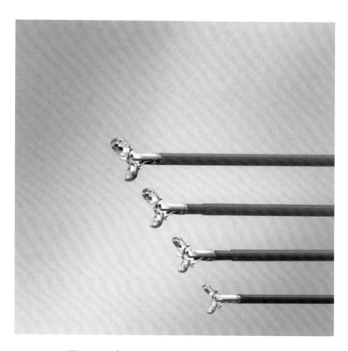

图 7.6 奥林巴斯一次性 EndoJaw 活检钳

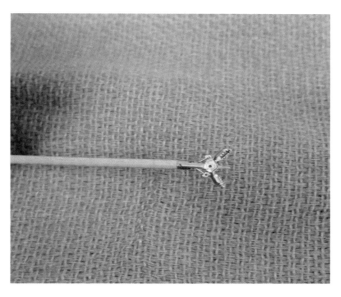

图 7.5 双口活检钳

热活检钳通过两个活检杯的烧灼进行息肉切除，
但可能会破坏肿瘤组织和产生透壁性热损伤。研究
表明，热活检钳与圈套器相比组织损伤更严重。

息肉切除圈套器是一根由螺旋式编织成的钢丝
线环，张开状态直径可达 60 mm，形状多样（符合
病变的解剖学特点），可通过外鞘管向前推进，套住
目标组织，然后通过机械力和电切的方法横切组织，
最后将线圈拉回外鞘管（图 7.7）。

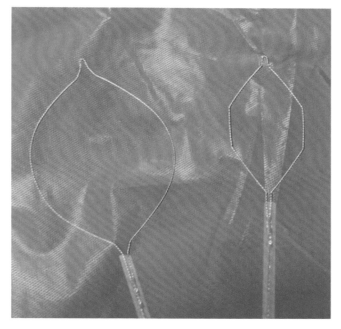

图 7.7 圈套器

三、内镜下黏膜切除术

内镜下黏膜切除术（endoscopic mucosal resec-
tion，EMR）无蒂息肉常用的内镜下切除方法，对大
于 2 cm 的病变通常采用分段切除。EMR 对内镜医

师操作技术要求比较高,进行 EMR 时先将液体注入黏膜下平面,抬高病变,可提供缓冲以防止黏膜深层的热损伤,如果抬举征阴性,表明病变可能具有浸润性,应通过外科手术切除。对于注射辅助 EMR,必须有注射针和注射液(图 7.8),注射液通常使用生理盐水,关于其他黏膜下注射的液体,我们将在内镜黏膜下剥离术(endoscopic submucosal dissection,ESD)章节进行更深入的讨论。黏膜下注射完毕后使用圈套器进行电凝切割病变,这需要一个配有两个工作通道的肠镜和抓取钳,抓取钳的形状有很多,如三叉、五叉、鳄鱼颌、鼠齿、橡胶尖、V 形等(图 7.9~图 7.16)。关于透明帽辅助 EMR(cap-assisted EMR),也可使用黏膜下注射,并在肠镜尖端固定一个透明帽,透明帽形状很多,如扁平(直筒)帽、倾斜帽,质地不一,有软或硬的帽(图 7.18 和图 7.19),其外径为 12.9~18 mm,需根据病变的大小来选择合适的透明帽。一种透明帽含专门设计的新月形圈套器(图 7.17),将黏膜吸到帽内后,收紧圈套器,便可捕获病变。

的多环套扎器和圈套器相结合的多环黏膜切除器(Duette),目前仅批准用于上消化道手术。病变切除后须完整取出,目前有多种组织收集设备,如将可旋转圈套器和罗斯网相结合的美国内镜罗斯网和息肉袋(the US endoscopy roth net and polypak)、美国康美公司的标准纳考蜘蛛网(ConMed's standard nakao spider net)、波士顿科学公司的可旋转回收器(rotatable retrieval device)(图 7.20~图 7.22)。

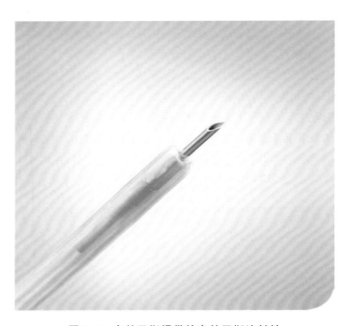

图 7.9 奥林巴斯提供的奥林巴斯注射针

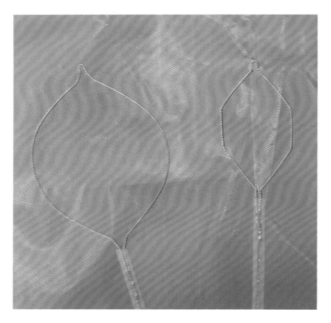

图 7.8 点注针

对于结扎辅助 EMR(ligation-assisted EMR,L-EMR),是将标准的结扎带置于目标病变上方,镜头处抽吸病变,然后将结扎带套在病变基底部,最后使用圈套器将结扎带外病灶电凝切除。库克医疗有限公司(Cook Medical,Bloomington,IN)研发

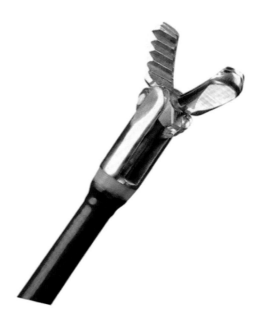

图 7.10 奥林巴斯鳄鱼鳄抓取钳

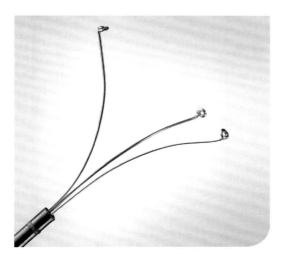

图 7.11 奥林巴斯的三叉抓取钳

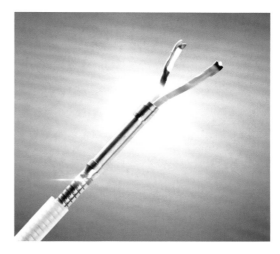

图 7.14 奥林巴斯 "V" 形抓取钳

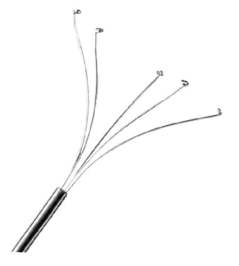

图 7.12 奥林巴斯五叉抓取钳

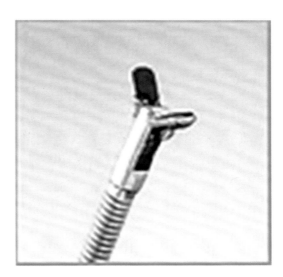

图 7.15 奥林巴斯橡胶头抓取钳

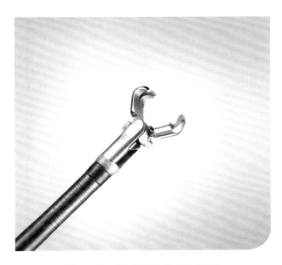

图 7.13 奥林巴斯鼠齿抓取钳

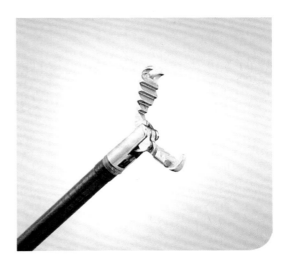

图 7.16 奥林巴斯鼠齿鳄抓取钳

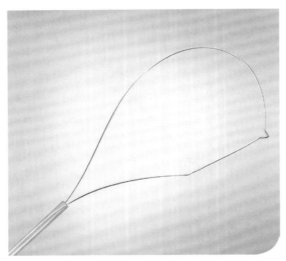

图 7.17 奥林巴斯新月形圈套器

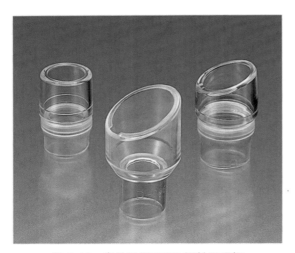

图 7.18 奥林巴斯 EMR 倾斜透明帽

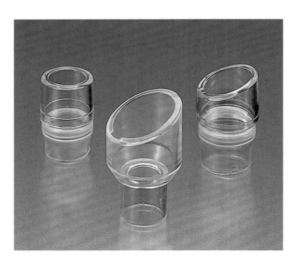

图 7.19 奥林巴斯 EMR 直透明帽

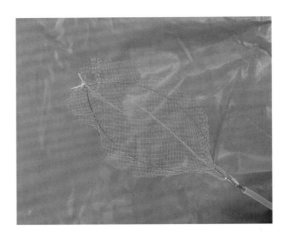

图 7.20 罗斯网

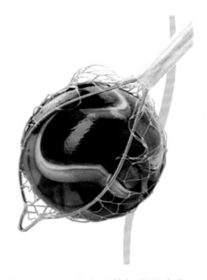

图 7.21 康美公司的标准纳考蜘蛛网

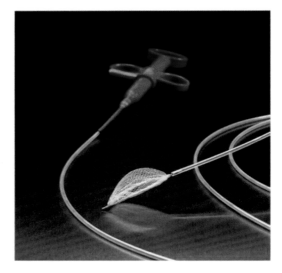

图 7.22 波士顿科学公司提供的可旋转回收器

四、内镜下黏膜剥离术（ESD）

内镜下黏膜剥离术（endoscopic submucosal dissection，ESD）适用于较大（通常大于 2 cm）扁平病灶的整体切除，ESD 的操作有许多特殊的操作设备。操作时，先用电凝标记病变边缘，有多种电刀可供选择：针刀（needle knife）的接触面积小，切割能力强（图 7.23）；钩刀（hook knife）（图 7.24）与针刀类似，长度可达 4.5 mm，弯曲成直角，钩长 1.3 mm，刀身长度和刀柄方向均可进行调整，延伸刀柄即可锁定方向；三角尖刀（triangle tip knife）是在 4.5 mm 长的刀身顶端有一个非绝缘的三角形电极（图 7.25），每侧电极长 1.6 mm，半径 0.7 mm；Dual 刀（dual knife）是比较理想的标记工具，它有一个非常小的、导电的圆顶状刀尖（图 7.26），最大长度为 2 mm，可缩短至 1.5 mm，也可将刀完全收回，仅留有 0.3 mm 长度；曲刀（flex knife）有一个可以调整长度的环形刀头，这个环形刀头实际上是一根 0.8 mm 粗的编制金属丝对折形成的环形头部（图 7.27）；长 5 mm 的海博刀（hybrid knife）中央有一个细管，刀尖有 3 型，分别是 I 型、T 型、O 型，I 型是直的且无刀尖，T 型是头端直径为 1.6 mm 的环形电刀，O 型头端是绝缘的圆顶状（图 7.28）。

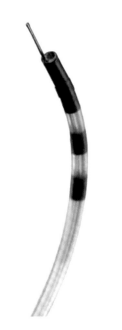

图 7.23　奥林巴斯针刀

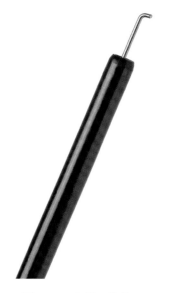

图 7.24　奥林巴斯钩刀

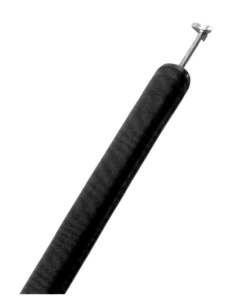

图 7.25　奥林巴斯三角尖刀

下一步使用注射针进行黏膜下注射，海博刀中央细管的超细水流可以进行黏膜下注射。这一阶段的 ESD 有许多解决方案，它们都有各自的优点和缺点。与 EMR 一样，注射是为了使病变向上抬举以便于切除，同时也是为了防止穿孔而产生缓冲作用。在一些 ESD 中，溶液也被用来染色较深的层，以帮助在切除过程中识别深部边缘。生理盐水易于注射和容易获得，但是被迅速吸收，因此缓冲时间短。理论上，肾上腺素的加入会使垫子持续更长的时间，同时也能起到一定的止血作用。这一理论在文献中没有得到证实。高渗（3%）盐水易于注射，容易获得，持续时间更长，但会导致组织损伤和局部炎症。透明质酸的持续时间很长，但不易获得，而且价格昂贵且难以注射。羟丙基甲基纤维素也是持久的，但难以再次注射，并可导致组织损伤和局部炎症反应。靛蓝、胭脂红或亚甲基蓝通常被加入到注射液中，以明确黏膜下层的界限。

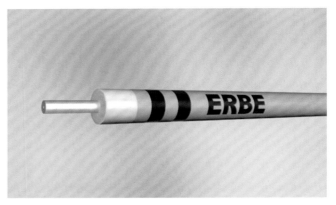

图 7.28　ERBE 公司的海博刀（hybrid knife）

接下来就是环形切开黏膜，进入黏膜下层。前面所提到的各种刀，以及 IT 刀（insulated tip knife/IT knife）刀均可应用。IT 刀是一种 4 mm 长的切割刀，其顶端有一个 2.2 mm 的陶瓷球，以防止切割到深层组织（图 7.29）。IT 刀工同样在陶瓷器基底部具有三角形电极用于切割（图 7.30），纳米 IT 刀长 3.5 mm，其顶端有一个 1.7 mm 陶瓷球，0.9 mm 的环形电极在陶瓷球基底部的凹陷中（图 7.31）。前面所提到的刀都可以用于黏膜下剥离。

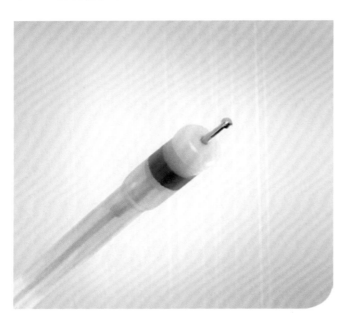

图 7.26　奥林巴斯双刀（dual knife）

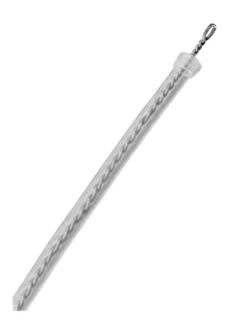

图 7.27　奥林巴斯曲刀

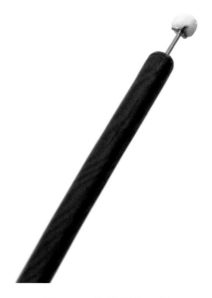

图 7.29　奥林巴斯 IT 刀

关于止血，在病变被切除后，任何一种电刀及一次性热活检钳（coagrasper）都可以进行止血。一次性热活检钳是一种单极、有齿的止血钳。此设备的张开幅度为 4 mm，更利于更大区域的止血，其可以在不造成广泛热损伤的情况下更有效地止血。

ESD过程需要用先端帽，先端帽可以使剥离过程中视野内的黏膜远离内镜的镜头，从而保持清晰的视野。部分先端帽具有小孔，利于水和血液的排出。许多厂家都可提供不同规格的先端帽，这在EMR部分已经讨论过。

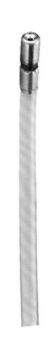

图 7.32　奥林巴斯一次性喷洒导管

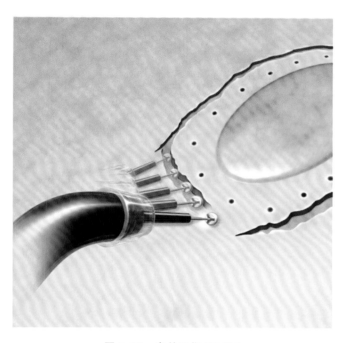

图 7.30　奥林巴斯 IT 刀 2

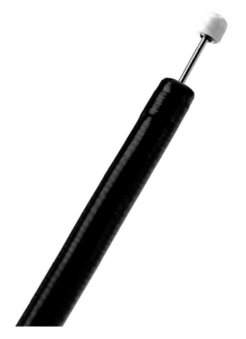

7.31　奥林巴斯纳米 IT 刀

五、色素内镜

色素内镜（chromoendoscopy）是将特殊染料喷洒在黏膜表面，增强黏膜特定的特征，从而帮助确定疾病，可以使活检更有针对性或更利于完整切除病变的工具。进行色素内镜检查，内镜医师需要喷洒导管和适宜的染色剂。喷洒导管分为一次性使用和重复使用，品牌有奥林巴斯、Medivators、库克、Hobbs 和诺心医疗等（图 7.32）。具有放大功能的高分辨结肠镜增加了这一技术的使用效果。结肠色素内镜常用的染料是靛胭脂，主要用来分辨肿瘤性病变，同样可以用于对慢性溃疡性结肠炎的鉴别。这个技术包括向黏膜表面喷洒染料和观察腺管开口形态。亚甲蓝着色过程包括最初开始喷洒的溶黏蛋白剂和 10％乙酰半胱氨酸，随后喷洒染料，然后观察黏膜表面，这时，扁平病变更容易被发现。亚甲蓝也有助于动态评估慢性溃疡性结肠炎。

六、窄带成像技术（NBI）和多波段成像技术（MBI）

这类技术需要应用一种在常规白光光源前安装窄带滤光器的特殊内镜，从而使血管结构和周围黏膜形成强对比。窄带成像技术（narrow band imaging，NBI）选择波长为 415 nm 的绿光和 540 nm 的蓝光照射组织，主要凸出显示血管的细微结构。由于血红蛋白的吸收光谱与照射光相匹配，所以血管和周围黏膜形成强烈对比，从而可以辨认代表肿瘤病变的血管形态。Elvis Extera 内镜（Olympus Medical Systems，Center Valley，PA）是窄带成像内镜，制造厂家是 Olympus。Elvis Extera 内镜用标准方式操作结肠镜，并不需要添加其他技术设备，当需要 NBI 功能时，只须按压手柄上的按钮。富士通智能色彩增强内镜（Fujinon，Wayne，NJ）和宾得 i-Scan 内镜（Pentax，Montvale，NJ）采用的是多波段成像技术（multiband imaging，MBI）。多波段成像技术是通过数字化处理白光图像，通过软件而不是滤光进行图像的重建，从而增强黏膜的图像。

七、共聚焦激光内镜

共聚焦激光内镜（confocal laser endomicroscopy，CLE）是一种可获得高倍放大倍数和高分辨率的胃肠道黏膜图像的技术，被称为"虚拟组织学"。这一技术的目的：避免切除微小的息肉（diminutive polyps），以减少过度治疗；而对于小腺瘤（small adenomas），通过 CLE 观察后切除后可以丢弃，无须病理学检查，从而降低病理检查成本；对炎症性肠病（UC）可以对目标病变进行针对性活检而取代随机活检。FDA 认可如下两个 CLE 系统。一是法国 Cellvizio 共聚焦微型摄像探头（Mauna Kea Technologies，Paris，France），它可以通过任何工作通道直径至少 2.8 mm 的内镜（图 7.33）。这个平台以每秒 9～12 帧的速度捕捉类似视频的动态图像。二是基于内镜的共聚焦激光内镜（endoscope-based CLE），它的共聚焦显微镜（Pentax，Montvale，NJ）被安放在内镜顶端，该系统以每秒 1.6 帧的速度捕捉图像。这种共聚焦激光内镜分辨率略高，视野略大。不过目前基于内镜的 Pentax 共聚焦内镜系统已经退出市场，无法购买。在共聚焦激光内镜上，需要进一步开展荧光造影剂的研究，特别是静脉内荧光素。

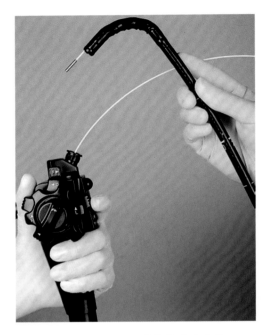

图 7.33　Cellvizio 共聚焦激光内镜

（王　鹏　郁海静　贾淑娟　译）

参考文献

[1] Varadarajulu S，Barth BA，Desilets DJ，et al. GI endoscopes[J]. Gastrointest Endosc，2011，74(1)：1-6.

[2] Marshall JB，Perez RA，Madsen RW. Usefulness of a pediatric colonoscope for routine colonoscopy in women who have under-gone hysterectomy[J]. Gastrointest Endosc，2002，55(7)：838-841.

[3] Gralnek IM，Siersema PD，Halpern Z，et al. Standard forward-viewing colonoscopy versus full-spectrum endoscopy：and international，multicenter randomized，tandem colonoscopy trial[J]. Lancet Oncol，2014，15(3)：353-360.

[4] Leufkens AM，DeMarco DC，Rastogi A，et al. Effect of a retrograde-viewing device on adenoma detection rate during colonoscopy：the TERRACE study[J]. Gastrointest Endosc，2011，73(3)：480-489.

[5] Barkun A，Liu J，Carpenter S，et al. Update on endoscopic tissue sampling devices[J]. Gastrointest Endosc，2006，63(6)：741-745.

[6] Weinstein W. Tissue sampling，specimen handling，and chromoen－doscopy. In：Ginsberg GG，Gostout CJ，Kochman ML，Norton ID，editors. Clinical gastroentestinal en-

doscopy. 2nd ed. St[J]. Louis：Saunders Elsevier，2012，59-75.

[7] Carpenter S，Petersen BT，Chuttani R，et al. Polypectomy devices[J]. Gastrointest Endosc，2007，65(6)：741-749.

[8] Chino A，Karasawa T，Uragami N，et al. A comparison of depth of tissue injury caused by different modes of electrosurgical current in a pig colon model[J]. Gastrointest Endosc，2004，59(3)：374-379.

[9] Hammond DC，Lane FR，Welk RA，et al. Endoscopic tattooing of the colon：an experimental study[J]. Am Surg，1989，55：457-461.

[10] Kethu SR，Banerjee S，Desilets D，et al. Endoscopic tattooing[J]. Gastrointest Endosc，2010，72(4)：681-685.

[11] Askin MP，Waye JD，Fiedler L，et al. Tattoo of colonic neoplasms in 113 patients with a new sterile carbon compound[J]. Gastrointest Endosc，2002，56：339-342.

[12] Levesque E，Saliba F. ICG clearance monitoring in ICU patients. In：Vicent JL，editor. Intensive care medicine，annual update 2009 [J]. Heidelberg：Springer，2009，646-657.

[13] Miyoshi N，Ohue M，Noura S，et al. Surgical usefulness of indocyanine green as an alternative to India ink for endoscopic marking[J]. Surg Endosc，2009，23：347-351.

[14] Hsieh YH，Lin HJ，Tseng GY，et al. Is submucosal epi－nephrine injection necessary before polypectomy? A prospective，comparative study[J]. Hepato-Gastroenterology，2001，48：1379-1382.

[15] Lee SH，Cho WY，Kim HJ，et al. A new method of EMR：submucosal injection of a fibrinogen mixture[J]. Gastrointest Endosc，2004，59：220-224.

[16] Kantsevoy SV，Adler DG，Conway JD，et al. Endoscopic mucosal resection and endoscopic submucosal dissection [J]. Gastrointest Endosc，2008，68(1)：11-18.

[17] Maple JT，Abu Dayyeh BK，Chauhan SS，et al. Endoscopic submucosal dissection[J]. Gastrointest Endosc，2015，81(6)：1311-1325.

[18] WongKee Song L，Sdler D，Conway J，et al. Narrow band imaging and multiband imaging[J]. Gastrointest Endosc，2008，67：581-589.

[19] Chauhan SS，Dayyeh BK，Bhat YM，et al. Confocal laser endomicroscopy[J]. Gastrointest Endosc，2014，80(6)：928-938.

第八章　进镜达盲肠的基本技术

本章要点

◇解剖变异是常态——依靠解剖结构和操作原则来安全地完成结肠镜检查。

◇术前准备工作应侧重于镇静、适当的监测和设备检查。

◇尖端偏转、旋镜、微动、勾拉、滑动、抽吸和推/拉可改善结肠的扭曲状态。

◇改变患者位置，外压和"肘部"技巧都是实现盲肠插管的辅助手段。

一、前言

结肠镜检查成功的一个衡量标准是内镜医师到达盲肠的速度。结肠镜检查总的盲肠插管率至少为90％，筛查检查的盲肠插管率为95％。本章的目的是描述和说明内镜医师在结肠镜检查过程中的一些有用的技术、操作和辅助手段。结肠镜检查确实是一门艺术，每个内镜检查师在某种程度上都会有自己的操作风格，并在某些时候使用这些技术或"技巧"进行操作。

二、操作前准备工作

镇静水平涉及许多因素，一定程度的镇静有利于结肠镜的插入。患者不能进行镇静的时候则需要依赖内镜医师的操作技巧，尽可能减轻操作过程中的不适。在使用异丙酚深度镇静的情况下，经验丰富的医生结肠镜检查到达盲肠的成功率是98％。

目前，我们在大多数情况下，会使用麻醉剂和苯二氮䓬类药物的组合进行中等水平的镇静。在适度的镇静（并非麻醉）后，不论是吹入空气还是CO_2，患者都常常会不同程度地感觉到结肠镜的推进及腹胀感。我们发现，在镇静之前，要花一定时间来教育患者在肠镜检查过程中会出现上述感觉，并让患者放心，这些都是很可能会出现的正常感觉，同时，鼓励患者通过在检查期间缓慢深呼吸来配合完成结肠检查，而不是通过屏住呼吸的方法来缓解上述症状。

最后，相关仪器的正确连接和参数的正确设置、合理地应用空气/CO_2吹入、合适的盐水冲洗和吸引等，这些在进镜前都应该准备好。肠镜设备连接好之后，把肠镜放在操作台上，观察光源并观察镜身是否存在扭曲或缠绕，以确保顺利完成操作（图8.1、图8.2）。

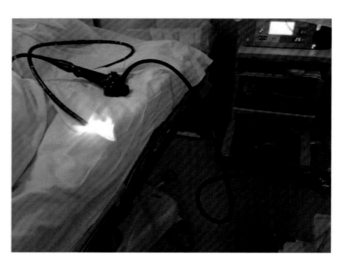

图8.1　错误的内镜设置

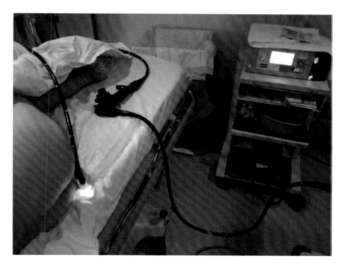

图 8.2 正确的内镜设置

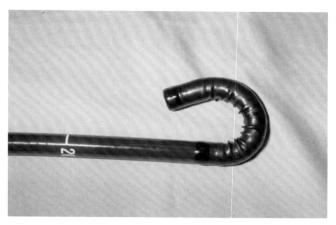

图 8.3 内镜前端弯曲度

（一）插入前准备需掌握的技术

从肛管到盲肠的成功插入，需要内镜医师的各种操作手法。本节将对以下 8 种操作进行讨论和说明：①大小旋钮；②旋镜；③推/拉；④滑动；⑤抖动；⑥勾拉；⑦抽吸；⑧冲洗。这些技能中的每一项都需要内镜操作医师通过右手持镜，左手控制旋钮及吸引、送气、冲水等按钮来完成。

结肠解剖结构在不同患者中差异很大，并且受到炎症、肿瘤及功能性（慢性便秘）、先天性和粘连性疾病的影响。大肠的直段，如直肠、降结肠和升结肠，可能只需要推进插入。然而，大多数结肠存在不同程度的弯曲，需要对结肠弯曲部使用不同的操作手法。尖端偏转、扭转或两者的组合可以使结肠镜在通过这些曲折段时继续顺利插入。

1. 大小旋钮

组合使用大小两个旋钮可以在所有圆周方向和不同的偏转角度上进行前端偏转，活动范围可大于 180°（图 8.3）。较大范围的内镜前端偏转可能导致从肠腔一个皱襞触碰到另一个皱襞，视野窥视不清，会使得推进变得困难。偏转旋钮操作过程保持淡定和从容，以免错过管腔。一些内镜医师倾向于使用偏转旋钮而不是旋转镜身。这需要用右手不定期地松开镜身，以便使用右手操纵大小旋钮。

2. 旋镜

旋镜是用右手握住结肠镜镜身施加扭转力，可以顺时针（向右扭转）和逆时针（向左扭曲）进行旋转。当内镜前端略微向上或向下（使用左拇指）时，或在不使用控制旋钮的情况下向右或向左转动

达到同样的结肠镜观察效果。类似地，通过轻微的右或左偏转，可以使内镜视野上下转向。旋镜有个额外的好处，即可使得镜身增加一定程度的"硬度"，这又可以最小化结肠袢的形成。

3. 推/拉

向前推或插入结肠镜最终的目的是进入盲肠。然而，向前推进也会使结肠伸展，特别是在结肠不固定的部分，即乙状结肠和横结肠。持续推动导致进一步伸长或拉伸，并最终在该段中形成袢。推/拉技术包括向前推，然后拉回结肠镜。从而缩短并拉直结肠（图 8.4）。

4. 滑动

进行结肠镜检查时的一个原则是始终保持肠腔可视化，并避免由内镜的前端顶住黏膜表面后引起的"红色"征。在成角度的位置或弯曲处，尽量去尝试使用大小旋钮和旋转镜身，但可能并不总是能够直接看到肠腔。在这些情况下，需使用滑动技术。结肠镜稍微向前推进，同时在预期的内腔方向上转向，允许内镜尖端沿黏膜表面轻轻滑动（图 8.5）。这种操作的关键在于通过视野判断管腔实际位于哪个方向。抽吸气体后，观察肠液和粪便排出方向可以提供一些肠腔方位的线索。在解剖学上，结肠壁的内部圆形平滑肌及黏膜褶皱产生一系列弧形的外观（图 8.5）。肠黏膜的这种现象是指示肠腔方向的有力依据。滑动是一项技能，需要并且应始终谨慎和敏锐地在结肠壁上施加一定压力。插入过程中任何用力过度的感觉都提示进镜阻力增大，此时，需要旋转旋钮使镜身变硬，如发现黏膜变白则需要退镜以避免穿孔。

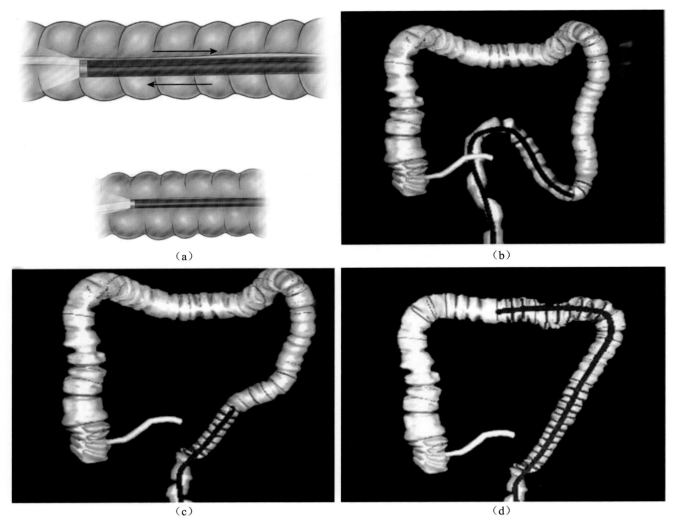

（a）　　　　　　　　　　　　　（b）

（c）　　　　　　　　　　　　　（d）

图 8.4　推拉内镜

5. 抖动

通过右手在肠镜镜身上产生一系列快速来回运动来产生抖动。始终保持清晰的肠腔视野，移动的距离很短，通常为 5～10 cm。抖动的效果不仅是缩短结肠，而且当存在一定程度的结袢时，内镜镜身会产生某种程度的张力，抖动可以降低内镜本身的张力。抖动与推/拉不同之处在于后者通常需要退出更长的距离。对于乙状结肠，抖动也是放松其痉挛或持续蠕动的有效方法。

6. 勾拉

勾拉是一种技巧，旨在矫正多余或结袢的结肠段，勾拉并不会使内镜前端的视野后退。当接近弯曲或到达弯曲部时，结肠镜的前端偏转 90°～120° 以形成"钩状"。当"钩"保持在适当位置时，结肠镜回撤一个相当长的距离，从而缩短取直结肠同时可以达到解袢的目的（图 8.6）。

7. 抽吸

结肠是一个弹性管腔，很像一个细长的气球，连续吹气导致结肠过度伸长。建议定期抽吸，以避免过度膨胀。在到达肝曲后，应用抽吸气体的方法将盲肠吸引到结肠镜的前端，通常可以看到抽吸的益处。这种预期的抽吸效果可能会发生，建议在每个弯曲部进入新的结肠段后应常规使用。

8. 冲洗

左手控制的空气/水按钮的下压可使水流通过"视野处"并进入结肠腔。此外，也可以使用注射器或泵通过内镜钳道将水注入结肠。液体冲洗可以使黏膜润滑并促进镜头通过，尤其是当黏膜具有"黏性"外观时使用。水浸结肠镜检查是指用液体输注泵注射水或盐水。除了润滑，还包括缓解痉挛和矫直结肠。

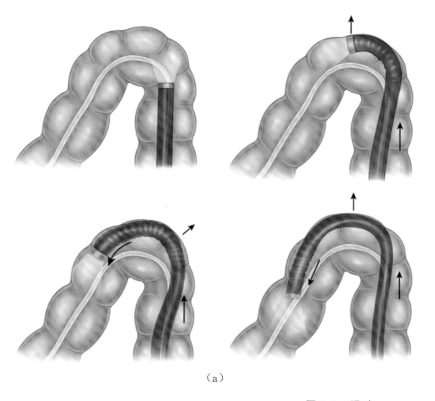

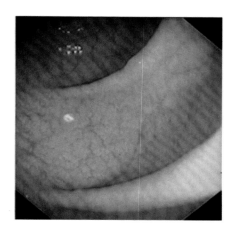

（a）　　　　　　　　　　　　　　　　　　（b）

图 8.5　滑动

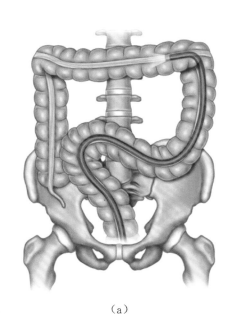

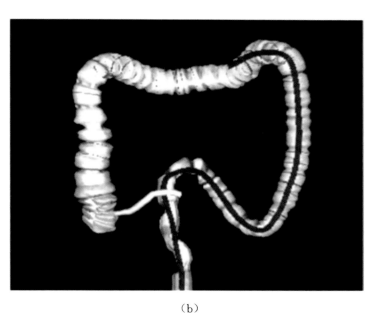

（a）　　　　　　　　　　　　　　　　　　（b）

图 8.6　勾拉

9. 末段回肠进镜

　　虽然结肠镜检查并未强制要求通过回盲瓣至回肠并对远端回肠进行彻底的检查，但对于胃肠道出血和已知或疑似炎症性肠病的患者来说，这非常必要。建议在大多数操作中尝试末段回肠检查。努力达到末段回肠的另一个好处是彻底评估回盲瓣后方的黏膜，这是一个相对的"盲点"。

　　回盲瓣通常位于离盲肠基部近端 5 cm 处，看起来像一个突出的褶皱。有时瓣口不是显而易见的。观察盲肠并进行短暂的抽吸通常能够确定瓣口，因为可以看到气体或液体粪便自瓣口排入盲肠中。插入回盲瓣需要将结肠镜前端越过瓣膜达到盲肠，令镜头向已知的瓣膜方向上弯曲 90°并缓慢退回肠镜（图 8.7）。一旦镜头抵达瓣口，轻柔地注气有助于打开瓣口并允许镜头进入。

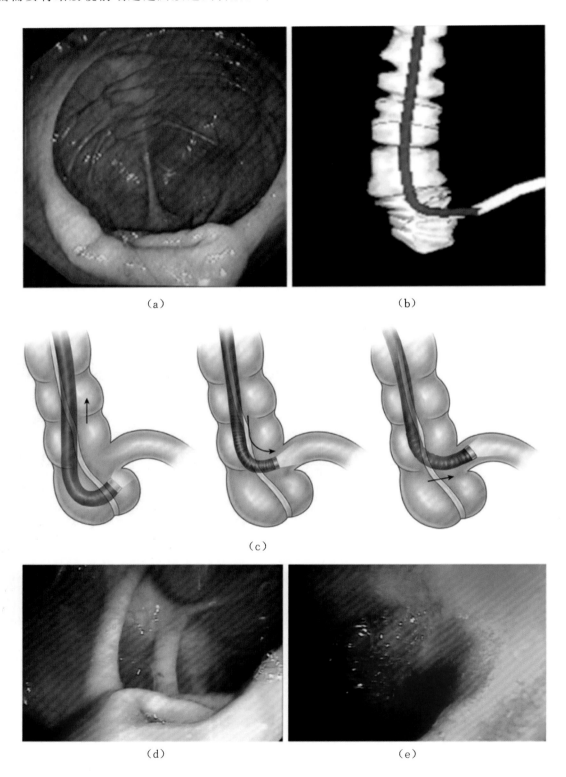

(a)　　　(b)

(c)

(d)　　　(e)

图 8.7　(a-e) 末段回肠

三、结肠镜进镜过程中的挑战

本节介绍可能使结肠镜插入困难的典型案例。结肠成角、疝气、环状和广泛的憩室病都可能对进镜造成困难。前面描述的 8 个操作方法是克服这些困难的选项。

每段结肠都有不同的结肠弯曲（图 8.8）。这些结肠弯曲中的一些位于典型的解剖位置，如直肠乙状结肠连接部、乙状结肠-降结肠连接部，以及结肠脾曲和肝曲。其他成角可能在先前的腹部手术后产生，特别是盆腔手术后的粘连，或者是发生于炎症过程后，特别是憩室炎。长期慢性便秘会令结肠产生许多弯曲，甚至可能导致内镜镜身"耗尽"（图 8.9）。在极度冗余的患者中，必须进行缩短结肠（推/拉、勾拉）的操作。

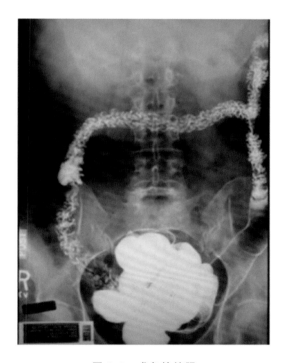

图 8.8　成角的结肠

如果肠镜检查前并不知道患者存在腹壁疝或腹股沟疝，而结肠正好位于疝囊中或是检查过程中使结肠进入了疝囊，虽然这种情况不常见，但一旦遇到，对于肠镜操作可能是一种"灾难"，因为这种情况可能会给检查带来巨大困难和风险。所以，操作前应该通过询问病史或体检了解患者腹壁疝的情况，

对于这类患者，只需一名助手在进镜过程中按压住疝囊部位（图 8.10），即可避免上述情况的发生。如果在插入的过程中，感到过度的阻力，提示可能已经结袢，需考虑疝气的可能性并及时进行腹股沟触诊（图 8.11）。

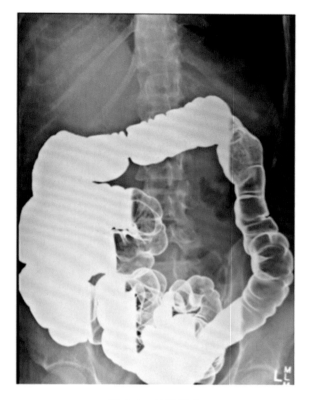

图 8.9　结肠冗余

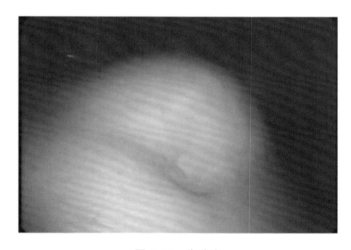

图 8.10　腹壁疝

对包含着成袢的结肠镜的结肠进行"解袢"，是一个常见的挑战。将软管（结肠镜）插入另一软管

（结肠）是成袢的基本条件。结肠活动性越大，形成结袢的可能性越大；因此，乙状结肠、横结肠成袢较为常见（图 8.12 和图 8.13）。在大多数结肠镜检查中，一般不会发生完全的 360° 环形结袢；然而，结肠段被不同程度地拉伸或弯曲后"结袢"便形成

了（图 8.14 和图 8.15）。是否成袢的辨别方法是旋转镜身、进镜发现反向移动甚至矛盾运动，而通过退镜并旋转镜身的方法（通常沿顺时针方向）可以识别袢的方向。反复尝试解袢后仍有袢时，常需要进行腹部压迫。

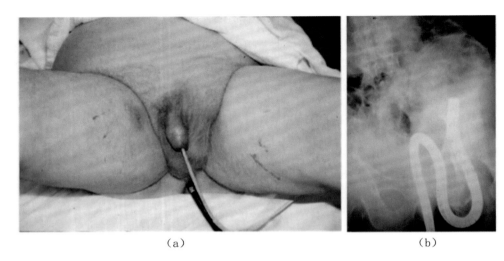

(a)　　　　　　　　　　　　(b)

图 8.11　（a，b）腹股沟疝

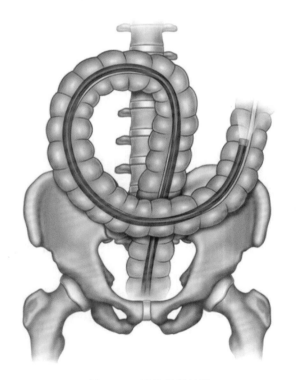

图 8.12　乙状结肠结袢

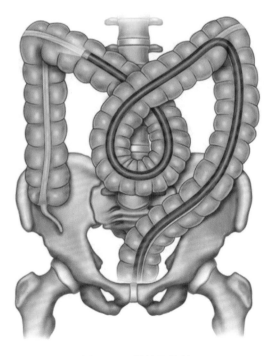

图 8.13　横结肠结袢

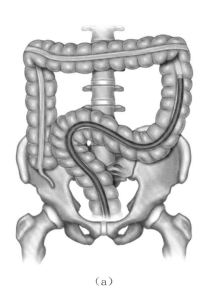
（a）

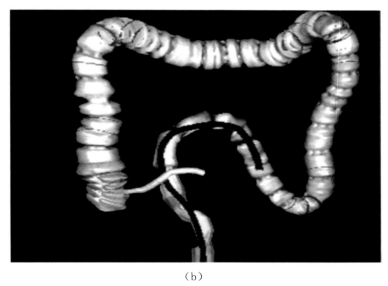
（b）

图 8.14 乙状结肠的伸展

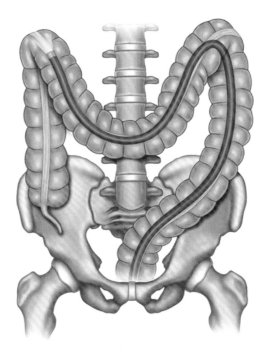

图 8.15 横结肠的伸展

憩室病在结肠镜检查中非常普遍，似乎它们的存在是相当普遍的。在大多数情况下，憩室开口很少并且分散；然而，它们也可能分布广泛且非常大，这使得操作中对解剖部位的辨别变得困难（图 8.16）。这

时，应慢慢地通过并寻找线索，如从真腔会排出气体或流出液体。另外，判断开口的直径可能没有帮助，因为真腔直径可能小于憩室开口直径。

四、结肠镜插入的辅助方法

腹部按压是通过助手的手或患者的手在腹壁的一部分上施加外力，以压住多余的结肠段并防止其拉伸和盘绕。为了使腹部压迫有效，需要通过内镜抽吸来减少祥的形成。通常是通过腹壁扪及一段乙状结肠，通过在左下方中施加压力，使内镜通过乙状结肠时有支撑力。当患者处于左侧卧位时，助手"抬起"左下腹部并向脊柱压迫（图 8.17）。通过横结肠时，患者最好仰卧，助手可在脐部附近施加压力然后向上腹部方向对横结肠施压，使其解祥（图 8.18）。以上这些辅助可能只是一个开始，需要根据反复试验和失败经验进行调整。对于在肝曲附近取得进展但随后无法完成进镜的情况，"肘压技巧"常常是有益的。患者仰卧，将内镜回撤，内镜医师在患者脐部区域用左肘施压（图 8.19）。这种操作的策略是通过肘部同时固定住乙状结肠和横结肠，使内镜容易到达盲肠。

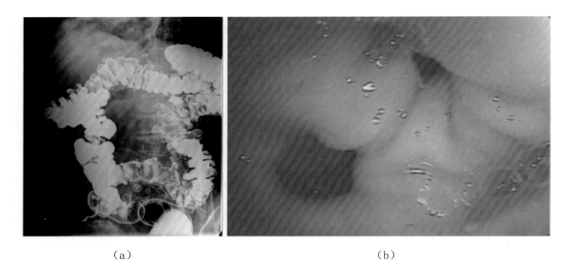

（a） （b）

图 8.16 结肠较大憩室

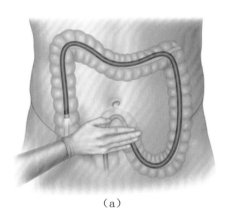

（a）

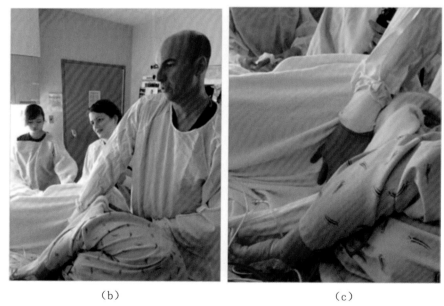

（b） （c）

图 8.17 按压乙状结肠

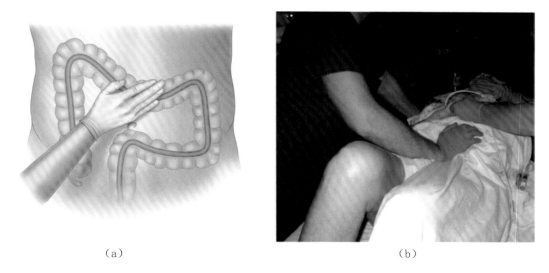

（a）　　　　　　　　　　　（b）

图 8.18　按压横结肠

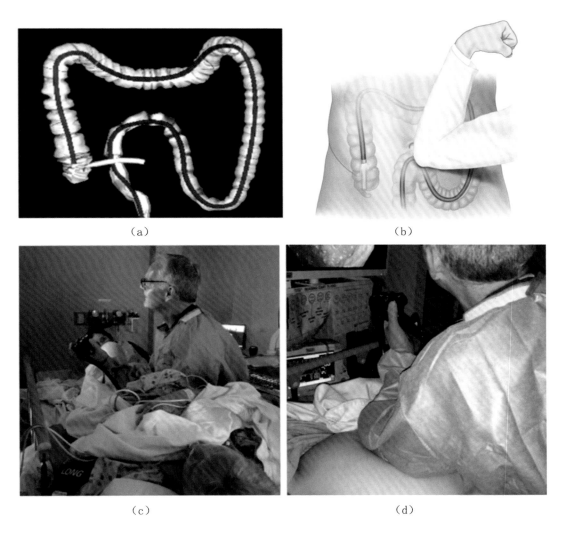

（a）　　　　　　　　　　　（b）

（c）　　　　　　　　　　　（d）

图 8.19　肘压技巧

较新的结肠镜配备了一个镜身加强系统，在使用时可以增加镜身的刚度，以防止弯曲和环绕。当难以通过横结肠、肝曲和升结肠时，可以应用不同程度的刚度（图 8.20）。

当通过脾曲或肝曲有困难时，使患者保持呼气或吸气是一种简单的辅助手段。理由是当患者深呼吸并保持它时，膈膜下降，从而将弯曲部分推到结肠镜的前端上。它的有效性值得商榷，但由于它很简单，因此值得尝试。

让患者改变体位以便于结肠镜近端通过是另一种辅助手段。此选项最适用于在无镇静或中度镇静下执行的检查。在深度镇静下移动患者并不总是那么简单。患者从左侧卧位开始（图 8.21）。当插入横结肠和升结肠过程中遇到困难时，仰卧常常有帮助。仰卧位也提供了更精确的定位和减少结袢的能力。俯卧位有点尴尬，很少使用，但这一体位有可能通过患者自身的体重夹住整个结肠，从而防止袢的形成。

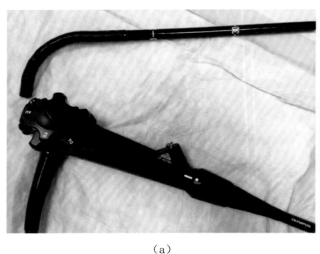
（a）

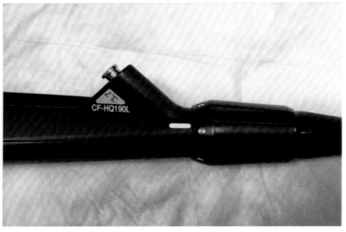
（b）

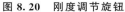
图 8.20　刚度调节旋钮

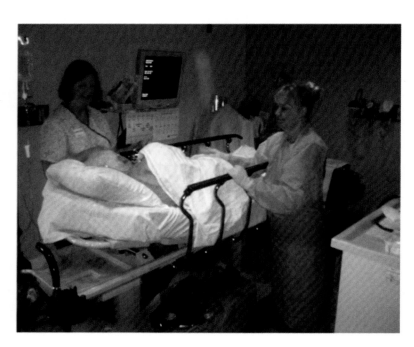
图 8.21　左侧卧位

许多内镜医师越来越趋向于选择常规使用儿科结肠镜，因为与标准成人结肠镜（13.3 mm）相比，它的直径较小（11.3 mm）（图 8.22）。儿科结肠镜不仅更利于穿越狭窄处，而且还有利于通过结肠成角处。有证据表明，在专业内镜医师使用标准成人结肠镜通过乙状结肠失败的情况下，选用这种小直径结肠镜常常能够通过。儿科结肠镜更灵活，这确

实是可取的，但也更容易形成袢。此外，其治疗通道的直径为 2.8 mm，而标准成人结肠镜的直径为 3.2 mm，这限制了某些器械和设备的使用。作者在插入过程中很少使用调节刚性的旋钮，平常更喜欢较硬的成人结肠镜，只是在遇到由于广泛结肠憩室病或妇科盆腔手术导致乙状结肠成角固定的情况下会使用儿科结肠镜进行检查。

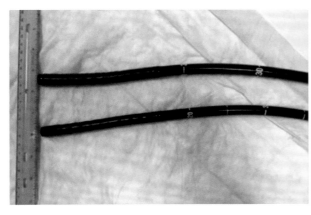
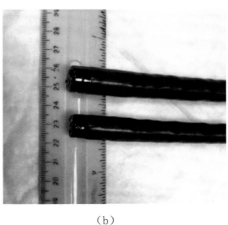

（a）　　　　　　　　　　　　（b）

图 8.22　成人和小儿肠镜直径比较

五、尝试了所有辅助手段仍然失败的情况

要明白，即使是高度专业且经验丰富的内镜医师在少数情况下也无法到达盲肠。虽然中止检查将被记录为检查"失败"，但这有时也能表明检查者的智慧和良好的判断力。

内镜检查失败后，建议对大肠进行空气对比钡灌肠或 CT 结肠成像等放射学检查评估。腹腔镜联合内镜手术的最新版本被称为 combined endoscopic and laparoscopic surgery，CELS。CELS 为经选择的息肉患者，主要是不适合内镜治疗或经内镜治疗失败的息肉患者提供了一种替代肠切除术的手术方式。这一技术还可以用于那些经努力后肠镜检查仍失败、然而影像学检查发现令人担忧的病变的病例。

六、结论

本章的目的是通过描述和说明，提供在结肠镜插入期间可能对内镜医师有益的操作和辅助手段，希望提高进镜达到盲肠的成功率。安全有效的进镜

原则包括：控制镜头方向结合旋镜转向、对结袢形成和减轻的感知、取直和缩短结肠、精细化注气、腹部按压。最后，应知道何时中止，以免对患者造成伤害。对这些技术熟练掌握并经验丰富，说明你已经踏上内镜专家的路上，虽然这条路充满挑战！

（李晓飞　曾庆敏　译）

参考文献

[1] Rex DK，Bond JH，Winawer S，et al. Quality in the technical performance of colonoscopy and the continuous quality improvement process for colonoscopy：recom-mendations of the U. S. Multi-Society Task Force on Colorectal Cancer [J]. Am J Gastroenterol，2002，97：1296-1308.

[2] HsuCM，Lin WP，Su MY，et al. Factors that influence cecal intubation rate during colonoscopy in deeply sedated patients[J]. J Gastroenterol Hepatol，2012，27：76-80.

[3] Leung CW，Kaltenbach T，Soetikno R，et al. Water immersion versus standard colonoscopy inser-tion technique：randomized trial shows promise for minimal seda-tion[J]. Endoscopy，2010，42：557-563.

[4] Ramirez FC，Leung FW. A head-to-head comparison of thewatervs. Air method in patients undergoing screening

colonoscopy[J]. J Interv Gastroenterol,2011,1:130-135.

[5] Bat L,Williams CB. Usefulness of pediatric colonoscope in adult colonoscopy [J]. Gastrointest Endosc, 1989, 35: 329-332.

[6] Perez RA,Saifuddin T. Usefulness of a pediatric colonoscope for routine colonoscopy in women who have had a hysterectomy[J]. Gastrointest Endosc,2000,51(4):AB157.

[7] Waye JD,Bashkoff E. Total colonoscopy: is it always possible[J]? Gastrointest Endosc,1991,37:152-154.

[8] Church JM. Complete colonoscopy:how often and if not, why not? [J]. Am J Gastroenterol,1994,89:556-560.

[9] Whelan RL,Buls JG,Goldberg SM,et al. Intr-operative endoscopy. University of Minnesota experience [J]. Am Surg,1989,55:281-286.

[10] Sakanoue Y, Nakao K, Yanagi H, et al. Intraoperative colonoscopy[J]. Surg Endosc,1993,7:84-87.

[11] Lee MK,Chen F,Esraikian E,et al. Combined endoscopic and laparoscopic surgery may be an alterna-tive to bowel resection for the management of colon polyps not removable by standard colonoscopy[J]. Surg Endosc,2013,27: 2082-2086.

第九章 结肠镜下基本操作：
冷、热活检技术，黏膜下注射、夹闭、圈套活检

本章要点

◇在适当的年龄进行结肠直肠癌筛查可通过切除癌前期腺瘤性息肉来降低结直肠癌的风险。

◇息肉切除术须根据息肉的解剖位置采取相应的技术手段。

◇结肠镜检查前必须准备各种息肉切除或活检器械（活检钳、圈套器、活检网等），以避免延误治疗或重复检查。

◇内镜医师必须能自如地使用常用的切除复杂息肉的器械。

◇由内镜医师管理抗凝剂和抗血小板药物的使用。

◇如为恶性的病变，计划再次行内镜或手术治疗，应在内镜下用永久性墨水标记，以便于识别病变部位。

一、前言

Lockart-Mummary 在 1927 年首次提出结直肠癌是由良性腺瘤性息肉发展而来的。早期临床医生认为，通过切除这些癌变前的病变，可以防止息肉发展成癌。随着越来越多的内科医生提倡通过内镜对结直肠进行筛查，以诊断和预防结直肠癌，临床医生对切除癌变前腺瘤性息肉的兴趣也在持续增长。

在软性内镜发明之前，硬性的乙状结肠镜很少用于结直肠癌的诊断和预防性息肉摘除。明尼苏达大学的一项大规模研究公布了使用硬性乙状结肠镜筛查的早期结果。1960 年，当时的 Memorial Hospital 也重复了这项研究，使用硬性乙状结肠镜筛查的患者获得了生存获益。虽然硬性乙状结肠镜有效，但对患者和医生来说都很不舒服。因此其使用方面的专业知识并没有得到推广。

Wolff 和 Shinya 在 1960 年首次报道了光纤结肠镜在内镜下筛查结直肠和息肉切除的应用，开创了结直肠癌诊断和预防的新时代。多项随机对照试验表明，对无症状患者进行结肠镜筛查显著降低了结直肠癌相关死亡率。基于这些研究的结果，美国癌症协会和其他组织推荐使用结肠镜检查来筛查结直肠癌。

通过结肠镜检查筛查并切除癌变前的腺瘤性息肉的普及，以及结直肠癌发病率的降低，是广泛实施癌症筛查如何对公共卫生产生有意义的影响的最好实例之一。

二、结直肠息肉切除的适应证

美国国立综合癌症网络（National Comprehensive Cancer Network，NCCN）指南 1.2015 版本建议对所有"平均风险"个体进行结肠镜检查。

平均风险定义为所有 50 岁以上既往无腺瘤、广基锯齿状息肉（sessile serrated polyp，SSP）或结直

肠癌病史、无炎症性肠病病史、无结直肠癌家族史的患者。检查结果为阴性的患者应在 10 年后进行复查。腺瘤性息肉或结直肠癌高风险患者应增加筛查频率。所有发现有内镜下可切除的腺瘤性息肉的患者都应该接受息肉切除术，并确保完全切除。

三、冷活检钳息肉切除术/活检

在结肠镜检查中切除小腺瘤性息肉最简单的方法可能是使用冷活检钳切除。这种软性装置的直径通常小于 3 mm，因此很容易通过结肠镜的工作通道。冷活检钳在直视下送入肠腔，并由助手控制活检钳的开闭。活检钳的钳口在息肉上打开并夹住息肉。通过手腕的快速发力，活检钳就会迅速从黏膜上拔出，成功地摘除息肉，而不会对周围仍然健康的黏膜造成不必要的伤害。如果必要的话，这个过程可以进行多次，从而将息肉"分次"切除。器械末端的针可以防止切除的组织从钳口脱落（图 9.1）。许多公司专门生产各种不同开口大小的息肉切除/活检钳。建议内镜医师应熟悉其所在机构的可用器械，并确保在结肠镜检查时能立即使用所需的活检钳。某些研究表明，使用标准冷活检钳切除与息肉不完全切除（原位腺瘤组织残余）显著相关。开口较小的活检钳可能不能夹除整个息肉，因此需要大活检钳确保息肉被完全切除。标准活检钳可以一次切除大小不超过 3 mm 的息肉，为了切除稍微大一点的病变，就需要使用更大的活检钳。使用活检钳可以使难以使用圈套器的部位（皱襞后方、回盲瓣和直肠最远端）的息肉切除更容易。

最近的一项 Meta 分析研究了结肠镜检查中冷活检钳息肉切除术的作用。研究纳入 5 项随机对照试验，共 668 例患者。与"标准"冷活检钳息肉切除术相比，使用大活检钳或冷圈套器的息肉不完全切除率较低。

四、"热"活检钳息肉切除术/活检

在息肉切除或活检时，内镜活检钳可使用热能。使用与上述"冷"息肉切除/活检相同的原理和技术，单极电凝术可用于强化止血效果并对切除组织边缘进行热破坏。但这种息肉切除技术的理论益处从未得到明确的证实。此外，切除标本的质量可能

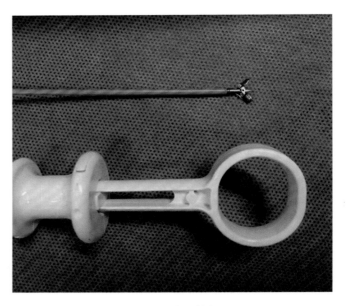

图 9.1 大活检钳

因烧灼而降低，这使得病理学家很难对其进行组织学评估。如果根据息肉的大小判断，适合使用活检钳切除息肉，建议使用大活检钳。在手术开始前或决定进行热活检钳息肉切除术时需在患者大腿中部贴上负极板。

五、黏膜下注射

将液体注入息肉下方的黏膜下层面有助于在内镜下充分、完整地切除息肉，并且是内镜下黏膜切除（endoscopic mucosal resection，EMR）和内镜黏膜下剥离（submucosal dissection，ESD）技术的关键。将病变处的黏膜下层从深层黏膜下层和固有肌层之间"抬举"起来，可以最大限度地减少肠壁的透壁损伤，从而减低肠穿孔的发生率。此外，这种方法可以更完整地切除腺瘤组织并尽量降低局部复发率。黏膜下注射是由一根软性针头经结肠镜的工作通道（图 9.2）在内镜下进行的。

如果注射后病灶未被抬举，可能表明病灶为浸润性癌并侵犯黏膜下层或固有肌层。在既往进行过内镜下息肉切除的患者中，局部纤维化及瘢痕形成也会导致腺瘤性息肉不能很好地被抬举。当黏膜下注射后病变不能适当抬举或病变存在溃疡时，必须充分考虑是否继续进行内镜下切除。目前有很多用于黏膜下注射的液体。最便宜、最容易获取的是生

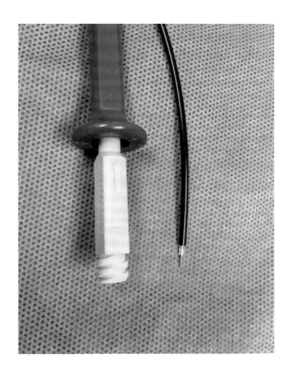

图 9.2　内镜下注射针

理盐水。其他注射剂，包括甘油、透明质酸、琥珀酰明胶和羟乙基淀粉等也可以使用。亚甲蓝、靛胭脂红或稀释的印度墨水，这些可染色的注射液也可以用于黏膜下注射，便于注射后识别病变位置。

虽然生理盐水最便宜、最容易获取，但它的使用仅限于黏膜下抬举时间较短的手术。

由于生理盐水会很快被吸收，因此其不适用于 EMR 或 ESD。最近发表的一项 Meta 分析显示，与生理盐水相比，使用黏性溶液的整块切除率更高，组织残留率更低。另一项最近的荟萃分析显示，不同溶液与生理盐水的比较结果无显著差异，这一结论可能是由于这些随机试验之间缺乏标准化的注射方式造成的。

综上所述，黏膜下注射生理盐水或其他溶液可使腺瘤性息肉充分抬举，便于进行内镜下息肉切除。如果使用适当的注射技术后，病灶不能充分抬举，这种情况可能因为病灶中具有隐匿性癌或既往进行的息肉切除或活检导致局部肠壁过度纤维化。

六、金属夹的应用

近年来，内镜金属夹的应用越来越广泛。内镜医师在进行结肠镜检查时可使用的金属夹包括 TTSC

（through-the-scope clip）和 OTSC（over-the-scope clip）系统（图 9.3）。可应用于息肉切除术中止血，闭合结肠穿孔，以及在 EMR 或 ESD 术后创面缝合。一项分析息肉切除术后黏膜愈合情况的研究中，28 例患者被随机分为吻合夹缝合或不进行缝合两组。术后 4 周时，使用金属夹闭合患者的黏膜愈合率显著高于未经闭合的患者。虽然这项研究是否具有临床意义尚不明确，但内镜医师应更加灵活地使用内镜下金属夹。

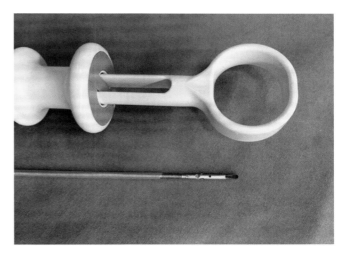

图 9.3　内镜下金属夹

七、圈套息肉切除术/活检

对于无法使用活检钳进行内镜下切除的较大病变，可使用圈套器进行息肉切除（图 9.4）。内镜下圈套器有多种形状和大小，可以根据病变的解剖情况选择合适的圈套器。息肉的形状、大小和形态往往会影响圈套器的选择。由于病变通常较小，所以息肉切除后很难从肠腔中直接取出。较大的病变往往不能通过结肠镜吸出，因为有可能导致息肉丢失或卡在内镜中。如果息肉位于结肠近端，单纯地用圈套器抓住病变，并通过退出结肠镜取出病变是不可行的。在结肠镜退出时，可使用取物网篮等装置保证病变安全地取出。

根据内镜医师的喜好，圈套器息肉切除可以"热"切除也可以"冷"切除。冷圈套息肉切除术可伴有轻微的术中出血；然而，这种情况在临床上并不常见，通常不需要进一步的干预。对于广基病变进行圈套息肉切除术可以使用盐水将病变抬举后进行,而带蒂息肉可以直接应用圈套器从病变基底进行切除。为了便于圈套器的使用,须将病变置于结肠镜的"5点钟"位置,从而便于将圈套器在病变上方展开。使用圈套器逐渐降至病变周围,通过远端的鞘逐渐缩紧圈套器,当圈套器到达合适的位置,可缩紧圈套器。如果使用电凝术切除息肉,应注意周围组织,避免对肠道全层造成热损伤。应用圈套器时,通常需要通过黏膜下注射抬举病变,从而使病变切除有合适的切缘。

较大的息肉在息肉切除后出血的风险较高。Muniraj等报道了他们对大腺瘤性息肉(>10 mm)行冷圈套器息肉切除术的系列研究。他们的小规模研究表明"冷"圈套息肉切除术后出血的风险并不增加,因此即使病变较大,仍提倡使用"冷"圈套息肉切除。

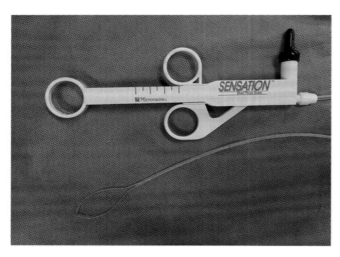

图 9.4　内镜下圈套器

八、经验与教训

检查前应回顾患者既往的内镜检查史。尤其注意上一次肠道准备的质量,既往肠道准备不满意的患者应考虑再次行肠道准备或进行 2 d 的肠道准备方案。

应注意既往腺瘤性息肉的位置,仔细检查是否存在局部复发。

内镜医师应确保所有可能需要的内镜设备可立即使用,因为各种不同形态的腺瘤性息肉可能需要不同的器械(圈套器、活检钳、大活检钳和注射针)。

对切除困难的息肉,经常需要多人合作,护士、技术员可帮助腹压施压。

如果发生出血或穿孔,内镜下吻合夹缝合技术可以避免手术治疗。

在进行黏膜下注射时,应注意"抬举"的质量。如果病变没有被抬举,须考虑息肉是否存在隐匿性恶性肿瘤或既往息肉切除术导致的瘢痕。

对于时间较长的手术,注入二氧化碳可能有助于减轻术后患者的不适感。

生理盐水很适合用于黏膜下注射。

如果使用基础的息肉切除技术难以切除息肉,可能需要更专业的设备和内镜专家行 EMR 或 ESD。当遇到困难时,不要害怕请教内镜经验更丰富的同事。

(丁长民　曾庆敏　译)

参考文献

[1] Lockhart-Mummery JP,Dukes C. The precancerous changes in the rectum and colon[J]. Surg Gynecol Obstet,1927,36:591-596.

[2] Gilbertsen VA,Nelms JM. The prevention of invasive cancer of the rectum[J]. Cancer,1978,41:1137-1139.

[3] Hertz RE,Deddish MR,Day E. Value of periodic examinations in detecting cancer of the rectum and colon[J]. Postgrad Med,1960,27:290-294.

[4] Wolff WI,Shinya H. Polypectomy via the fiberoptic colonoscope. Removal of neoplasms beyond reach of the sigmoidoscope[J]. N Engl J Med,1973,288:329-332.

[5] Hardcastle JD,Thomas WM,Chamberlain J,et al. Randomized,controlled trial of faecal occult blood screening for colorectal can-cer. Results of first 107,349 subjects[J]. Lancet,1989,1:1160-1164.

[6] Kronborg O,Fenger C. Worm J,et al. Causes of death during the first 5 years of a randomized trial of mass screening for colorectal cancer with fecal occult blood test[J]. Scand J Gastroenterol,1992,27:47-52.

[7] Mandel JS,Bond JH,Church TR,et al. Reducing mortality from colorectal cancer by screening for fecal occult blood. Minnesota Colon Cancer Control Study[J]. N Engl J Med,1993,328:1365-1371.

[8] Byers T,Levin B,Rothenberger D,et al. American Cancer Society guidelines for screening and surveillance for early detection of colorectal polyps and cancer:update 1997. American Cancer Society Detection and Treatment Advisory

Group on Colorectal Cancer[J]. CA Cancer J Clin,1997,47:154-160.

[9] Zauber AG,Winawer SJ,O'Brien MJ,et al. Colonoscopic polypec-tomy and long-term prevention of colorectal-cancer deaths[J]. N Engl J Med,2012,366(8):687-696.

[10] National Comprehensive Cancer Network. Colorectal Cancer Screening(Version 1. 2015). www. nccn. org/professionals/physi-cians_gls/PDF/colorectal_screening. pdf. Accessed 1 Feb 2016.

[11] Efthymiou M,Tayler ACF,Desmond PV,et al. Biopsy forceps is inadequate for the resection of diminutive polyps[J]. Endoscopy,2011,43(4):312-316.

[12] Draganov PV,Chang MN,Alkhasawneh A,et al. Randomized,controlled trial of standard,large-capacity versus jumbo biopsy for-ceps for polypectomy of small,sessile,colorectal polyps[J]. Gastrointest Endosc,2012;75(1):118-126.

[13] Raad D,Tripathi P,Cooper G,et al. Role of the cold biop-sy tech-nique in diminutive and small colonic polyp removal：a systematic review and meta-analysis[J]. Gas-trointest Endosc,2016,83:508-515.

[14] Monkemuller KE,Fry LC,Jones BH,et al. Histological quality of polyps resected using the cold versus hot bi-opsy technique[J]. Endoscopy,2004,36(5):432-436.

[15] Yandrapu H,Vennalaganti P,Parasa S,et al. Normal sa-line versus other viscous solutions for submucosal injec-tion during endoscopic mucosal resection(EMR) of colorectal polyps：a systematic review and meta-analysis[J]. Gastrointest Endosc,2015,81(5):AB372.

[16] Ferreira AO,Moleiro J,Dinis-Ribeiro M. Solutions for submucosal injection in endoscopic resection：a system-atic review and meta-analysis[J]. Endosc Int Open,2016,4:E1-E9.

[17] Osado T,Sakamoto N,Ritsuno H,et al. Closure with clips to accel-erate healing of mucosal defects caused by colorectal endoscopic submucosal dissection[J]. Surg Endosc,2016,30(10):4438-4444.

[18] Muniraj T,Sahakian A,Ciarleglio M,et al. Cold snare polypectomy for large sessile colonic polyps：a single-center experience[J]. GastroenterolResPract,2015,175959.

第十章　结肠镜检查指南

本章要点

◎结直肠癌（colorectal cancer，CRCs）是胃肠道最常见的恶性肿瘤，在美国人群中平均发病率为4.5%。CRCs 可为无任何已知基因突变的散发性癌症，可由已知基因突变引起，也可由慢性炎症性肠病发展引起。

◎结直肠癌 5 年肿瘤特异性生存率为 65%，预后与肿瘤分级直接相关。

◎散在性结直肠癌的发展是一个缓慢的过程，是从正常黏膜到增生性病变（息肉）再到浸润性转移性癌症的一系列过程，这个过程通常需要 7～10 年。因为这段时间间隔较长，所以我们可以通过筛查和切除癌前病变来预防。

◎如果便潜血试验阳性、慢性贫血或严重直肠出血，应进行诊断性结肠镜检查。

◎肿瘤筛查旨在通过切除增生性病变来降低 CRCs 的发病率，并通过早期发现癌症来提高患者生存率。

一、前言

结直肠癌是最常见的胃肠道恶性肿瘤。在欧美人群中，每 22 人中就有 1 人（4.5%）患有结直肠癌。然而，在全球范围内，结直肠肠癌的发病率存在很大差距，在欠发达地区，女性、男性结直肠癌发病率分别为 6.5/10 万和 7.7/10 万，而在发达地区分别为 48.3/10 万和 36.6/10 万。自 20 世纪 80 年代中期以来，美国的结直肠癌总发病率一直在稳步下降，但是在某些人群中，如 50 岁以下或非洲裔美国男性中，发病率呈上升趋势或保持不变。美国癌症协会（American Cancer Society，ACS）的数据显示，尽管发病率和死亡率总体上有所下降，结直肠癌仍是美国男性（仅次于肺癌/前列腺癌）和女性（仅次于乳腺癌/肺癌）中第三大最常见的癌症。也是美国男性（肺癌/前列腺癌）和女性（肺癌/乳腺癌）第三大癌症死亡原因。在美国全体人群中，结直肠癌的年发病率（排在乳腺癌、肺癌和前列腺癌之后，排名第四和癌症死亡率（仅次于肺癌）排名

第二。在 2016 年，美国估计有 95 270 例新发结肠癌和 39 220 例新发直肠癌（共 134 490 例）病例；预计 2016 年有 49 190 人死于结直肠癌。

大多数结直肠癌是散发病例，通常由息肉发展而来。腺瘤性息肉和锯齿状息肉这两种亚型通过一系列基因突变有可能转化为癌症（"腺瘤-癌序列"）。息肉的发病率与年龄相关，40～49 岁息肉发病率为 11%，而 50～59 岁时增加至 15%。事实上，在接受筛查的无症状平均风险人群中，多达 45%～50% 的人至少有一种息肉，其中腺瘤性息肉（90%～95%）或锯齿状状息肉（5%～10%）。流行病学证据显示这种类型的息肉约 1/5 最终转化为癌症。早期发现是关键，所有肿瘤分期的 5 年癌症特异性生存率为 65%，但与肿瘤分期直接相关，Ⅰ/Ⅱ期 5 年癌症特异性生存率为 90%，Ⅲ期为 71%，Ⅳ期为 13%。

二、结直肠癌筛查、监测与诊断检查的概念

由于结直肠癌通常晚期才会出现临床症状，因

此临床症状并不适合用于早期疾病监测。由于肿瘤分期与癌症特异性生存率相关，因此主要专业组织（ACS、ACG、AGA、ASCRS、ASGE）已经开发了风险相关筛查程序，各组织之间仅有细微差别。严格意义上的筛查一词专用于指无症状处于平均风险的个体。

如果患者为潜在的高危人群或有临床症状（如粪便隐性血检阳性、明显出血、贫血、排便习惯改变等），则不应属于筛查序列，而应进行监测或根据年龄进行诊断检查。40 岁以下没有其他危险因素的情况下，软性乙状结肠镜检查可能就足够了，但对 40 岁以上有临床症状或有其他检查证明病变位于近端结肠的患者，应进行全结肠镜检查。

筛查的目标：①通过切除癌变前的病变来降低结直肠癌的风险；②通过检测出早期癌变来降低癌症死亡率。有效的筛查是建立在腺瘤-腺癌序列从第一次分子改变到出现临床表现的癌症可能需要长达 7～10 年的时间这种认识上的。筛查还应考虑到患者的结直肠癌遗传风险和疾病或年龄相关的风险。

常见的筛查工具分为三类：①完整或部分直接观察肠道黏膜（结肠镜、软性乙状结肠镜）；②通过影像学检查间接观察肠道结构（替代检查）；③便潜血检查（愈创树脂的便潜血检查与免疫化学粪便检查）或粪便 DNA 检查（替代检查）。在进行结肠镜检查时，大多数中心采用镇静（conscious sedation）或监护性麻醉（monitored anesthesia care，MAC）。为了观察更清楚并提高评估的准确性，所有直接或间接结构性检查前都需要进行完全彻底的肠道准备，这也是患者同意筛查的最重要障碍之一。这些检查还会带来一些相关的负担，包括患者需要休息 1～2 d,进行检查后需要监护人看护。

参与制定筛查指南的医学学术团体和组织已达成广泛共识，条件允许的情况下，直接检测癌症和腺瘤性息肉的检查应优先于间接检查。对于缺乏所需基础设施及那些不愿或不能进行结构性检查或肠道准备的人群，可以使用粪便检查相关的结直肠癌筛查。

在美国，结肠镜检查被认为是最有效的筛查手段，并已成为常规，每年进行结直肠镜的检查约超过 1 000 万次。结肠镜检查的优点显而易见，因为它可以直接观察整个结肠的黏膜，同时可以进行活检并进行进一步评估，以及在存在癌前病变或早期癌症的情况下，通过息肉切除术进行确切的治疗。来自国家息肉研究和其他研究的数据表明，结肠镜检查与息肉切除术可以将息肉发病率降低 76％～90％，结直肠癌的死亡率降低 53％。

三、结肠镜检查的适应证

为了能够更全面地覆盖目标筛查人群并控制成本，最重要的是区分无症状个体的筛查和诊断检查，并合理地确定筛查开始时间和持续时间及检查频率（表 10.1）。

表 10.1　筛查性结肠镜检与诊断性结肠镜检标准的区别

筛查参数	诊断检查
无症状	有症状
确定的风险因素（表 10.2）	年龄
确定第一次筛查时间（表 10.3）	存在年龄相关的危险因素
一般和每个患者的检查的质量评估参数（表 10.4）	定义结肠镜检查外的其他测试的作用
复查间隔时间取决于（表 10.5）： • 基本风险 • 检查的质量 • 个体的检查结果	

四、风险分类

全人群中 65％～75％为低风险或平均风险，即无明确的风险因素，包括无一级亲属患有结直肠癌或高级别腺瘤（表 10.2）。另外 20％～30％的人患结直肠癌风险增加，包括一位小于等于 60 岁的一级亲属或两位以上任何年龄一级亲属患有结直肠癌或高级别腺瘤，有结肠癌或息肉病史。还有一些种族与结直肠癌风险增加相关，如非裔美国人和德系犹太人患结直肠癌的风险增加。此外 6％～8％的人口为高风险人群，包括存在基因突变/综合征，如家族性腺瘤性息肉病（familial adenomatous polyposis，FAP）或轻表型家族性腺瘤性息肉病（attenuated familial adenomatous polyposis，AFAP）、林奇综合征（家族性非息肉性结肠癌（hereditary nonpolyposis colon cancer，HNPCC）、MUTYH 相关息肉病（MUTYH-associated polyposis，MAP）或患有慢性炎症性肠病（inflammatory bowel disease，IBD）。

表 10.2 结直肠癌的危险因素分类

分类	人口比例	结直肠癌的终生风险	详细说明
一般风险	65%～75%	4.5%	• 无个人风险因素
			• 家族史阴性
风险增加	20%～30%	10%～20%	• 一位≤60岁的一级亲属或两位>60岁的亲属患结直肠癌或高级别腺瘤
			• 根治性结肠癌术后
			• 大腺瘤性息肉（>1 cm）或多个结直肠息肉病史
			• 无蒂锯齿状腺瘤病史（乙状结肠近端）
			• 非裔美国人，德系犹太人
高风险	6%～8%	45岁时接近100%	• 家族性腺瘤性息肉病
		70%	• 轻表型家族性腺瘤性息肉病
		60%～80%	• 林奇综合征
		65岁时接近100%	• MUTYH 相关息肉病
		10%～20%	• 炎症性肠病

五、首次筛查时间

对于无症状的平均风险个体，建议 50 岁时开始进行筛查结性肠镜检查，如果结果为阴性，每 10 年复查一次（表 10.3）。大规模队列研究的数据表明，第一次结肠镜检查在降低风险方面的总体益处最大，而更早开始常规筛查（如在 40 岁时开始筛查）的获益有限。

然而，一些专业协会认为对于某些人群应更早开始常规筛查，包括总体风险增加及在过去几十年中结直肠癌发病率无显著下降的人群。非裔美国人建议在 45 岁时开始筛查。此外，如果有结直肠癌家族史，尤其是一级亲属患有结直肠癌，且没有明确已知的基因突变，推荐在 40 岁或最年轻患病家族成员发病年龄前 10～15 年（以最早的时间为准）进行首次结肠镜检查。

对高危人群建议不仅要更早开始筛查，而且由于其腺瘤-癌进展速度更快，所以筛查间隔应更短，并更频繁地重复检查，对潜在的结肠外病变进行病理筛查。表 10.3 中根据风险的性质（如遗传综合征或炎症性肠病）列出具体筛查对策。对于已知遗传综合征家族（FAP、Lynch、MAP）最好通过基因检测来确定基因状态而不是"筛查"是否存在息肉。临床或通过家族史诊断为 FAP 的患者建议在 10～12 岁时开始每年进行软性乙状结肠镜检查。然而，事实上没有任何非手术、用药或内镜干预可以避免预防性手术切除（通常是全结肠切除术），因此建议在 16～25 岁的适当时间进行这种手术。

尽管基因检测已经普遍应用，仍建议这些患者等到 14 岁再开始"筛查"，推迟 2～4 年筛查可以让这些低龄患者更加成熟，并能够理解并主动参与筛查的过程，这样受到得心理创伤可能更小。而这种延迟诊断的风险可以忽略不计，在 14 岁之前通常不需要进行全结肠切除术。FAP 患者进行软性乙状结肠镜或结肠镜检查的目的不是预防结直肠癌，而是获得肿瘤的生长曲线，并为最终的手术确定正确的时机。

相比之下，Lynch 综合征（HNPCC）的表型更加多变。临床或基因诊断为携带者的患者建议在 20～25 岁或最年轻患病家族成员发病年龄前 10 开始进行结肠镜检查，然后每 1 或 2 年复查。

表 10.3 根据风险分层进行筛查性结肠镜的适应证

风险程度	适应证	开始时间	下一次结肠镜检的间隔（如果病理结果阴性）
平均风险	• 无个人史/家族史	50 岁时	每 10 年
风险增加	• 非裔美国人、德系犹太人或其他高危种族	45 岁时	每 5～10 年
	• 结直肠癌个人史	术后 6 月内行结肠镜检查	1、3、5 年
	• 大腺瘤性息肉（＞1 cm），多个结直肠息肉，无蒂锯齿状息肉（乙状结肠近端）	—	1、3、5 年
	• 小于 60 岁一级亲属患结直肠癌的家族史	40 岁时或最年轻患病家族成员发病年龄减 10 岁	每 5 年
	• 2 例或以上小于 60 岁家族成员患有结直肠癌家族史	40 岁时或最年轻患病家族成员发病年龄减 10 岁	每 5 年
	• 大于 60 岁一级亲属患结直肠癌	50 岁时	每 10 年
高风险	• FAP	14 岁	每年行软性乙状结肠镜检查或结肠镜直至 16～25 岁时行全结肠直肠切除术
	• FAP，回肠囊袋肛门吻合术/Kock 储袋术后	术后 1 年	每年行储袋镜检并监测肛门移行区
	• 林奇综合征/HNPCC	20～25 岁，最年轻患病家族成员发病年龄减 10 岁	每 1～2 年
	• 慢性炎症性肠病（溃疡性结肠炎，克罗恩病）	发病后 7～8 年	每 1～2 年
	• 炎症性肠病，回肠囊袋肛门吻合术/Kock 储袋术后	术后 1 年	每 1～3 年

六、肠镜检查操作监测参数

结肠镜检查作为一种筛查手段，其有效性与很多质量参数相关，包括内镜医师、患者和肠道准备及潜在的技术因素（表 10.4）。临床上最相关但不实用的参数是间隔期结直肠癌的检出率。最重要的替代参数为总腺瘤检出率。其他类似的参数，如息肉检出率（包括增生性息肉）、有照片记录的盲肠插管率和平均退镜时间（通常大于 6 min），尽管缺乏有力的证据支持，但也都被用作质量标准。毫无疑问，肠腔内的可见度高度依赖于肠道准备的完成度。良好的肠道准备对于结肠直肠癌筛查的准确性和成本效益至关重要，而不充分的肠道准备通常使复查提前。

表 10.4 结肠镜检查质量参数

公认的肠镜检查操作监测参数	基准
退镜时间（withdraw time，WT）	≥6 min
盲肠到达率（有照片存档）	≥95%
平均分风险人群筛查性结肠镜的腺瘤检出率（adenoma detection rate，ADR）	男性≥ 25%，女性≥ 15%
可选或不可量化的参数	详情
息肉检出率（polyp detection rate，PDR），包括非腺瘤性息肉（增生性息肉）	35%
锯齿状息肉/腺瘤（SSA/SSP）检出率	＞4.5%
漏诊率	＜6%～12%

续表

可或不可量化的参数	详情
肠道准备质量	很多评分方法（如波士顿肠道准备量表 0～9，分别评估三段肠道（0 分为未肠道准备，3 分为肠道准备充分）
3～5 年间癌症发生率	<2%～9%

七、随访监测和复查间隔

对于既往行息肉切除术或结直肠癌根治术后的患者，复查结肠镜的目的是发现并切除在初次检查中漏诊的腺瘤，以及具有晚期病理特征的异时性新腺瘤。复查间隔的确切长度不仅取决于前面提到的总体风险类别，还取决于患者个人情况（表 10.5）。检出和切除的腺瘤性息肉或锯齿状息肉的数量、前一次切除的完整性、病变的大小及是否存在预后不良特征（如高级别增生）等因素都应考虑在内。此外，如上一次结肠镜检查时，肠道准备差或肠腔内可见度不佳可能需要缩短检查时间间隔。

如果小腺瘤（管状腺瘤）的数量不多，那么每 5～10 年进行复查就足够了。如果存在高级别息肉（包括乙状结肠近端无蒂锯齿状息肉）或多发息肉（≥3 个），那么应该每 3 年复查 1 次。如果患者存在很多腺瘤（包括锯齿状息肉）、高级别异型性增生的腺瘤性息肉或者局灶性腺癌（癌性息肉）、大的无蒂息肉（包括无蒂锯齿状息肉）、息肉切除不完全、结肠镜未完成或质量不满意等情况，应在几个月后进行 1 次复查（除非已进行手术切除）。如果仅在直肠和乙状结肠有典型远端分布的增生性息肉，则每 10 年进行 1 次复查。近端锯齿状腺瘤/息肉或增生性息肉综合征患者除外。

对于因结直肠癌或晚期息肉需进行根治性切除的患者，应进行全结肠镜检查以排除同期病变。如果情况不允许术前清洁全段结肠（如急诊、梗阻），建议在手术后 6 个月内进行全面检查。随后，散发性癌症患者需要监测是否有吻合口复发（吻合口复发率：结肠<2%，直肠<5%～20%），发现并切除新发或在初次检查遗漏的腺瘤。结直肠癌的监测计划是 1 年后，3 年后如果一切正常，每 5 年进行一

次。如果存在异常发现，则应缩短复查间隔。患有高危因素并只进行部分切除术的结直肠癌患者（尤其是 Lynch 综合征），应每年监测剩余结肠的情况。

表 10.5　病理结果对监测间隔的影响

结肠镜检查结果	下次结肠镜检的时间间隔
远端直肠乙状结肠 "异型增生性" 小息肉	10 年
1～2 个小于 1 cm 的低级别增生的管状腺瘤	5～10 年
3～10 个腺瘤，或 1 个大于 1 cm 的腺瘤，或高级别 "异型增生"/绒毛管状腺瘤	3 年
超过 10 个腺瘤并在一次检查中完全切除	1～2 年
无蒂腺瘤分片切除	<6 个月
林奇综合征的息肉	1～2 年

八、结肠镜检查的禁忌证

结肠镜检查的禁忌证与以下因素相关：①结肠情况；②患者全身情况；③拒绝检查。当对患者的健康或生命的风险大于获益时，这些情况即为结肠镜检查的禁忌。结肠镜检查的绝对禁忌证包括中毒性巨结肠、暴发性结肠炎、已知或隐匿的结肠穿孔。除此之外还有 ASA 评分 Ⅳ/Ⅴ 级、血流动力学不稳定、严重凝血功能障碍如弥漫性血管内凝血（disseminated intravascular coagulation，DIC）等均为绝对禁忌证。相对禁忌证为操作风险（出血、穿孔、肠外器官损伤如脾、腹主动脉）或清醒镇静/麻醉风险明显增加的情况。有时，尽管存在禁忌证，但对患者的病情进行权衡后认为肠镜检查对后期治疗和决策至关重要，也可以决定进行结肠镜检查，当然这方面的临床数据很有限。孕期不建议常规进行结肠镜检查。孕期特殊情况或药物（血小板抑制剂、抗凝剂）的使用将在稍后讨论。

九、肠镜检查的有效性

对结肠镜检查的有效性进行分析是很困难的，

须根据许多不同的因素进行分析，包括：①手术成功率和漏诊率及准确性和安全性；②对结直肠癌发病率和死亡率的影响；③成本效益。例如，与其他筛查工具和干预措施相比，或与完全不采取干预措施相比，单位直接和间接投入计算患者获益年数。

即使有其他可能的影响因素，但从常规结肠镜检查引入以来，结直肠癌的发病率和死亡率明显下降，为其有效性和广泛使用的合理性提供了令人信服的证据。在过去几十年里进行高质量的前瞻性随机对照试验并不容易。20世纪70年代开始，国家开始对大肠息肉进行的统计研究及一些其他大型队列研究，提供了大量的长期数据，证明了干预措施和息肉切除术的远期影响。早期报告显示，结肠直肠癌发病率降低了76%～90%，最近的补充报告显示结直肠癌死亡率下降了53%。

毫无疑问，结肠镜检查保持并巩固了其作为检测和预防结直肠癌的金标准的地位。尽管结肠镜检查也有缺点，但其作用是事实。结肠镜检查很不方便且有副作用和并发症，虽然并发症发生率很低，但是不可忽视。此外，结肠镜检查对大腺瘤（大小等于10 mm的腺瘤）的漏检率为6%～12%，对结肠癌的漏检率约为5%。最后，虽然美国的全人群筛查率有所提高，但50～75岁的美国人中仍有40%没有接受筛查，我们设定的筛查率目标仍低于指南的建议值。

十、并发症

在准备、镇静或实际操作阶段都有可能会出现问题和并发症，但症状和体征可能会延迟。早期识别和及时干预是降低重大并发症发生率和死亡率的关键。单纯筛查的并发症风险最低，诊断性和治疗性结肠镜操作（如息肉切除术）次之。年龄和并发症都增加了发生不良事件的风险。

（一）出血和穿孔

结肠镜检查最严重的并发症是出血和穿孔。前者通常与内镜下操作相关，而后者与内镜下操作、进镜及灌注相关。有研究报道结肠穿孔风险随着年龄的增长和憩室疾病的存在而增加，在接受检查的患者中，这一风险在0.01%～0.2%。在接受结肠镜检查的医疗保险受益人中随机抽取5%，与仅接受筛

查的患者相比，接受肠镜下操作者穿孔或出血风险分别从0.1‰、1.8‰增加到0.6‰、6.4‰。息肉切除组胃肠道出血的风险是未切除息肉组的4倍以上（分别为8.7‰和2.1‰）。

（二）死亡率

因结肠镜检查并发症导致的死亡很罕见，但并不能忽略。在更大的数据库中，很难区分死亡原因是与内镜操作有关，还是与存在严重的潜在疾病和并发症相关。2010年，根据前瞻性研究和大型临床数据库的数据，对结肠镜并发症进行了回顾性分析，在371 099例结肠镜检查中，128例患者死亡，未加权合并死亡率为0.03%。

（三）腹痛或腹部不适

多达三分之一的患者在结肠镜检查后有轻微的、短暂的胃肠症状。结肠镜检查最常见的不良反应包括腹胀（25%）和腹痛或腹部不适（5%～11%）。避免内镜起祥和尽量减少灌注空气有助于在手术期间和之后减轻这些症状。与标准空气灌注相比，使用二氧化碳灌注可加快术后恢复。

（四）息肉切除术后综合征（postpolypectomy syndrome）

结肠镜操作时行黏膜下或透壁注射（如内镜下黏膜切）及/或电灼（如热圈套息肉切除术）后，虽无证据证明存在结肠穿孔，患者仍可能会出现局部腹痛和肌紧张，有时伴有炎症指标增加（WBC、CRP）。息肉切除术后电凝综合征（postpolypectomy electrocoagulation syndrome，PPES）所报道的发病率差异很大（0.003%～0.1%）。其发病机制被认为是多余的能量通过肠壁扩散，导致局部腹膜反应。通常通过保守治疗、等待观察或使用抗生素，症状在几天内可以缓解。

（五）气体爆炸

在结肠镜检查中使用电灼术引起爆炸性并发症并不常见，但可能造成严重的后果。2007年的一篇综述报告了9例，均导致结肠穿孔，1例患者死亡。可燃的氢气或甲烷、氧气和电外科能量组合形成爆炸的危险三元素。顺行肠道清洁不彻底，使用不可吸收或不能完全吸收的碳水化合物制剂（如甘露醇、乳果糖或山梨醇）进行肠道准备，或使用灌肠清洁肠道（如软式乙状结肠镜检查），发生气体爆炸的风

险增加。逆行灌肠后进行常规软性乙状结肠镜检查时，不应进行电灼操作。

十一、抗凝药和血小板抑制剂的管理

越来越多的接受结肠镜检查的患者因各种原因正在服用抗血栓剂（抗凝药、血小板抑制剂）治疗。

美国胃肠道内镜学会（ASGE）最近发布的最新指南，对正在应用抗血栓药物的接受内镜检查的患者的管理提出了指导意见。从本质上说，需要根据情况来进行分析：①适应证、紧急程度和出血风险（筛查性结肠镜检查＝低风险，结肠镜下操作包括息肉切除术＝高风险）；②抗血栓药物治疗的类型和用药种类；③停药后血栓栓塞风险。例如，当房颤患者抗凝中断时，30 d 内发生围术期血栓栓塞事件和卒中的风险较低，分别为 0.7％和 0.3％。此外，如果有心脏机械瓣膜或近期行经皮冠状动脉介入治疗，血栓栓塞相应的风险是非常高的。跨学科交流和讨论对优化预后至关重要。

理想情况下，使用华法林或新型抗凝药或 Xa 因子抑制剂（如达比加群、利伐沙班）维持抗凝应分别在结肠镜检查前 5～7 d 和 2～3 d 停药，并通过皮下注射普通肝素或低分子肝素替代。根据内镜下操作的程度，可在 0～5 d 后恢复原抗凝药物治疗。常规使用抗血小板药物进行一级预防的患者，应在术前 7～10 d 停止使用抗血小板药，如果不做息肉切除，可根据操作情况立即恢复使用，如果进行息肉切除术，可在术后 3～5 d 继续使用抗血小板药。如果使用单药或双联抗血小板药的患者须紧急进行内镜下操作，对出血风险较小的操作可以继续用药。对于不紧急的息肉切除术可延期或更仔细地止血，如用吻合夹对切除部位严格止血。心血管介入治疗后，双联抗血小板治疗很常见，尤其是置入裸金属支架或药物洗脱支架后，如果临床上可以接受，一般建议将择期手术推迟 1～12 个月，或者即使需要病理明确诊断也仅进行诊断性结肠镜检查。

十二、孕期结肠镜检查

没有证据表明在孕期只能进行单纯结肠筛查。在孕期有可能需要进行诊断或治疗性结肠镜检查。如果结肠镜下操作对患者或胎儿的风险大于预期益处，那么禁忌进行结肠镜检查。尽管一般认为在妊娠前 3 个月后进行必要的结肠镜检查是安全的，但应明确结肠镜检查的适应证，是否紧急到不能推迟到分娩后进行结肠镜检查。然而，有的时候只有进行结肠镜检查才有机会立即治疗患者的疾病或明确诊断。在这种情况下，应该保证肠镜下操作和镇静对患者和胎儿的风险是可以接受的。

十三、老年人结肠镜检查

虽然对于何时开始进行结直肠癌筛查和监测已达成共识，但对于何时结束筛查和监测仍存在很大争议。如前所述，如果有相应的临床症状，即使患者年龄较大，也应进行结肠镜检查，26％～30％的患者可通过结肠镜检查发现高级别肿瘤。然而，如果患者无临床症状，就必须权衡延长无癌生存期的潜在筛查益处与风险、预期寿命（相对于年轻个体而言）及筛查的成本。在老年（定义为 75～80 岁以上）人群中，应考虑到患者的总体身体状况和无结肠癌预期寿命。根据年龄阈值进行筛查，会导致健康老年人的筛查工作过度。与此同时，可能会对预后差的年轻健康人筛查不足。不幸的是，老年患者通常被排除在高质量的随机试验之外，包括旨在研究结肠镜筛查效果的临床试验。目前的结肠镜筛查建议几乎都没有针对并发症、功能状态和总体预期寿命对结肠镜筛查的影响进行说明，尤其是对老年人群筛查的影响。

十四、炎症性肠病——筛查与随访、肛门储袋检查

慢性炎症性肠病是结肠癌的高危因素。因此，建议患者在发病后 7～8 年开始常规的、系统的活检监测，以监测癌前病变。预防性结直肠切除术可以切除大部分病变并极大降低癌症风险。

然而，在肛门移行区（即使已经进行了黏膜切除术）和任何小肠储袋（回肠肛门储袋，Kock 袋）中仍存在癌变的风险。因此，建议每 1～3 年对储袋和肛门移行区进行软性内镜储袋检查并行随机活检。

十五、经验与教训

筛查性结肠镜检查的起始年龄和筛查间隔期取决于患者，主要取决于患者群体和相关潜在危险因素。人群特征和危险因素包括：①年龄（取决于家族史、种族和已知的基因状态）；②家族史（结直肠癌家族史和已知的基因状态）；③个人史（包括基因状态、潜在的炎症性肠病病史、既往筛查性结肠镜结果）。

结肠镜检查前的适当准备对检查至关重要；术前准备包括合适的饮食并完成推荐的肠道清洁方案。

结肠镜检查指南的目的是发现无症状患者的早期病变，指南对有症状患者行结肠镜检查确诊和治疗（诊断或治疗性结肠镜检查）无明显作用。

在老年人群中，结肠镜检查的作用尚未得到充分的定义，应根据患者个人情况，包括年龄以外的其他因素来确定筛查标准。

对孕妇不应常规进行结肠镜筛查，必须进行的诊断性或治疗性结肠镜检查须谨慎进行，并对每个患者情况进行临床判断，评估手术对母亲和胎儿的风险和获益。

（丁长民　曾庆敏　译）

参考文献

［1］ American Cancer Society. Cancer Facts & Figures. 2016. http://www. cancerorg/acs/groups/content/@ research/documents/docu-ment/acspc-047079pdf. Accessed 22 Mar 2016.

［2］ Hemmasi G,Sohrabi M,Zamani F,et al. Prevalence of colorectal adenoma in an average-risk population aged 40-50 versus 50～60 years[J]. Eur J Cancer Prev,2015,24：386-390.

［3］ O'Connell JB,Maggard MA,Ko CY. Colon cancer survival rates with the new American Joint Committee on Cancer sixth edition staging. [J]. J Natl Cancer Inst,2004,96：1420-1425.

［4］ Rex DK,Johnson DA,Anderson JC,et al. American College of Gastroenterology guidelines for colorectal cancer screening 2009［J］. Am J Gastroenterol,2009,104：739-750.

［5］ American Cancer Society recommendations for colorectal cancer early detection. 2016. http://www. cancer. org/cancer/colonandrec-tumcancer/moreinformation/colonandrectumcancerearlydetection/colorectal-cancer-early-detection-acs-recommendations. Accessed 25 Mar 2016.

［6］ Ko C,Hyman NH. Practice parameter for the detection of colorectalneoplasms：an interim report（revised）[J]. Dis Colon Rectum,2006,49：299-301.

［7］ Levin B,Lieberman DA,McFarland B,et al. Screening and surveillance for the early detection of colorectal cancer and adenomatous polyps,2008：a joint guideline from the American Cancer Society,the US Multi-Society Task Force on Colorectal Cancer,and the American College of Radiology[J]. CA Cancer J Clin,2008,58：130-160.

［8］ Davila RE,Rajan E,Baron TH,et al. ASGE guideline：colorectal cancer screening and surveillance[J]. Gastrointest Endosc,2006,63：546-557.

［9］ Levin B,Lieberman DA,McFarland B,et al. Screening and surveillance for the early detection of colorectal cancer and adenomatous polyps,2008：a joint guideline from the American Cancer Society,the US Multi-Society Task Force on Colorectal Cancer,and the American College of Radiology[J]. Gastroenterology,2008,134：1570-1595.

［10］ Winawer SJ,Zauber AG,Ho MN,et al. Prevention of colorectal cancer by colonoscopic polypectomy[J]. The National Polyp Study Workgroup N Engl J Med,1993,329：1977-1981.

［11］ Zauber AG,Winawer SJ,O'Brien MJ,et al. Colonoscopic polypec-tomy and long-term prevention of colorectal-cancer deaths[J]. N Engl J Med,2012,366：687-696.

［12］ Cairns SR,Scholefield JH,Steele RJ,et al. Guidelines for colorec-tal cancer screening and surveillance in moderate and high risk groups(update from 2002)[J]. Gut,2010,59：666-689.

［13］ Adler A,Wegscheider K,Lieberman D,et al. Factors determining the quality of screening colonoscopy：a prospective study on ade-noma detection rates,from 12,134 examinations（Berlin colonos-copy project 3,BECOP-3）[J]. Gut,2013,62：236-241.

［14］ Fayad NF,Kahi CJ. Quality measures for colonoscopy：a critical evaluation[J]. Clin Gastroenterol Hepatol,2014,12：1973-1980.

［15］ Anderson JC,Butterly LF,Robinson CM,et al. Impact of fair bowel preparation quality on adenoma and ser-rated polyp detection：data from the New Hampshire colonos-copy registry by using a standardized preparation-quality rating[J]. Gastro intest Endosc,2014,80：463-470.

［16］ Winawer SJ,Zauber AG,Fletcher RH,et al. Guidelines

for colo-noscopy surveillance after polypectomy: a consensus update by the US Multi-Society Task Force on Colorectal Cancer and the American Cancer Society[J]. Gastroenterology,2006,130:1872-1885.

[17] Winawer SJ. Long-term colorectal-cancer mortality after adenoma removal [J]. N Engl J Med,2014,371:2035-2036.

[18] Etzioni DA,Yano EM,Rubenstein LV,et al. Measuring the quality of colorectal cancer screening: the importance of follow-up[J]. Dis Colon Rectum,2006,49:1002-1010.

[19] Seeff LC,Nadel MR,Klabunde CN,et al. Patterns and predictors of colorectal cancer test use in the adult U.S. population[J]. Cancer,2004,100:2093-2103.

[20] Shapiro JA,Klabunde CN,Thompson TD,et al. Patterns of colorectal cancer test use,including CT colo-nography,in the 2010 National Health Interview Survey[J]. Cancer Epidemiol Biomarkers Prev,2012,21:895-904.

[21] Ko CW,Dominitz JA. Complications of colonoscopy: magnitude and management[J]. Gastrointest Endosc Clin N Am,2010,20: 659-671.

[22] Warren JL,Klabunde CN,Mariotto AB,et al. Adverse events after outpatient colonoscopy in the Medicare population[J]. Ann Intern Med,2009,150:849-857.

[23] Gatto NM,Frucht H,Sundararajan V,et al. Risk of perforation after colonoscopy and sigmoi doscopy: a population-based study [J]. J Natl Cancer Inst,2003,95:230-236.

[24] CommitteeASoP,Fisher DA,Maple JT,et al. Complications of colonoscopy[J]. Gastrointest Endosc,2011,74:745-752.

[25] Ladas SD,Karamanolis G,Ben-Soussan E. Colonic gas explosion during therapeutic colonoscopy with electrocautery[J]. World J Gastroenterol,2007,13:5295-5298.

[26] Monahan DW,Peluso FE,Goldner F. Combustible colonic gas levels during flexible sigmoidoscopy and colonoscopy [J]. Gastrointest Endosc,1992,38:40-43.

[27] Acosta RD,Abraham NS,Chandrasekhara V,et al. The management of antithrombotic agents for patients undergoing GI endoscopy[J]. Gastrointest Endosc,2016,83:3-16.

[28] Garcia DA,Regan S,Henault LE,et al. Risk of thromboembolism with short-term interruption of warfarin therapy[J]. Arch Intern Med,2008,168:63-69.

[29] Siddiqui U, Denise PD. Flexible sigmoidoscopy and colonoscopy during pregnancy[J]. Gastrointest Endosc Clin N Am,2006,16: 59-69.

[30] Devaraj B,Kaiser AM. Surgical management of ulcerative colitis in the era of biologicals[J]. Inflamm Bowel Dis,2015,21: 208-220.

[31] Um JW,M'Koma AE. Pouch-related dysplasia and adenocarcinoma following restorative proctocolectomy for ulcerative colitis[J]. Tech Coloproctol,2011,15:7-16.

第十一章　困难结肠镜检查：到达盲肠的策略和新技术

本章要点

◎肠镜检查中盲肠到达率达95%是重要的质量指标，能最大限度地提高肠镜检查效果、降低间隔期结肠癌的发生。

◎在经历一次失败的肠镜检查后，大部分检查可以通过选择合适的结肠镜及适当的操作技术成功完成。

◎如结肠镜检查未成功到达盲肠，可采用先进的球囊技术或专业内镜；也可考虑其他筛查方式，如结肠CT成像技术等。

一、前言

虽然没有一个明确的定义，但总的来说，困难结肠镜检查是指检查过程费时、费力，或未能成功到达盲肠。据估计，5%～20%的结肠镜检查被认为是"困难的"，2%～15%未能成功到达盲肠。持续质量改进（continuous quality improvement，CQI）指南建议结肠镜检查至少达95%的盲肠到达率，肠镜检查失败可能导致间隔期结肠癌（距上次检查后3年内发现的结肠癌）的发生，因此我们要关注并且系统地分析肠镜检查失败的原因，最大限度地提高盲肠到达率。

二、患者因素

从患者方面讲，不完全结肠镜检查最常见的解剖原因是乙状结肠松弛或横结肠冗长造成的肠镜成祥。当内镜尖端无法随着镜身的推进到达预想位置，或者在插入镜身后内镜尖端沿结肠远端移动时（即自相矛盾运动），就提示成祥。另一个常见解剖因素是在乙状结肠或腹部手术部位出现了结肠成祥或成角（图11.1）。在下文中，我们将详细讨论如何在成祥或固定时最大限度地提高盲肠到达率。

肠道准备不充分和患者不耐受是肠镜检查失败中可改变的因素。毫无疑问，肠道准备不充分会影响肠镜到达盲肠，而使用分次给药和个体化给药是很有帮助的。对于便秘、肥胖、既往肠道准备不充分或结肠镜检查不完全的患者，可以使用泻药、长期流质饮食和更全面的患者教育来提高肠道准备质量。

因结肠成角或肠镜弯曲而使患者痛苦、不耐受，会影响肠镜医师顺利完成该操作。患者的耐受性可以通过以下章节描述的减少肠镜起祥技巧以及联合麻醉来改善。设立一个专门的小组负责患者的充分且安全的镇静，可以让结肠镜医师在困难结肠镜检查中完全集中精力，顺利完成操作。

在肠镜检查失败的危险因素中，不可改变因素包括：女性、低体重指数、既往手术史（包括子宫切除术）、年龄大于60岁等。对于存在晚期或复杂病变（如阻塞性癌症、活动性结肠炎、严重憩室炎、狭窄性疾病）的，出于对安全及操作难度的考虑会限制进镜程度。还要考虑到，使肠镜检查困难的因素也会增加操作过程中穿孔的风险，例如，肠镜误入大的憩室导致穿孔或者镜身弯曲导致肠壁破裂，所以应使镜身保持在肠腔里，避免进入假性憩室，并且减少镜身弯曲以降低以上风险。

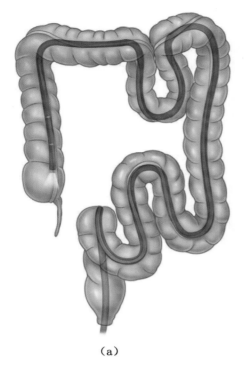

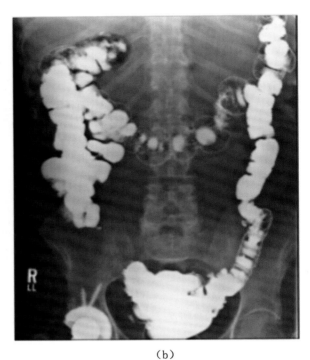

(a)　　　　　　　　　　　　　　　　　(b)

图 11.1　困难结肠镜检查患者的结肠示意图

（a）这是一个困难结肠镜检查患者的结肠 CT 成像生成的三维示意图。可以观察到盆腔结肠的严重成角，乙状结肠近端和横结肠的冗余；（b）盆腔结肠弯曲和近端冗余的困难肠镜检查患者的对比灌肠

三、操作者因素

肠镜操作者也会影响肠镜盲肠到达率，如个人操作经验。有一项具有里程碑意义的以人群为基础的研究，评估了加拿大 33 万多名进行结肠镜检查的患者，结果显示，肠镜操作者对 6 500 名患者的检查失败率为 29%。因此操作者的个人经验、操作技巧等会影响肠镜盲肠到达率。

可以通过反复缩短结肠和减少肠镜镜身起袢等技术来避免阻碍进镜的潜在问题。使结肠镜顶端偏转来钩住肠腔黏膜皱褶，从而固定住肠镜尖端的位置，然后右旋肠镜并拉回镜身，使结肠缩短取直，以减少起袢。如果右旋无效，可尝试左旋并回拉镜身。上述方法在横结肠近端尤其有效。当肠镜操作者在操作过程中出现肠镜起袢时，退镜是很常见的处理办法。肠镜操作者应该确信，反复使结肠缩短取直并持续退镜有助于进镜。

在通过冗长和松软的结肠时，最常见的错误是没有足够地反复退镜和进镜。在一个结肠冗余的困难肠镜检查中，往往需要反复努力使结肠缩短来使肠镜前进。其目标是实现镜身移动至少"1∶1"地传到肠镜尖端。仔细地前后移动（抖动）或轻微地摇晃（抖动）结肠镜也可以缩短并取直结肠。当镜头无法辨认肠腔近端位置时，抖动可以帮助肠镜医师找到肠腔。正确的肠镜操作技术再怎么强调都不为过，尤其是在一次失败的肠镜检查后，大部分的再次结肠镜检查是使用常规结肠镜和正确的操作技术来完成的。

如前所述，反复缩短结肠并退镜以减少起袢，这对在视野受限且近端管腔视野不佳的成角区域是有帮助的。在这种情况下应该避免盲目进镜（"滑动"），否则会损伤肠腔。结肠是可移动的，通过反复缩短结肠并退镜这种简单、直观的操作可以提高肠腔的可视性，也有助于发现存在严重憩室病的肠段。

在控制旋钮使肠镜在"X"和"Y"轴进退的基础上，右旋镜身增加了肠镜的额外运动，使肠镜医师能够更好地控制肠镜的尖端。右旋镜身在通过直肠乙状结肠交界处、憩室或弯曲肠段时尤其有用。这种右旋操作，也就是用来减少起袢形成的旋转力，在进镜的过程中会使肠镜镜身扭曲。镜身越扭曲，就越硬，就越难控制肠镜的尖端，最后就很难使肠镜前进。所以，操作过程中还应注意逆时针方向轻轻旋转镜身，使镜身恢复原来的形状，减轻了与镜身扭曲相关的肠镜硬度，从而使肠镜进一步向前推进。

控制和纠正肠腔气体膨胀的程度也有助于进镜。要避免过度注入气体，过度注入气体可能会使结肠增长，增加进镜的难度，并可能导致气压性损伤。对于过度注气的结肠，肠镜检查起来很困难，吸出肠腔内过多的气体有助于进镜，尤其是在横结肠。

应用外力可能会减少起袢，促进盲肠插管，改变左侧卧位可以加快肠镜的推进（图 11.2）。当有一个有经验的助手施加适当的外部压力，对于进镜是很有帮助的。仰卧位有助于克服结肠脾曲困难，而右侧卧位是一种未充分利用的操作，可以帮助肠镜从升结肠进入盲肠。在少数情况下，利用患者的体重将结肠固定在适当的位置，然后内旋从而进一步使结肠镜向前推进。

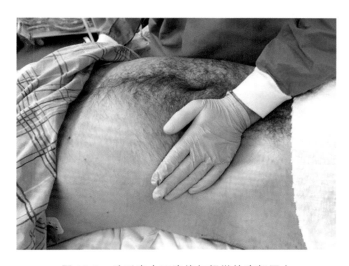

图 11.2　助手在右下腹施加轻微的腹部压力

可以将盲肠"送"到结肠镜的尖端（"盲肠提升术"）。在乙状结肠或横结肠分布的双手压力通常用于固定结肠的位置，使结肠镜在最小的成环下向前推进。有时，可能需要双人双手压力。

可能提高肠镜盲肠到达率的另一种方法是更换结肠镜。为了克服肠镜检查中的成袢问题，硬度可调节结肠镜已广泛使用，尽管这些肠镜并没有可靠地提高盲肠到达率。从理论上讲，可以通过减少弯曲和起袢增加肠镜镜身的硬度，将插入力更好地传递到镜身的尖端。对于更细、更灵活的结肠镜而言，

文献支持这样的观点：对于因结肠成角而使肠镜检查失败的患者，尤其是子宫切除术后的女性，更细的结肠镜可能提高肠镜检查成功的机会。与成人内镜相比，断面更小的儿童内镜更易克服结肠成角、固定或弯曲，可用于困难的结肠镜检查。在严重的结肠成角，一个更细，更灵活的内镜可能是非常有用的。但是，这些内镜长度较短，会限制进镜的范围。在跨过成角后，用"导丝交换技术"将儿童肠镜换成较长的普通结肠镜可能会有帮助。

在困难的结肠镜检查中，应详细确认肠镜是否到达盲肠，避免误以为结肠镜检查已经完成情况的发生。可以通过检查盲肠袋（鱼尾纹足）、阑尾孔和回盲瓣而确认。完整的结肠镜检查虽然未强制规定一定要到达回肠，但可以通过进入回肠进一步确认是否完成检查并且明确回肠有无病变。由于冗余的横结肠可能下垂至右下腹，通过右下腹透照的方式不足以验证肠镜已到达盲肠。内镜医师应该警惕单凭见到增厚黏膜褶皱就认为到达回盲瓣的识别模式，因为结肠肝曲附近的弯曲也可出现类似回盲瓣瓣膜的外观，有腹部手术史的，结肠的旋转成角会导致结肠壁看起来像是结肠带的汇合处（假的盲肠）。

在困难的结肠镜检查中，曾经评估过抗痉挛药物和注入 CO_2 代替室内空气，但没有证据表明它们能可靠地提高肠镜盲肠到达率或进镜时间。

四、水浸法

在进行困难的结肠镜检查时，一个可能有用的方法是在操作时注入温水而不是气体（注水式结肠镜检查）。已有研究表明水浸法结肠镜检查，可提高结检查的成功率，并减少患者的不适感。理论上，患者处于左侧卧位，将水注入乙状结肠，利用水的重力将结肠取直、减少成角、减少起袢、便于进镜。这种方法也可以使传统的气体注入法引起的结肠伸长程度变小，从而使结肠镜进镜长度缩短，并且在理论上减少了注入空气引起的肠痉挛。在非镇静结肠镜检查中，关于水浸法结肠镜的研究较多。但是，水中的杂质会影响观察效果，而导致该方法的失败。有一点很重要，一旦决定应用水浸法，应该从操作开始便应用，如果开始时选择的是注入空气，中途改为水浸法可能就不会有优势。

水浸法的一种改进是"水交换"技术，即内镜

医师注入气体和吸出结肠中的杂质，然后注入水。一项包括 18 项随机对照试验的 Meta 分析包括了近 2 800 名患者，对比应用水交换法肠镜及标准空气灌注结肠镜检查。本文证明水交换法肠镜盲肠插管率较高，优势比（odds ratio，OR）为 1.9。这项研究还显示，患者对水灌注有更好的耐受性，因为治疗过程中疼痛更轻，且患者更愿意在下次肠镜检查中再次选择应用水灌注。文献综述支持水交换法肠镜，原因是水交换法肠镜在未镇静的患者和既往有盆腔手术史的患者中具有优势。

五、套管等其他设备

在困难结肠镜检查中，可以利用其他辅助设备来提高盲肠插管率，如套管、透明帽、球囊和先进的成像平台。20 世纪 80 年代初，出现了标准硬性肠镜套管作为一种固定乙状结肠的方法，以减少结肠的起袢和便于进镜。方法是通过结合 X 线透视来引导肠镜插入，但黏膜损伤和穿孔率增加。新近研发的套管似乎更安全，不需要 X 线透视。

外鞘锁定装置（USGI Medical 公司，加利福尼亚州圣克莱门特市）是下一代"智能"套管，操作人员可以控制它的硬度。该设备可以设定两种模式，第一种是极度柔软的。该设备在插入过程中保持肠镜的灵活性，当到达恰当位置后扳动手柄至第二种模式，套管的形状便被锁定并变得坚硬，以防止成结袢。这款有趣的设备刚推出时得到了较积极的评价，但目前还没有上市。

Spirus Endo-Ease 系统（Spirus Medical 公司，马萨诸塞州斯托顿市）最初用于肠镜检查，后来经过改进，与小儿结肠镜联合用于结肠镜检查（图 11.3）。该装置是一种半柔性螺纹套管，带有一个凸起的螺旋握把，可以在无须透视的情况下缩短和稳定多余的结肠。顺时针旋转套管模仿螺旋形开瓶器的运动，使结肠缩短。该装置可用于因结肠冗余而未能在标准结肠镜检查中成功的患者，早期报告显示这组患者的盲肠插管率较高。该设备的优点是使用方便，并且与常见结肠镜兼容。

在结肠镜顶端附加一个小的透明帽或"罩"，能够舒展黏膜皱褶从而提高腺瘤检出率，目前已经得到广泛的研究。为了评估这个小的透明帽能否提高盲肠插管率、缩短进镜时间，Ng 和同事们对 16 项

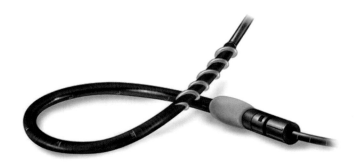

图 11.3 Spirus Endo-Ease 系统

随机对照试验进行了 Meta 分析，纳入近 9 000 例患者，比较了标准结肠镜和透明帽辅助结肠镜。结果显示，透明帽辅助组插管时间仅为 38 s，有统计学意义，但无临床意义，两组盲肠插管率均为 96%。总而言之，文献不支持为了提高盲肠插管率或缩短肠镜插入时间而使用小透明帽辅助装置。

为了逆行检查评估小肠情况，球囊辅助进镜技术首次被引入。这项技术需要专门的设备，需要一个细的、灵活的治疗内镜，一个带有球囊的一次性滑动套管和球囊控制单元（图 11.4）。注气后的球囊能稳定结肠并允许其继续前进。当不能再向前推进时，将结肠镜的尖端向下弯曲，钩住结肠，将结肠镜和套管一起回拉，这样的操作更易使远端结肠打褶、缩短、取直。重复这个循环，便可达到盲肠（图 11.5）。文献中有很多关于常规结肠镜检查失败后使用单球囊或双球囊结肠镜检查的报道，这些报道一致显示盲肠插管率高达 93% 或以上。这种多用途的技术可以克服严重冗余的结肠和形成锐角固定的结肠。就单球囊与双球囊而言，插管率似乎相当，但与双球囊技术相比，单球囊技术学习、操作起来更简便直观。

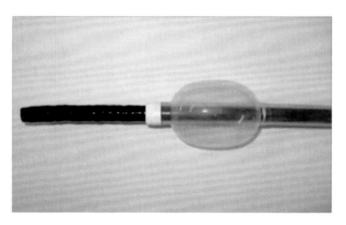

图 11.4 一次性球囊系统

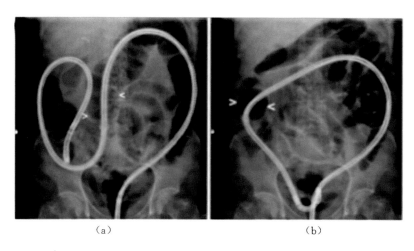

(a)　　　　　　　　　　　　　　　　(b)

图 11.5　球囊辅助技术矫直冗长结肠范例

（a）显示的是一例横结肠肠袢冗余的单气囊结肠镜检查；（b）显示的是横结肠被取直后的 X 线图片。箭头显示的是球囊相对于肠镜头端的位置

另一种能解决起袢问题的有用方法是在检查过程中提供镜轴的实时视图，以促进结肠的矫直。这最初是用透视法完成的，但随着时间的推移，由于操作不便、成本高和辐射暴露，基本上被放弃了。

磁内镜成像（magnetic endoscopic imaging，MEI）技术通过传统结肠镜的工作通道，在导管内使用一系列电磁线圈。外部传感器可检测到磁脉冲，这些磁脉冲被实时转换成结肠镜的三维图像（图 11.6）。一些文献认为，MEI 能帮助内镜医师在操作中识别和减少起袢，并利于进镜。MEI 对有经验的操作者来说是否有优势还未可知。为了回答这个问题，Szura 和他的同事们进行了一项随机对照试验，试验对象是经验丰富的结肠镜医师，让他们进行非镇静结肠镜检查。他们均进行 100 例常规结肠镜检查和 100 例 MEI 技术辅助结肠镜检查，结果表明，各组盲肠插管率均为 98%，但 MEI 组的插管时间平均缩短了 35 s，有趣的是，MEI 组的主观疼痛评分也较低。最近的一项随机对照试验设计类似于上述试验，但这些患者在治疗过程中使用了镇静剂。同样，两组间的盲肠插管率没有发现差异。有趣的是，在主观上被描述为"困难"的 24% 的病例中，MEI 组的插入时间平均缩短了 3.3 min。这些都是令人鼓舞的结果，该技术在未镇静或困难结肠镜检查中的作用值得进一步研究。

六、新技术和新理念

有许多新兴的技术为肠镜检查提供了可选择的设备。这些新的方法通常能减少起袢，提高未镇静患者的耐受性，并利用先进的推进系统、新型光学镜头和/或计算机辅助肠镜插入。3 个独特的"开箱即用"的技术正在研发中，可能在未来结肠镜检查中实现，这些技术已经在患者中进行了测试，至少在理论上是可行的。

Aer-O-Scope 内镜（GI View 公司，以色列拉马特甘）是一种气动进镜装置，可以自动将内镜插入结肠（图 11.7a）。这个系统主要由两个气囊组成，第一个气囊位于肛门直肠环，用于阻塞直肠。二氧化碳注入腔内产生的压力会推动第二个气囊通过结肠。这是一个"自我导航"系统。这项技术的优点是：它是一次性的，而且不需要太多操作技术，其缺点是无法实施内镜下治疗。

另一个可供选择的新技术是计算机辅助结肠镜，它也使用了一种新型的推动机制。Invendo SC20（Invendo Medical 公司，德国基斯因镇）是一款单独使用、自行推进的结肠镜，其驱动机制称为"倒套"（图 11.7b）。操作者使用一个手持设备来控制驱动轮，使内镜前进或后退。从理论上讲，该装置能使结肠壁上的力最小化，并将插入的力传递到肠镜的顶端。一项使用该设备评估盲肠插管率的售后研究已提前结束，目前该技术的前景尚不明朗。

NeoGuide 内镜系统（加利福尼亚州洛斯加托斯）在插入过程中使用计算机控制结肠镜的形状，以减轻患者的不适，避免起袢。内镜由 16 个节段（或称"椎骨")组成,每个节段长度为 8 cm(图 11.7c)。当内镜被手动推进时,计算机程序改变内镜的配置,使每一节段跟随它上一节段的轨迹("跟随领导"算法)调整形状。它的理论基础是,通过减少内镜前进过程中的横向力来提升内镜操作性能。该系统的显示器类似于磁内镜成像技术(MEI)的 3D 图像。

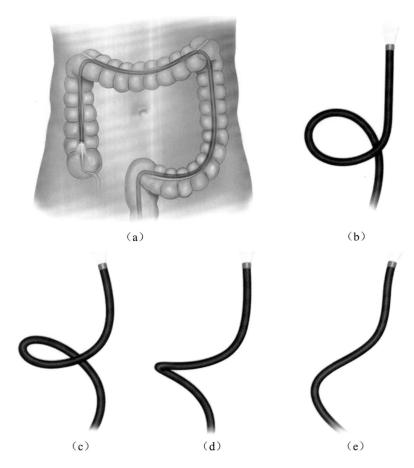

图 11.6 顺时针旋转内镜联合 MEI 技术使 α-袢解开示意图

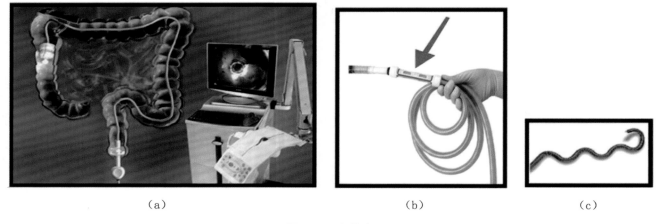

图 11.7 新技术

(a)自主推进、自主导航的 Aer-O-Scope 内镜;(b)Invendo 系统;箭头显示驱动电机连接在控制插入和退出的位置;(c)NeoGuide 内镜系统

七、总结

　　困难结肠镜检查的主要问题是如何安全地使盲肠插管率最大化。现有的条件还无法为内镜操作者们提供严格的操作指南，但是需要牢记几个关键的概念：其中最重要的是，使用适当的插入技术使大部分检查都到达盲肠。操作者们应该知道某一种结肠镜并不适合所有的患者。结肠成角或迂曲的患者最好选用更灵活的内镜，而结肠冗余或下垂的患者可能需要更硬的肠镜，如标准的成人结肠镜。对于进镜特别困难的乙状结肠，水浸法可能会有帮助。然而，可能还是有一些患者必须使用更先进的技术，如套管和球囊等辅助技术才能结肠镜检查。最后，在结肠镜检查无法成功时，根据临床情况，可考虑虚拟肠镜等其他影像学检查方式。

八、经验与教训

　　患者肠镜检查失败后，在进行下次检查前要总结失败的原因，这有益于后续结肠镜检查的成功。例如，改善患者的肠道准备不充分，或者为一个已知结肠成角或严重憩室病的患者提供儿科结肠镜是非常有帮助的。

　　操作者们要有足够的耐心，应用适当的技术，不让挫败的心情对操作产生负面影响（类似于外科医生在手术室里进行困难的手术）是成功完成困难结肠镜检查的关键。

　　第一次肠镜检查失败后，应该考虑通过CT虚拟结肠镜进行评估。在使用适当的技术和结肠镜的情况下，仍无法到达盲肠时，应该及时终止检查，以减少穿孔的风险。

　　当肠镜通过冗长而又松软的结肠时，要反复地退镜与进镜。

　　当结肠镜位于近端升结肠、无法轻易进入盲肠时，可利用通过对盲肠部位施加外压力、改变患者体位、通过吸气把盲肠"吸"至镜头附近、多次退镜缩短结肠、重新插入等技术。

　　在内镜镜身已完全插入、但仍未到达盲肠时（肠镜医师已经用完内镜），则需要反复退镜并重新插入内镜，将冗长的结肠缩短。

　　包括球囊辅助和计算机引导在内的新技术即将出现，可能会为困难结肠镜检查提供便利。

（曾庆敏　译）

参考文献

［1］ Hsu C，Lin W，Su M，et al. Factors that influence cecal intubation rate during colonoscopy in deeply sedated patients［J］.10GastroenterolHepatol，2012，27：76-80.

［2］ Clancy C，Burke JP，Chang KH，et al. The effect of hysterec-tomy on colonoscopy completion：a systematic review and meta-analysis［J］. Dis Colon Rectum，2014，57：1317-1323.

［3］ Shah HA，Paszat LF，Saskin R，et al. Factors associated with incomplete colonoscopy：a population-based study［J］. Gastroenterology，2007，132：2297-2303.

［4］ Gawron AJ，Veerappan A，Keswani R. High success rate of repeat colonoscopy with standard endoscopes in patients referred for prior incomplete colonoscopy［J］. Gastroenterol，2014，14：56-62.

［5］ Hu D，Xu Y，Sun Y，et al. Water infusion versus air insufflation for colonoscopy：a meta-analysis of randomized controlled trails［J］. TechColoproctol，2013，17：487-496.

［6］ Moreels TG，Macken EJ，Pelckmans PA. Renewed attention for overtube-assisted colonoscopy to prevent incomplete endoscopic examination of the colon［J］. Dis Colon Rectum，2013，56：1013-1018.

［7］ Schembre DB，Ross AS，Gluck MN，et al. Spiral overtube-assisted colonoscopy after incomplete colo-noscopy in the redundant colon［J］. Gastrointest Endosc，2011，73：515-519.

［8］ Ng SC，Tsoi K，Hirai HW，et al. The efficacy of cap-assisted colonoscopy in polyp detection and cecal intubation：a meta-analysis of randomized controlled trials［J］. Am J Gastroenterol，2012，107：1165-1173.

［9］ Teshima CW，Aktas H，Haringsma J，et al. Single-balloon-assisted colonoscopy in patients with previously failed colonoscopy［J］. Gastrointest Endosc，2010，71：1319-1323.

［10］ Szura M，Bucki K，Matyja A，et al. Evaluation of magnetic scope navigation in screening endoscopic examination of colorectal cancer［J］. Surg Endosc，2012，26：632-638.

［11］ Teshima CW，Zepeda-Gomez S，Al Shankiti SH，et al. Magnetic imaging-assisted colonoscopy versus conventional colo-noscopy：a randomized，controlled trial［J］. World J Gastroenterol，2014，20：13178-13184.

第十二章　如何识别、描述和治疗癌前病息肉和恶性结直肠息肉

本章要点

◎白光内镜是诊断结直肠息肉最基础、最重要的方法。息肉质地硬、膨胀性生长、皱襞集中、中间凹陷和（或）溃疡提示黏膜下深层结直肠癌（colorectal cancers，CRCs）。

◎无论染色内镜是否放大，其用于腺管开口分型的分析是比较理想的，腺管开口分型与结直肠息肉的组织学诊断有较好的相关性，但是目前的高清结肠镜检查可替代染色内镜。V_N腺管开口形态提示黏膜下深层CRCs。

◎图像增强内镜，如窄带成像（narrow band imaging，NBI），有助于结直肠息肉的实时组织学诊断。NBI国际结直肠内镜分型（NBI International Colorectal Endoscopic，NICE）Ⅱ型提示良性腺瘤，应内镜切除。NICEⅢ型提示黏膜下深层CRCs。

◎内镜下诊断锯齿状息肉/腺瘤（workgroup serrAted polypS & polyposis，WASP）可通过临床及内镜下特点对无蒂锯齿状腺瘤/息肉（sessile serrated adenoma/polyps，SSA/Ps）进行实时诊断。大部分SSA/Ps位于近端结肠，直径＞5 mm，应通过内镜切除。

◎早期CRCs应整块切除。具有不良预后组织学特征的黏膜下深层CRCs应通过手术治疗。

◎大多数良性腺瘤可以安全而有效的逐个切除。虽然内镜下分片黏膜切除（endoscopic piecemeal mucosal resection，EPMR）的局部复发率较高，但大部分复发可以通过内镜下再次切除。均匀颗粒状侧向生长肿瘤（laterally spreading tumor，LST）是进行EPMR的主要指征。

◎内镜黏膜下剥离术（endoscopic submucosal dissection，ESD）整块切除率较高，但其穿孔率较高，因此ESD适用于大的黏膜下浅层CRCs的整块切除。结节混合型和非颗粒型LST是结直肠ESD的主要适应证。

一、前言

结直肠癌（colorectal cancers，CRCs）是世界上最常见的癌症之一。由于大多数CRCs是由腺瘤性息肉发展而来的，因此早期发现癌前息肉和（或）早期CRCs对于预防晚期病变至关重要，从而降低死亡率。结肠镜是治疗结直肠肿瘤最重要的工具，它不仅可以发现结直肠病变，还可以通过内镜切除癌前病变和部分早期CRCs。结肠镜并不是百分之百的安全，在进行肠镜下治疗时，有可能出现出血和穿孔等并发症，如内镜切除结直肠病变等。可以保留无恶性倾向的炎性和增生性小息肉，避免内镜下切除。因此，结直肠息肉的精准识别和描述对于决定其是否应该切除至关重要。本文旨在讨论结直肠癌前息肉和恶性息肉的识别、描述及治疗。

二、结直肠肿瘤的分子通路

CRCs通过多步骤的致癌途径进展，包括多种信

号转导通路的功能改变。功能改变与细胞环境的变化有关，这可能导致基因突变和表观遗传学变化，分别称为染色体和表观基因组不稳定性的变化。染色体不稳定性（chromosomal instability，CIN）和微卫星不稳定性（microsatellite instability，MSI）是基因组不稳定性的两种类型（图 12.1），而 CpG 岛甲基化表型（CpG island methylation phenotype，CIMP）是表观基因组不稳定性的代表途径。虽然 CRCs 的癌变过程可能通过这些途径中的任何一个发生，但这些分子途径并不是完全独立的，一些 CRCs 可能通过混合的路径发展，如路径之间的交叉甚至重叠。

（一）染色体不稳定性

CIN 是指染色体的结构改变或数量的增减，导致非整倍性和杂合性的丧失。约 70％的 CRCs 可通过 CIN 通路进展。抑癌基因 APC 在 Wnt 信号转导通路中起关键作用，该抑癌基因突变可增加结直肠上皮细胞的增殖，从而通过 CIN 途径引起腺瘤的发生；癌基因 K-ras 突变在 CIN 通路中比较常见，由于 K-ras 蛋白参与酪氨酸激酶受体级联，所以该基因突变会影响细胞增殖和凋亡；抑癌基因 p53 突变促进早期腺瘤进展为晚期腺瘤；染色体 18q 杂合性的缺失也会导致 CRCs 在 CIN 途径中向晚期发展。位于 18q 染色体上的抑癌基因包括 DCC、SMAD2 和 SMAD4，它们在调节细胞增殖和凋亡中发挥重要作用。从正常的结直肠黏膜到腺瘤再到 CRCs，需要经历 CIN 通路中多步骤的基因变化，这个过程可能需要 10～15 年。

（二）微卫星稳定性

DNA 错配修复（DNA mismatch repair，MMR）系统，如 MLH 1、MSH 2、MSH 6 和 PMS 2，是指修复 DNA 复制过程中出现的错误。如果 MMR 出现功能障碍，导致无法修复其他突变基因，多个突变可能累积，从而加速 CRCs 进展。微卫星是 DNA 的简单重复核苷酸序列，如果 MMR 出现功能障碍，DNA 复制过程中容易发生突变和碱基对替换。大约 10％～15％的 CRCs 是由于 MMR 功能障碍，通过 MSI 通路引起的。在通过 MSI 通路发生的 CRCs 中，大约有 20％发生了 4 个 MMR 基因（MLH 1、MSH 2、MSH 6 和 PMS 2）中的一个突变，这种情况被称为林奇（Lynch）综合征，剩余 80％可能来源于 MLH1 启动子的超甲基化。后者是表观基因组改变的一个重要例子，并导致存在 MSI 的散发 CRCs。

通过遗传性 MSI 途径（如 Lynch 综合征）产生的 CRCs 经常显示 TGF-β 和 BAX 突变，其外显子含有微卫星，K-ras 也可能发生突变，但 p53 突变比较罕见。由于 MMR 功能障碍使突变率增加了 100 倍，通过遗传性 MSI 途径产生的 CRCs 可能发展得非常迅速，从正常黏膜到腺瘤再到 CRCs 仅需 3～5 年。

（三）CpG 岛甲基化表型

当基因启动子中的 CpG 序列甲基化时，特定基因的表达会受到抑制。结直肠癌 CIMP 通路涉及抑癌基因 CpG 序列的甲基化。CIMP 通路又称锯齿状瘤变通路，是锯齿状息肉向 CRCs 进展的主要途径。

锯齿状息肉可分为增生性息肉（hyperplastic polyp，HPs）、无蒂锯齿状腺瘤或息肉（sessile serrated adenoma/polyps，SSA/Ps）和传统锯齿状腺瘤（traditional serrated adenomas，TSAs）。组织学上，锯齿状息肉呈锯齿状外观，是由隐窝上皮增生及隐窝的锯齿状内折造成的。HPs 可分为微泡状黏蛋白型、杯状细胞型和黏蛋白缺失型。SSA/Ps 被认为起源于微泡状黏蛋白型 HPs，是通过 CIMP 通路进展为 CRCs 的主要前体。TSAs 虽然非常罕见，但也是癌前息肉，然而，从 TSA 进展到 CRCs 的分子通路在很大程度上是未知的。

CIMP 通路涉及抑癌基因启动子区域和（或）特定 MMR 基因 MLH1 的超甲基化。MLH1 启动子的超甲基化可导致 MMR 功能障碍，进而导致 MSI。这一通路构成了 SSA/Ps 进展为散发性 MSICRCs（图 12.1）。CIMP 通路中的经常沉默的抑癌基因包括 p16 和 IGFBP7。BRAF 癌基因突变是锯齿状瘤变通路的另一重要特征。在 50％～72％的微泡状黏蛋白型 HPs、70％～80％的 SSA/Ps 和 77％的高 CIMP 型 CRCs 中检测到 BRAF 突变，但只能在 1％的传统腺瘤中检测到 BRAF 突变，以上数据支持 CIMP 通路关于 SSA/Ps 向高 CIMP、BRAF 突变型 CRCs 转化的假说。

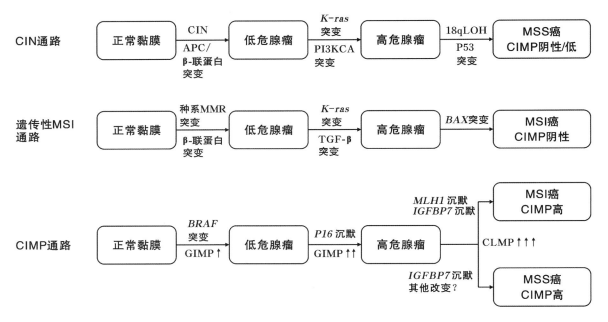

图 12.1 结直肠癌（CRCs）癌变的分子通路

染色体不稳定性和遗传性微卫星不稳定性属于基因组不稳定性通路，CpG岛甲基化表型是表观基因组不稳定通路。CpG：岛超甲基化表型；CIN：染色体不稳定；MMR：DNA错配修复；MSI：微卫星不稳定；MSS：微卫星稳定

三、结直肠息肉镜下特征

结直肠息肉有多种组织学亚型，传统的腺瘤包括管状腺瘤、绒毛状管状腺瘤、绒毛状腺瘤，SSA/Ps 和 TSAs 是癌前息肉的主要类型。虽然一些错构瘤可以发展成 CRCs，但非常罕见。息肉的镜下特征对组织学诊断很重要，能够以此决定治疗方案。

（一）巴黎分型

于 2002 年制定并于 2003 年更新的巴黎分型，是对胃肠道浅表肿瘤病变进行分类的方法（表 12.1、图 12.2）。浅表肿瘤病变定义为内镜下是良性腺瘤、黏膜内癌和/或黏膜下癌的病变。巴黎分型将上述病变分为 3 个型态组：隆起型病变（Ⅰ型）、浅表型病变（Ⅱ型）、凹陷型病变（Ⅲ型）。其中Ⅰ型可以进一步细分为带蒂型（Ip 型）和扁平型（Is 型），而Ⅱ型可分为浅表隆起型（Ⅱa 型）、浅表平坦型（Ⅱb 型）和浅表凹陷型（Ⅱc 型）。可以通过在病变旁放置活检钳，作为对比性测量来区分 Is 和 Ⅱa 型。超过活检钳闭口水平（约 2.5 mm）的病灶为 Is 型，低于此水平的病灶为 Ⅱa 型。

表 12.1 胃肠道浅表肿瘤性病变的巴黎分型

分型	细分
隆起型（Ⅰ）	带蒂型（Ip）
	扁平型（Is）
浅表型（Ⅱ）	浅表隆起型（Ⅱa）
	浅表平坦型（Ⅱb）
	浅表凹陷型（Ⅱc）
	浅表隆起＋凹陷型（Ⅱa＋Ⅱc）
	浅表凹陷＋隆起型（Ⅱc＋Ⅱa）
凹陷型（Ⅲ）[①]	溃疡型（Ⅲ）
	溃疡＋浅表凹陷型（Ⅱc＋Ⅲ，Ⅲ＋Ⅱc）

a：巴黎Ⅲ型在结直肠中少见

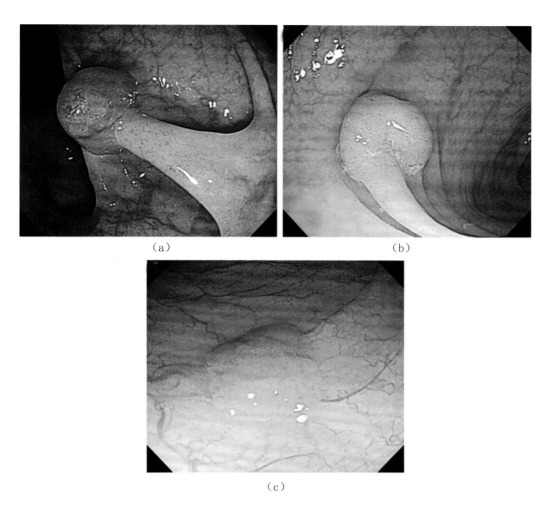

（a）　　　　　　　　　　　　　　　　（b）

（c）

图 12.2　结直肠息肉的巴黎分型

（a）头部直径 8 mm 带蒂的 Ip 型息肉；（b）直径 8 mm 的 Is 型息肉；（c）直径 10 mm 的 Ⅱa 型息肉

（二）染色内镜和腺管开口分型

染色内镜是将染色剂喷在结直肠黏膜表面，从而对病变进行更细致的观察。靛胭脂红和结晶紫是最常用的两种染料。前者是一种对比剂，停留在黏膜表面不被结肠上皮细胞吸收，但可增强病变与邻近黏膜之间的对比。靛胭脂红喷雾剂可以放大息肉表面的不均匀度，可以更详细地评估息肉表面的腺管开口形态。结晶紫是一种可被结肠上皮细胞吸收的染料，可以对大肠黏膜表面的腺管开口形态进行更细微的评估，尤其是对Ⅲ$_S$型、V$_I$型、和 V$_N$型等微小腺管开口形态（图 12.3）。

凹陷结构是指大肠黏膜腺管开口的形态。息肉表面的腺管开口可分为几种类型。腺管开口分型最初是通过放大内镜检查来评估的。然而，普通的高清结肠镜可以在不使用染色内镜和（或）放大的情况下评估腺管口的形态，但是这种方法的准确性有待进一步研究。腺管开口形态与结直肠息肉的病理组织学密切相关（表 12.2，图 12.4）。在结直肠息肉的组织学诊断中，腺管开口形态分类的总体准确率为 70%～80%，其取决于操作者的技术。腺管开口的分型可以帮助选择治疗方案。例如，Ⅲ$_L$型腺管开口形态的息肉通常是良性腺瘤，可以通过内镜切除；而 V$_N$型腺管开口形态的息肉提示黏膜下癌伴淋巴结转移，应行手术切除加淋巴结清扫。

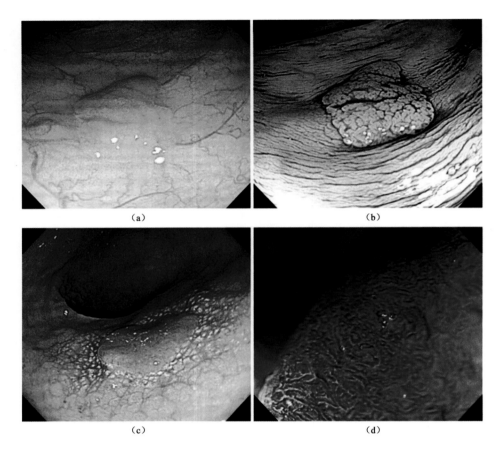

图 12.3　染色内镜结果

（a）Ⅱa 型息肉；（b）靛胭脂染色内镜能凸显扁平息肉，更易于描绘和评估息肉；（c）另一种Ⅱa 型息肉；（d）结晶紫是一种可吸收的染料，更容易评估腺管开口形态。不规则的 V_1 腺管开口形态显示的非常清晰

表 12.2　结直肠息肉腺管口分型与组织病理之间的关系

类型	描述	最常见的组织病理学	治疗
Ⅰ	正常圆形腺管开口	正常结直肠腺瘤	观察
Ⅱ	星状或乳头状腺管开口	增生性息肉	观察 如怀疑有 SSA/Ps，应内镜下切除
Ⅲs	小的圆形或短管状腺管开口	传统腺瘤	内镜切除
ⅢL	大的圆形或长管状腺管开口	传统腺瘤	内镜切除
Ⅳ	树枝状、脑回状腺管开口	传统腺瘤	内镜切除
V_I	不规则腺管开口	黏膜内癌	内镜切除
V_N	无结构腺管开口	黏膜下癌，尤其进展期黏膜下癌	外科手术切除

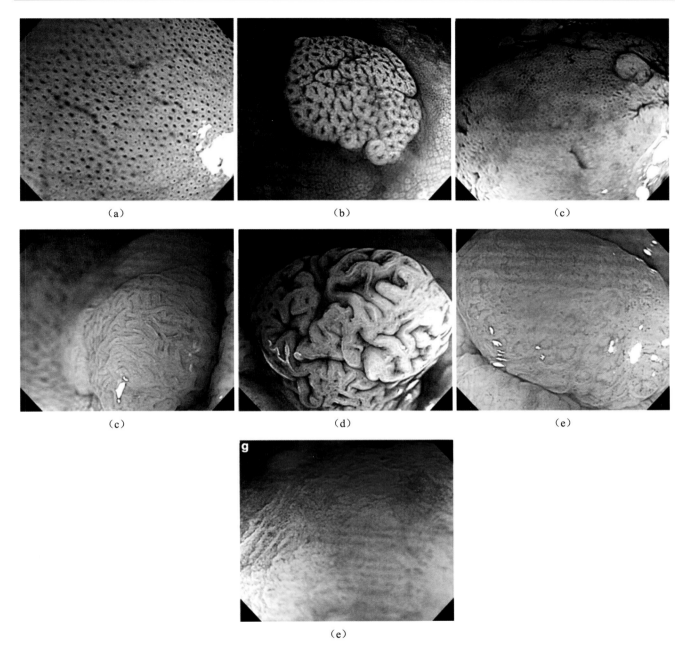

图 12.4 腺管开口形态
（a）Ⅰ型；（b）Ⅱ型；（c）Ⅲ_S型；（d）Ⅲ_L型；（e）Ⅳ；（f）V_I型；（g）V_N型

四、基于设备的图像增强内镜

窄带成像技术（narrow band imaging，NBI）能更清晰地显示病变表面的微血管。NBI 使用了一种光学滤波器，它可以选择可见光波长的特定范围，使血管得到增强，从而使血管清晰地显示出来的。FICE 和 iScan 等其他技术可以通过软件程序修改白光图像，增强微血管和表面结构，使其更加清晰可见。所有这些图像增强内镜技术在结直肠息肉的组织学诊断中起重要的作用。

建立 NBI 国际结直肠内镜（The NBI International Colorectal Endoscopic，NICE）分类，是根据息肉表面的 NBI 特征对结直肠息肉进行分类。NICE 的分类针对以下 3 个特征：颜色、血管和结直肠息肉的表面构象（表 12.3）。与染色内镜的腺管开口形态分类相似，良好的分类有助于结直肠息肉的组织学诊断。大多数 NICE Ⅰ型腺瘤是增生性的。大多数传统的腺瘤是 NICE Ⅱ 型，一些局限于黏膜或黏膜下层浅表的早期癌症也是 NICE Ⅱ 型。NICE Ⅲ 型提示黏膜下进展期癌伴有淋巴结转移（图 12.5）。

有许多评估 NBI 在结直肠息肉鉴别诊断中作用的研究。一项 Meta 分析表明，NBI 对腺瘤性息肉组织学的综合阴性预测值为 91％〔95％ 可信区间（confidence interval，CI）：88％～94％〕。此外，在一定的学术设定下，对＜5 mm 的结直肠息肉在 NBI

下进行光学病理判断和之后的病理活检的一致性为 91％（95％ CI：86％～95％），其中，有经验的医师操作时其一致性为 92％（95％ CI：88％～96％），而没有经验的内镜医师和（或）实习生操作时，其一致性低于 90％。此外，NBI 在区分 Ⅱ 型和 Ⅲ 型（黏膜或浅表黏膜下癌和进展期黏膜下癌）时不如区分 Ⅰ 型和 Ⅱ 型时准确。

表 12.3　NBI 国际结直肠内镜分类①

	Ⅰ 型	Ⅱ 型	Ⅲ 型
颜色	与周围黏膜颜色相近或更亮	较周围黏膜更显棕色	相对于背景黏膜是棕色甚至深棕色；有时伴不规则白色区
血管	表面缺乏血管结构，或仅有孤立的条状血管	可见增粗的棕色血管围绕白色结构	部分区域血管明显扭曲或缺失
表面构象	可见均匀一致白色或深色点状结构或无明显结构	棕色的血管包绕的椭圆形、管状或分枝状的白色区域	结构缺失或扭曲
最可能的病理类型	增生性息肉	腺瘤	黏膜下深层浸润癌

①NICE 分类可用于有或无放大的结肠镜检查

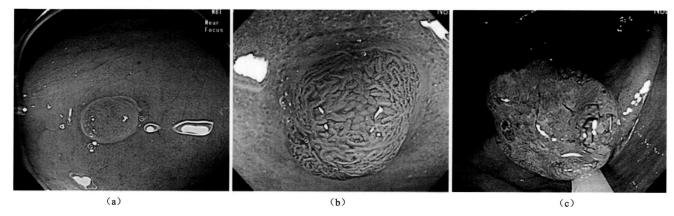

（a）　　　　　　　　　　　　　（b）　　　　　　　　　　　　　（c）

图 12.5　结直肠息肉的 NBI 国际结直肠内镜（NICE）分类法

（a）一个 NICE Ⅰ 型的增生性小息肉；（b）NICE Ⅱ 型的 Is 型小息肉是管状腺瘤；（c）一个约 12 mm 的 NICE Ⅲ 型息肉，最终病理显示黏膜下肿瘤的侵入深度为 2 500 μm

五、内镜下诊断小/微腺瘤、增生性息肉和无蒂锯齿状息肉/腺瘤的新分类方法

NICE 分类虽然非常有用，但不能准确区分无蒂锯齿状腺瘤/息肉（SSA/Ps），因为有的 SSA/Ps 显示 NICE Ⅰ 型的特征，有的显示 NICE Ⅱ 型的特征。这使得专家们成立工作组，提出了内镜下诊断锯齿

状息肉/腺瘤（WASP）的分类方法。WASP 分类基于以下 4 个特征：表面模糊、边界不清、形态不规则、隐窝内黑点（图 12.6）。这些特征中至少具备 2 个才能诊断 SSA/Ps（图 12.7）。基于 WASP 分类，SSA/Ps 的光学诊断准确率为 0.79（95％ CI：0.72～0.86）、息肉的光学诊断准确率为 0.87（95％ CI：0.80～0.95）。

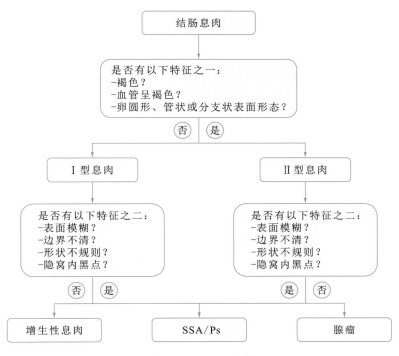

图 12.6　WASP 分类

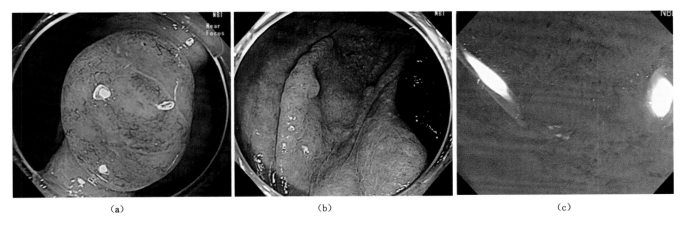

(a)　　　　　　　　　　　(b)　　　　　　　　　　　(c)

图 12.7　SSA/Ps 的 NBI 特征

（a）表面模糊；（b）边界不清和形态不规则；（c）隐窝内黑点

六、结直肠癌的治疗策略

癌前息肉应完全切除，以防进展为结直肠癌（CRCs）。一些早期癌症也可以通过内镜下切除治愈。因此，准确的组织学诊断和在此基础上制定合理的治疗方案是治疗结直肠息肉的关键。

（一）内镜下切除适应证

直肠乙状结肠的炎性息肉和小的增生性息肉没有恶变风险，因此不需要治疗。然而，癌前息肉如

传统的腺瘤、SSA/Ps、TSAs 和一些错构瘤（hama-rtomas）如黑斑息肉病（peutz Jeghers polyps），必须在内镜下切除。恶性息肉（早期 CRCs）可经内镜或手术切除，后者须行淋巴结清扫。有无局部淋巴结转移决定是内镜切除还是手术切除治疗。由于黏膜 CRCs 不伴有淋巴结转移，因此可通过内镜下切除。黏膜下 CRCs 区域淋巴结转移的风险约为 10%，且与原发肿瘤的组织病理学特征有关。低分化腺癌，癌症入侵淋巴或黏膜下血管、黏膜下肿瘤侵入深度 $\geqslant 1\,000\,\mu m$、肿瘤出芽被认为区域淋巴结转移风险增加。因此，没有证据显示这些预后不良的组织学特

征的黏膜下 CRCs 可以行内镜切除。因此，具有上述任何一项的黏膜下 CRCs 应通过手术切除。这些发现促使美国胃肠病学学会和日本结直肠癌学会制定了内镜切除黏膜下 CRCs 的指南（表 12.4 和表 12.5）。内镜切除指征见表 12.6。

表 12.4　美国胃肠病学学会对内镜切除黏膜下结直肠癌的治疗建议

手术建议	癌症情况
考虑额外的淋巴结清扫手术	低分化腺癌
	肿瘤累及血管或淋巴管
	肿瘤累及内镜切除的边缘
考虑不做额外手术的随访	不符合上述 3 个条件

表 12.5　日本结直肠癌协会对内镜黏膜下结直肠癌切除的管理建议

手术建议	癌症情况
考虑额外的淋巴结清扫手术	黏膜下浸润深度 $\geqslant 1\,000\,\mu m$
	肿瘤侵犯血管
	低分化腺癌/印戒细胞癌/黏液癌
	肿瘤在浸润最深处出芽
	肿瘤累及垂直切缘
不需额外手术，仅随访	不符合上述 5 个条件

表 12.6　结直肠息肉内镜切除指征

无须治疗的结直肠息肉	需要内镜切除的结直肠息肉	需要外科手术切除的结直肠息肉
炎症性息肉	传统腺瘤（管状、管状绒毛状和绒毛状腺瘤）	不良预后组织学特征黏膜下 CRCs[③]
增生性息肉	无柄锯齿状腺瘤或息肉	
其他（黏膜下长息肉，淋巴息肉等）	传统的锯齿状腺瘤	
	一些错构瘤（黑斑息肉综合征、幼年性息肉综合病）	
	黏膜结直肠肿瘤[①]	
	无不良预后组织学特征黏膜下 CRCs[②]	

CRCs：结直肠癌

[①]预后不良的组织学特性包括黏膜下入侵深度（黏膜肌层浸润深度 $\geqslant 1\,000\,\mu m$）、低分化癌、转移到血管淋巴结、肿瘤出芽及内镜切缘状况。缺乏这些特征的黏膜下 CRCs，在内镜下切除后发生淋巴结转移和复发的风险较小

[②]黏膜 CRCs，也被称为高度异型增生，指的是深度局限于上皮、固有层或黏膜肌层的 CRCs

[③]如果仅行内镜切除治疗，早期预后较差的黏膜下 CRCs 可能复发或转移。因此，应采取手术切除加淋巴结清扫的治疗方法

（二）结直肠息肉的实时组织学诊断

结肠镜检查中肠息肉的实时组织学诊断（real-time histological diagnosis）是决定息肉能否内镜切除的关键。用于实时组织学诊断的技术包括用白光内镜评估息肉的大体形态，用高清内镜（有或没有彩色内镜）分析腺管开口形态，基于图像增强的内镜设备如 NBI 对血管形态的分析等。增生性息肉（hyperplastic polyps，HPs）通常很小，常表现为 Ⅱ 型腺管开口形态，NICE Ⅰ 型位于直肠乙状结肠，而不是近端结肠。传统的腺瘤包括管状腺瘤、"绒毛管状"腺瘤和绒毛状腺瘤，常表现为 Ⅲs 型、Ⅲ_L 型和（或）Ⅳ 型腺管开口形态，以及 NICE Ⅱ 型。传统的腺瘤可位于整个结直肠，大小从小于 5 mm 到大于 20～30 mm。侵入黏膜深度小于 $1\,000\,\mu m$ 和（或）表浅的黏膜下 CRCs，通常表现为 V_1 型腺管开口形态和 NICE Ⅲ 型，但其血管分布可能比典型的 NICE Ⅱ 型的管状腺瘤更不规则。深部黏膜下结直肠癌侵入深度 $\geqslant 1\,000\,\mu m$ 时通常表现 V_N 腺管开口形态和 NICE Ⅲ 型表现。

对于直径小于 5 mm 的息肉，其鉴别诊断在诊治中是非常重要的。单凭白光内镜无法区分微小增生性息肉（HPs）和微小腺瘤，因此常用 NBI 作为微小息肉的实时组织学诊断，如果是癌前息肉可以行

内镜下摘除，如果诊断为良性息肉，则可留在原位。当内镜医师对微小息肉的实时组织学评估非常有把握时，不需要将切除后的标本送病理检查。当内镜医师高度确信息肉在组织学上是增生性息肉时，可以不必摘除。这两种策略均能够提高内镜诊断和降低息肉治疗的成本，这种治疗情况应该由能够掌握诸如 NBI 等图像增强内镜的专家谨慎施行。

HPs 和 SSA/Ps 的鉴别诊断对于确定治疗也很重要。虽然 WASP 分类在 SSA/Ps 的鉴别诊断中具有较高的准确率，但并不完善。HPs 通常直径小于 5 mm，位于直肠和乙状结肠，而 SSA/Ps 通常直径大于 5 mm，位于近端结肠。这些发现提示所有乙状结肠近端的锯齿状息肉及位于直肠和乙状结肠内直径大于 5 mm 的锯齿状息肉都应该被完全切除。

七、黏膜下结直肠肿瘤的治疗策略

内镜技术的发展扩大了镜下治疗结直肠肿瘤的适应证。目前一些早期结直肠癌可以行内镜下切除。不会发生转移的黏膜内结直肠癌，可以通过镜下切除来治疗；而黏膜下 CRCs 有 10% 的淋巴结转移风险，因此，治疗黏膜下 CRCs 的第一步是评估淋巴结转移的风险。

如表 12.4 和表 12.5 所示，病变的组织学特征是预测淋巴结转移风险的最佳方法。因此，内镜医师在切除原发肿瘤前，应评估黏膜下结直肠癌的转移风险。已经发现淋巴结转移与黏膜下癌浸润的深度相关。黏膜下浅层 CRCs 浸润小于 1 000 μm，其转移的风险很小，而浸润黏膜下深层超过 1 000 μm 有则较高的淋巴结转移风险。因此，应该仔细研究黏膜下深层癌浸润的内镜特征，以确定是否需要内镜切除。表 12.7 和图 12.8 提示黏膜下深层癌浸润的内镜特征及与之相关的淋巴结转移风险。有任何这些内镜特征的可疑黏膜下 CRCs 应通过手术治疗，而没有这些特征的 CRCs 可通过内镜治疗。

如有可能，早期 CRCs 应行内镜下整块切除，使切缘阴性。注射法分片黏膜切除术（endoscopic piecemeal mucosal resection，EPMR）的病变组织边缘可能会有肿瘤细胞残余，有复发的风险。此外，如果切缘阳性，EPMR 标本很难做组织病理学评价，难以确定预后不良的组织学特征的病变的发生发展。

因此，疑似早期 CRCs 应行内镜下整块切除。

一般的早期结直肠癌在黏膜下注射盐水后病变抬举征为阳性（图 12.9），如果抬举征为阴性，则为黏膜下深层浸润癌或进展期肿瘤，需要手术切除。值得注意的是，多次活检可引起良性腺瘤抬举征阴性伴严重的黏膜下纤维化。

表 12.7　内镜检查显示黏膜下深层浸润癌伴淋巴结转移

白光内镜特点	腺管开口分型	图像增强的内镜下特点
质地硬		
褶皱聚拢		
膨胀性生长	V_N 型	NICE Ⅲ 型
中间凹陷或溃疡		
抬举征阴性		

八、侧向发育型肿瘤的治疗方案

侧向发育型肿瘤（laterally spreading tumors，LSTs）是直径大于 10 mm 的侧向生长的结直肠肿瘤，而非垂直生长，属于巴黎分型中的Ⅱa 型。LSTs 可以细分为颗粒型（granular laterally spreading tumors，LST-Gs）和非颗粒型（nongranular laterally spreading tumors，LST-NGs）。LST-Gs 又分为颗粒均一型和结节混合型两种亚型，LST-NGs 又细分为扁平隆起型和假凹陷型两种亚型（图 12.10）。LST 的不同亚型黏膜下癌的发病风险不同。无论大小，颗粒均匀型 LST-Gs 具有较小的黏膜下癌浸润风险，相比之下，假凹陷型 LST-NGs 的黏膜下癌浸润风险较高，直径为 10～19 mm 和 20～29 mm 的假凹陷型 LST-NGs 黏膜下癌浸润的发生率分别为 28% 和 41%，而几乎所有直径大于 30 mm 的假凹陷型 LST-NGs 均有黏膜下癌浸润。结节混合型 LST-Gs 和隆起型 LST-NGs 黏膜下癌浸润的风险中等。所以假凹陷型 LST-NGs 应采用镜下整块切除，对于结节混合型 LST-Gs 和隆起型 LST-NGs 的内镜下治疗预后也比较理想。相比之下，均一型 LST-Gs 可以选择 EPMR 治疗，因为其几乎没有黏膜下癌浸润的风险。

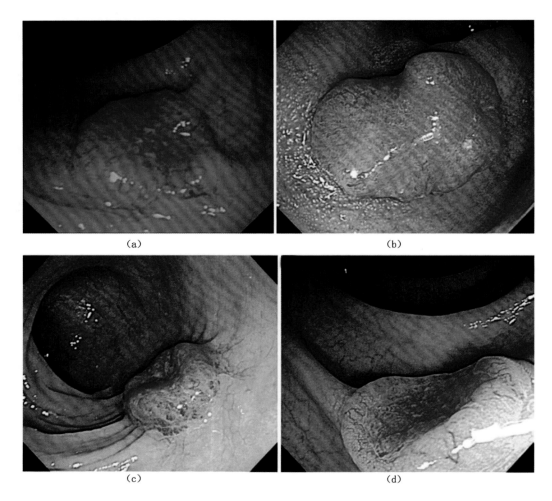

(a)   (b)

(c)   (d)

图 12.8　黏膜下深层浸润癌的内镜下特点
（a）质地硬；（b）膨胀性生长；（c）褶皱聚拢；（d）中间凹陷或溃疡

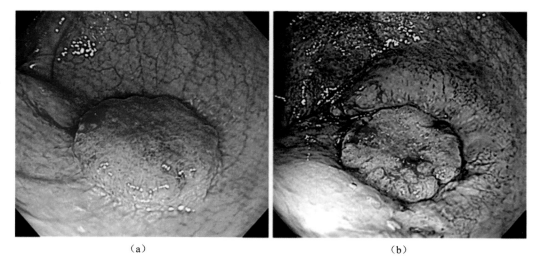

（a）   （b）

图 12.9　抬举征阴性
（a）直径约 14 mm 的质地较硬的息肉；（b）黏膜下注射生理盐水使肿瘤周围的区域升高，而肿瘤本身未被抬高。这个患者接受了手术切除，切除标本显示黏膜下深部癌

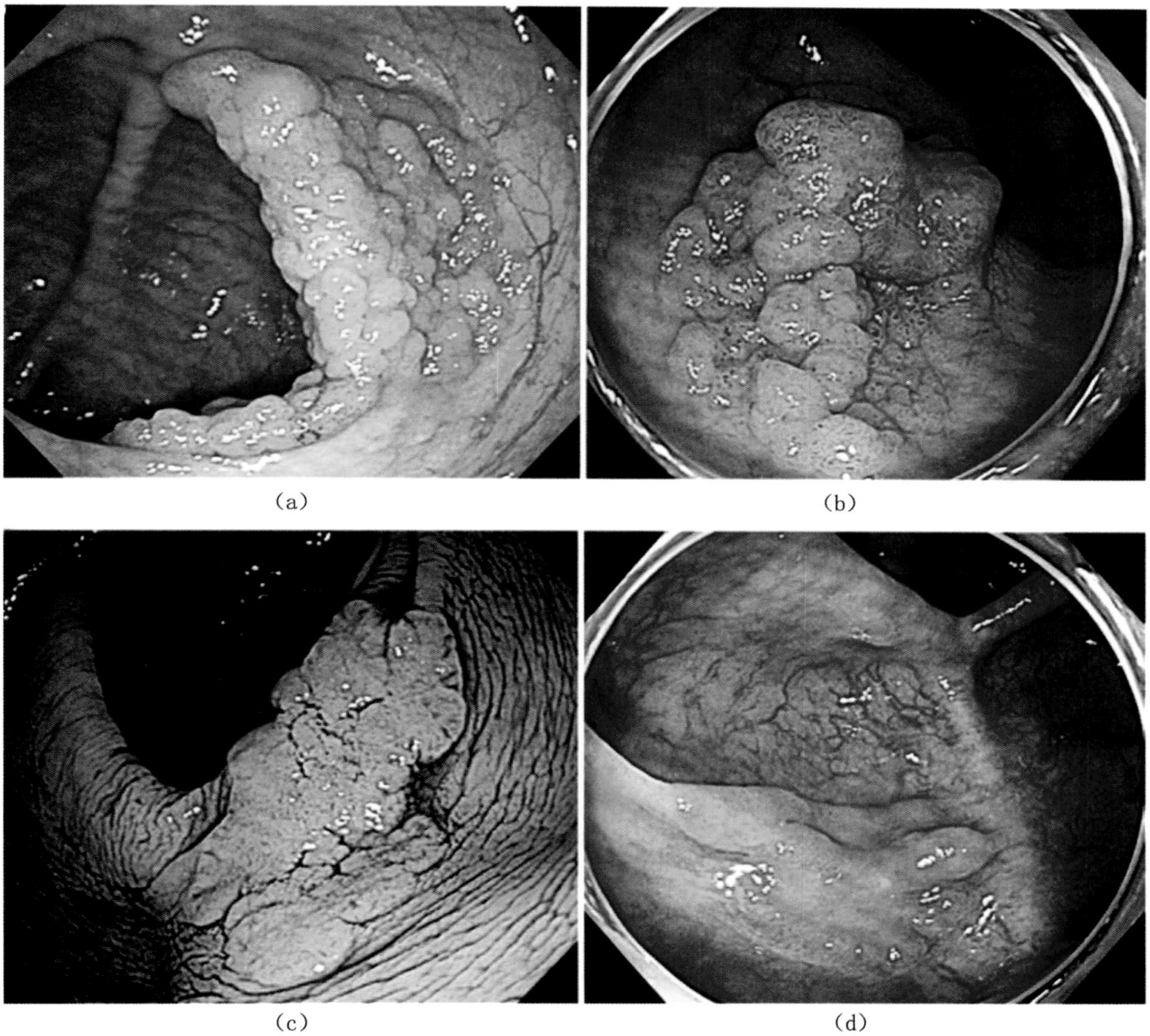

图 12.10　侧向发育肿瘤（LST）

（a）颗粒均一型侧向发育肿瘤（LST-Gs）；（b）结节混合型侧向发育肿瘤（nodular mixed LST-Gs）；（c）扁平隆起非颗粒型侧向发育肿瘤（LST-NGs of elevated type）；（d）假凹陷非颗粒型侧向发育肿瘤（pseudodepressed LST-NGs）

九、内镜下切除方法

内镜下切除方法可以根据使用的能量平台和切割刀的类型进行分类。如何应用能量平台和切割刀应该根据每种切除方法的特点、目标病变的特点及内镜医师专长来决定。

1. 冷活检钳除术

小于 5 mm 的小息肉可通过冷活检轻易钳除。虽然冷活检钳除法操作简单，并发症少，但息肉切除可能并不完全，留有微小残余病变。对于大于 5 mm 的病变，冷活检完全切除率低于圈套息肉切除术（70％：94％），但对于小于或等于 4 mm 的病变，两者无差异（97％：100％）。因此，对于直径小于 5 mm 的小型结直肠息肉，可采用冷活检钳除术。

2. 冷圈套器息肉切除术

对于直径为 5～7 mm 的息肉，通常采用冷圈套器切除。因为它不利用电流，这种依靠机械力切除可能留有残余肿瘤。因此，冷圈套切除时应该圈套少量正常的周围黏膜（图 12.11）。

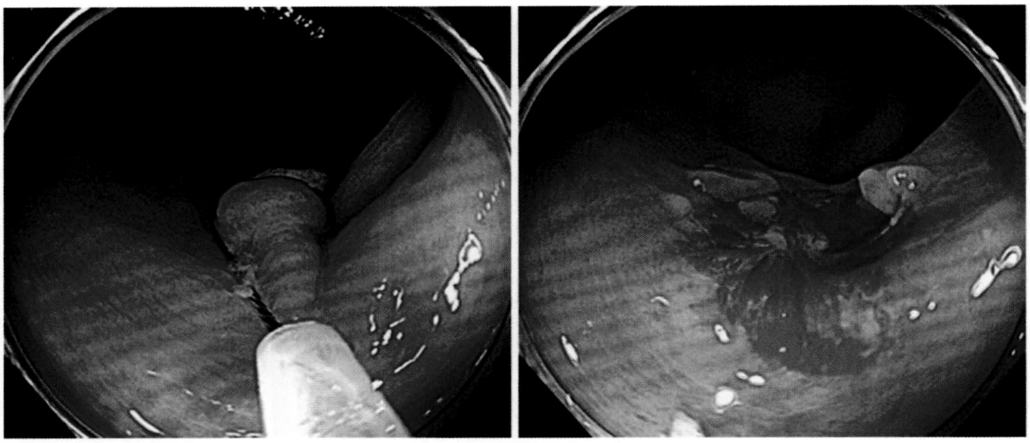

（a）　　　　　　　　　　　　　　　　　　（b）

图 12.11　冷圈套器息肉切除术
（a）圈套少量周围正常黏膜；（b）息肉切除后，无残留息肉组织

3. 注射辅助息肉圈套切除术

注射辅助息肉圈套切除术，也称内镜下黏膜切除术（endoscopic mucosal resection，EMR），EMR是最常用的内镜切除方法之一，黏膜下注射提供了黏膜下缓冲层，不仅减少了穿孔风险，更易使切缘阴性。因此，EMR 可能是完整切除适当大小的早期CRCs 的较好的方法。

4. 内镜下分次黏膜切除术（EPMR）

内镜下分次黏膜切除术（endoscopic piecemeal mucosal resection，EPMR）适用于 EMR 无法整块切除的大型良性癌前息肉。均一型 LST-Gs 几乎没有黏膜下癌浸润的风险，是使用 EPMR 的适应证。一项研究评估了 1 000 例 EPMR 切除的直径≥20 mm 的早期结直肠癌，发现 4 个月后肿瘤复发率为16.0%（95% CI：13.6%～18.7%），在这些复发病例中，95% 再次通过内镜下切除进行治疗；在那些未复发的患者中，4.0% 的患者在 16 个月内出现远期复发，其中 94% 的远期复发患者接受了内镜下再次切除。综上所述，如均一型 LST-Gs 等大的癌前肿瘤，经 EPMR 后复发率并不低，但大部分复发均可通过内镜下再次切除来治疗。以上结果表明，EPMR 是大型良性结肠息肉治疗的适应证，EPMR术后将可疑残留的组织进行氩离子凝固，可降低局部复发的风险。

5. 内镜黏膜下剥离术（ESD）

内镜黏膜下剥离术（endoscopic submucosal dis-section，ESD）对大的结直肠肿瘤的整块切除率比较高，据报道，其对直径大于 20 mm 的结直肠肿瘤的整块切除率为 80%～95%。尽管 ESD 的整块切除率很高，但由于手术时间长、穿孔率高，并未得到广泛应用。完成结直肠 ESD 需要 1～2 h，其中 5%～10% 的患者出现穿孔。因此，结直肠 ESD 只能应用在需要整体切除但 EMR 等传统切除方法无法进行整体切除的患者中。结直肠 ESD 的最佳适应证是直径大于 20 mm 的黏膜下浅层 CRCs，如结节混合型LST-Gs 和 LST-NGs。

结直肠 ESD 相关的穿孔通常发生在剥离黏膜下层的过程中。内镜医师在操作过程中能发现大部分的穿孔，可应用内镜下用钛夹夹闭，这样可以避免大多数 ESD 相关性穿孔的手术介入。杂交 ESD（hybrid ESD）指充分切开黏膜下层，然后圈套病变（图 12.12），其在整体切除率和穿孔等并发症方面与ESD 相当，但缩短了手术时间。

十、息肉切除术后监测

一些专业协会已经制定了息肉切除术后的监测指南，基于异时性肿瘤发生的风险提出了肠镜检查监测间隔。异时性肿瘤受肠镜复查的影响。对于高危组患者，肠镜检查间隔通常为 3 年，高危组指肿瘤复发风险高或者发现异时性肿瘤。高危组指切除腺瘤数量≥3 个、直径≥10 mm 的腺瘤、绒毛状腺瘤、高度异型增生和浸润性肿瘤。对于低危组腺瘤患者，肠镜检查间隔通常为 5 年；对未发现无结直肠肿瘤的患者，监测肠镜检查间隔通常为 10 年。表12.8 汇总了美国结直肠癌多学会工作组（US Multi Society Task Force）制定的详细监测指南。

表 12.8　美国 2012 年 CRCs 多学会工作组关于肠镜检查间隔的建议

基线结肠镜所见	推荐监测间隔（年）
无息肉	10
结肠和乙状结肠小（＜10 mm）的增生型息肉	10
1～2 个小（＜10 mm）的管状腺瘤	5～10
3～10 个管状腺瘤	3
＞10 个腺瘤	＜3

续表

基线结肠镜所见	推荐监测间隔（年）
一个或更多管状腺瘤 ≥ 10 mm	3
一个或更多绒毛状腺瘤	3
高级别异型增生腺瘤	3
锯齿状病变	
＜10 mm 无异常增生的 SSA/Ps	5
≥10 mm 异常增生 SSA/Ps 或息肉或 TSA	3
锯齿状息肉病综合征①	1

SSA/Ps，无蒂锯齿状腺瘤或息肉；TSA，传统锯齿状腺瘤（traditional serrated adenoma）

①锯齿状息肉病综合征的定义为：至少有 5 个近乙状结肠的锯齿状息肉，其中 2 个以上＞10 m；有近乙状结肠的锯齿状息肉且有锯齿状息肉病家族史；全结肠有 20 个以上大小各异的锯齿状息肉

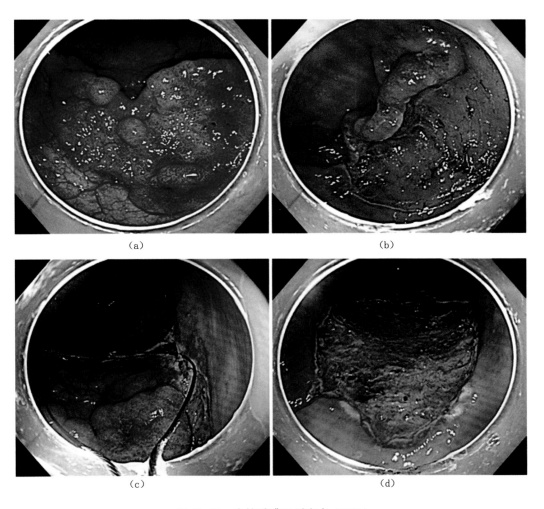

(a)　　　　　　　　　　　　　(b)

(c)　　　　　　　　　　　　　(d)

图 12.12　内镜黏膜下剥离术（ESD）

（a）大的结节混合型侧向发育肿瘤；（b）充分的黏膜下切除；（c）圈套切除；（d）一个清晰的 ESD 术后溃疡

十一、总结

　　一些最近新兴的肠镜检查技术有助于有效地诊断、治疗和监测癌前息肉和恶性息肉。白光内镜、高清内镜（无论有无染色）用于对腺管开口的形态进行分析，以及基于 NBI 等设备的图像增强内镜能够准确实时地进行组织学诊断。癌前腺瘤和无预后不良组织学特征的黏膜下浅表 CRCs，可经内镜下切除治疗。结肠镜医师应根据内镜切除方法的特点、目标病变及内镜医师的专业特长选择最理想的内镜切除方法。适当的结肠镜复查间隔可以将间隔期癌症的风险降到最低。

十二、经验与教训

　　对镜下息肉大体形态的评估、腺管开口形态的分析及影像增强内镜检查的评估是进行结直肠息肉鉴别诊断的主要方法。

　　大多数良性腺瘤，早期的 CRCs 如黏膜和黏膜下浅表 CRCs 可以通过内镜切除来治疗。

　　内镜下分次黏膜切除术可能导致局部复发，而内镜黏膜下剥离术穿孔率较高。

（曾庆敏　译）

参考文献

［1］ IJspeert JE，Medema JP，Dekker E. Colorectal neoplasia pathways：state of the art［J］. Gastrointest Endosc Clin N Am，2015，25(2)：169-182.

［2］ Pino MS，Chung DC. The chromosomal instability pathway in colon cancer［J］. Gastroenterology，2010，138(6)：2059-2072.

［3］ Bosman FT，Carneiro F，Hruban R. World Health Organization classification of tumours of the digestive system［J］. Lyon，France：IARC Press，2010.

［4］ Endoscopic Classification Review Group. Update on the Paris clas-sification of superficial neoplastic lesions in the digestive tract［J］. Endoscopy，2005，37(6)：570-578.

［5］ Kudo S，Tamura S，Nakajima T，et al. Diagnosis of colorec-tal tumorous lesions by magnifying endos-copy［J］. Gastrointest Endosc，1996，44(1)：8-14.

［6］ Hewett DG，Kaltenbach T，Sano Y，et al. Validation of a simple classification system for endoscopic diagnosis of small colorectal polyps using narrow- band imaging［J］. Gastroenterology，2012，143(3)：599-607.

［7］ Technology Committee ASGE，Abu Dayyeh BK，Thosani N，et al. ASGE Technology Committee systematic review and meta-analysis assessing the ASGE PIVI thresholds for adopting real-time endoscopic assessment of the histol-ogy of diminutive colorectal polyps［J］. Gastrointest Endosc，2015，81(3)：502-516.

［8］ IJspeert JE，Bastiaansen BA，van Leerdam ME，et al. Dutch Workgroup serrAted polypS & Polyposis（WASP）. Development and validation of the WASP classification system for optical diagnosis of adeno-mas，hyperplastic polyps and sessile serrated adenomas/polyps［J］. Gut，2016，65(6)：963-970.

［9］ Bond JH. Polyp guideline：diagnosis，treatment，and sur-veillance for patients with colorectal polyps. Practice Parameters Committee of the American College of Gastroen-terology［J］. Am J Gastroenterol，2000，95（11）：3053-3063.

［10］ Watanabe T，Itabashi M，Shimada Y，et al. Japanese Soci-ety for Cancer of the Colon and Rectum. Japanese Society for Cancer of the Colon and Rectum（JSCCR）guidelines 2010 for the treatment of colorectal cancer［J］. Int J Clin Oncol，2012，17(1)：1-29.

［11］ Rex DK，Ahnen DJ，Baron JA，et al. Serrated lesions of the colorectum：review and recom-mendations from an expert panel［J］. Am J Gastroenterol，2012，107（9）：1315-1329.

［12］ Kudo Se，Lambert R，Allen JI，et al. Nonpolypoid neoplas-tic lesions of the colorectal mucosa［J］. Gastrointest Endosc，2008，68(4)：S3-S47.

［13］ Uraoka T，Saito Y，Matsuda T，et al. Endoscopic indica-tions for endoscopic mucosal resection of laterally sprea-ding tumours in the colorectum［J］. Gut，2006，55(11)：1592-1597.

［14］ Kim JS，Lee BI，Choi H，et al. Cold snare polypectomy versus cold forceps pol-ypectomy for diminutive and small colorectal polyps：a randomized controlled trial［J］. Gastrointest Endosc,2015,81(3):741-747.

［15］ Moss A,Williams SJ,Hourigan LF,et al. Long-term ade-noma recurrence following wide-field endoscopic mucosal resection(WF-EMR) for advanced colonic mucosal neo-plasia is infrequent:results and risk factors in 1000 cases from the Australian Colonic EMR(ACE) study[J]. Gut,2015,64(1):57-65.

［16］ Bae JH,Yang DH,Lee S,et al. Optimized hybrid endo-scopic submucosal dissection for colorectal tumors:a ran-dom-ized controlled trial[J]. Gastrointest Endosc,2016,83(3):584-592.

［17］ Lieberman DA,Rex DK,Winawer SJ,et al. United States Multi-Society Task Force on Colorectal Cancer. Guide-lines for colonoscopy surveillance after screening and polypectomy:a consensus update by the US Multi-Socie-ty Task Force on Colorectal Cancer[J]. Gastroenterolo-gy,2012,143(3):844-857.

第十三章　内镜质量监测：持续质量改进（CQI）指标和工具

本章要点

◇所有的内镜医生都应注意个人操作质量。当操作水平低于可接受的水平时，应采取有针对性的干预措施。建议进入持续质量改进（continuous quality improvement，CQI）周期，以持续评估和改进操作质量。

◇在结肠镜检查中，腺瘤检出率（adenoma detection rate，ADR）是最重要的质量指标。男性检出率应大于30％，女性大于20％。高腺瘤检出率的内镜医师能降低间隔期大肠癌的发生率和死亡率。

◇发现癌前息肉需要充分的肠道清洁和细致的检查技术。在评估结肠黏膜时，维持≥6 min 的退镜时间是最低要求。对于高腺瘤检出率的内镜医师来说，进一步延长检查时间并不能提高高腺瘤检出率；但对于低高腺瘤检出率的内镜医师来说，则是一种持续质量改进（CQI）策略。

◇为了提高结肠镜检查的质量，特别是高腺瘤检出率，目前正在开发各种各样的先进技术，包括图像处理技术、黏膜增强、内镜附件、广角或后视结肠镜。当然还需要进一步对得到的这些混合技术进行有效性和成本的考量。

◇患者越来越多地关注术后报销中对操作质量的评估。我们的内镜操作总体质量在下降，内镜操作质量的数据将在未来公布，并提供给公众。

一、前言

医疗保健质量的概念从来没有像今天这样重要。大多数医师都清楚，美国用于提供医疗保健的财政支出在不断增加。这种纯粹对经济成本增加的担忧因以下事实而变得复杂，即根据许多衡量标准，我们也没有看到医疗成果的相应提高。

由于结肠镜检查量大，由不同的临床科室及不同的检查者操作，所以其检查结果质量不一致也不足为奇。美国每年进行近 1 千万次结肠镜检查，直接医疗费用达 100 亿美元，这大大吸引了有保险的患者和公民的关注。作为医疗保健专业人员，我们应该积极地为我们的患者提供高质量的结肠镜检查。理论上，提高结肠镜检查的质量会带来更好的临床结局（降低结直肠癌（Colorectal cancer，CRCs）的发病率或减少需要手术切除的晚期病变、减少围手

术期并发症等），这应该会降低总体医疗费用。但是，展望未来，很明显，术后报销将直接与各种质量指标挂钩。在传统的报销模式中，在一定程度上每一个手术都能得到报销，而且手术做得越多报销得越多，这种传统报销模式正在被迅速淘汰。

本章将讨论质量改进过程特别是与肠镜有关的基本原则。本章会具体地讨论结肠镜检查质量标准，包括临床相关性、文献观点及在临床实践中的应用。

二、质量持续改进管理概念

持续质量改进（continuous quality improve-ment，CQI）是一种周全的、结构化的方法，用以最大限度地提高手术效率。CQI 方法最初产生于制造业，现已应用于医学的许多领域。就像工厂装配线上的汽车一样，患者和他们结肠镜检查经历这一过程，可以分解成几个部分。一些来自行业的 CQI

范例包括通用电气的六西格玛指标（general electric's six sigma）和丰田生产系统（toyota production system），也被称为精益管理。虽然每种 CQI 方法都有不同的侧重点，六西格玛指标可以减少操作的可变性，精益管理可以减少操作中额外的不重要的步骤或减少浪费，它们都需要通过数据来关注操作的细节。

另一种概念化 CQI 的方法是计划—执行—研究—实践（Plan-Do-Study-Act，PDSA）周期，也称为戴明（Deming）周期（图 13.1）。在尝试改进操作之前，必须进行规划。收集参与操作者们的共识是很重要的。让团队的其他成员（办公室医师、内镜护士）参与进来，他们可能提供医生可能不具备的洞察力，这些益处可能是无价的。这增加了成功的机会。找到共同的目标或所谓的"燃烧平台"（burning platforms）是很有用的（例如，如果腺瘤检出率 ADR 不能维持在阈值以上，报销就会减少），以此作为促进成功的动力。规划阶段应包括数据收集。数据收集是一个耗时的步骤。回顾成千上万的内镜记录和病理报告是乏味的。标准化报告和电子健康记录（electronic health records，EHR）的可搜索性是非常重要的。在规划完成并决定一项干预措施或一组干预措施后，便开始执行。传统方法是改变其中一个变量并测定其对结果的影响，而在质量改进中，通常是"捆绑"或同时实施多种干预措施，以尽量提高预期结果。然后研究干预措施对结果的影响。同样，标准化的数据收集对于提高效率和规划周期的下一步至关重要。在这一点上，PDSA 循环应该继续，直到到达期望的终点。在这种情况下，应持续不断监测确保不发生失误。

三、结肠镜检查的质量指标

2002 年美国结直肠癌多学会工作组（U. S. Multi-Society Task Force on Colorectal Cancer）出版了第一版关于结肠镜检查的质量指标。在 2006 年和 2015 年出版了多个后续的版本，对该领域及其支持文献作了极好的概述。作者陈述了最初正式进行质量推荐的各种原因。首先是医疗保险开始覆盖肠镜检查和数量本已庞大的肠镜检查仍不断增加。这一点在今天尤为重要。"患者保护和平价医疗法案"（the patient protection and affordable care act，PPACA）对预防性癌症筛查实施免费。虽然在实施

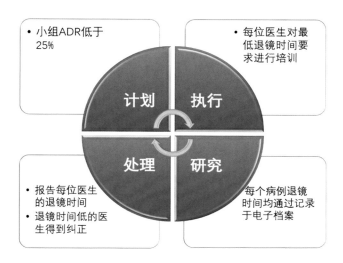

图 13.1　提高腺瘤检出率的 PDSA 循环

这项措施时出现了一些混乱（如会对那些在筛查期间进行息肉切除的患者收费），因预计癌症筛查需求会不断上升，其目的显然是为了减少患者接受癌症筛查时的经济负担。其次是文献中关于肿瘤检出率的报道有很大的差异。具体的质量标准将结肠镜检查分为 3 个阶段，即术前、术中和术后。表 13.1 总结了本章讨论的推荐质量指标。

表 13.1　推荐的结肠镜检查质量指标

时间	指标	绩效目标
术前	记录符合指南推荐的适应证	≥80%
术前	获得知情同意	≥98%
术前	适当的结肠镜检查间隔	≥90%
术前	适当间隔的结肠炎筛查	≥90%
术中	记录术前准备质量	≥98%
术中	充足的肠道准备	≥85%
术中	腺瘤检出率	男性 ≥30%
术中	腺瘤检出率	女性 ≥20%
术中	腺瘤检出率	混合型 ≥25%
术中	肠镜盲肠到达率	筛查 ≥95%
术中	肠镜盲肠到达率	所有检查 ≥90%
术中	退镜时间	≥6 min
术中	退镜时间	记录在案率 >98%
术中	为慢性腹泻患者活检率	≥98%
术中	在外科手术前对 <2 cm 的息肉行内镜下息肉切除	≥98%

续表

时间	指标	绩效目标
术后	穿孔率	筛查＜1∶1000
		治疗＜1∶500
	术后出血	发生率＜1％
		保守治疗≥90％
	具有适应证的结肠镜检查	所有检查＞80％
	合理建议患者再次进行肠镜检查，记录在案并交给患者	≥90％

（一）术前

1. 一般评估

结肠镜检查前，对患者进行术前评估是获得高质量肠镜检查的关键步骤。这可以由内镜医师或接诊医师来完成。当患者通过开放系统就诊时，由接诊医师对其进行术前评估是常见的。更重要的是，关于谁可以进行术前评估的准则，不能通过开放系统来制定，应该有明确的定义。有严重"合并症"的患者应该在计划的肠镜检查日前由内镜医师进行评估。已知有困难检查或肠道准备欠佳史的患者也应及早就诊。虽然肠镜筛查不必停用抗凝药物，但如果在筛查时发现息肉，将给治疗带来不便并增加患者的治疗费用。

根据患者的基础疾病和年龄权衡利弊，明确癌症筛查的适应证。围手术期用药管理应与患者一起回顾。这对于那些服用抗凝药物的患者来说是至关重要的。有心血管疾病的患者在停止抗凝治疗前，应咨询医生。必须获得患者的知情同意。知情同意书应包括出血、镇静药导致的过度镇静、对肠穿孔进行个体化处理、对间隔期癌和遗漏病变的处理等。进行肠镜检查前获得患者知情同意的质量指标应超过98％。理论上，低于100％质量指标的都应触发根本原因分析（root cause analysis，RCA）和操作评估，否则这将是一项严重的医疗法律责任。

术前评估最重要的步骤是肠道准备。在第四章中已经详细讨论了肠镜检查前的肠道准备。然而，结肠清洁对质量指标有非常重要的影响。一个没有粪便、干净的结肠，会使肠镜检查更有效，质量更高，易于发现息肉。肠道准备不充分的患者会延长检查时间，这会增加肠镜医师的压力，使退镜时间更短。肠道准备不充分可能会对肠镜到达盲肠造成障碍。必须尽量吸净肠腔里的积水，尽可能发现隐

藏的腺瘤性病变。如果肠道准备不充分，患者通常需要在一年内进行复查，这将增加患者的费用。如果在检查中没有发现腺瘤性息肉，内镜医师可能不太愿意推荐间隔期为10年的筛查。准备工作对患者至关重要。应提供书面指导。后续电话提醒可能有助于提高患者的依从性。既往肠道准备不充分的患者应延长准备时间，尽管相关的指导意见可靠数据有限。越来越多的人采用分次给药来提高肠道清洁质量。即使是那些手术时间较早，需要早起完成第二次给药计划的患者，其对这些方案的依从性和满意度仍然很高。根据美国麻醉学学会的指导方针，在镇静前2 h内使用清肠药是另一种提高成功率的策略。

术前评估时应确定镇静方案。适当的镇静有助于手术的完成，并且在一定程度上能安慰患者。内镜医师必须决定是由操作者还是专业的麻醉师进行镇静。这是当今医疗经济讨论的一个重要话题。由麻醉师或注册护士进行镇静显然会增加手术的总费用。但是，有一个擅长镇静和气道管理的医生，可以在气道出现问题时提供专业的救援，此时内镜医师可以专注于结肠镜检查。这可全面提高结肠镜检查的质量。

2. 手术适应证

结肠镜检查的适应证必须是适当的。第十章详细介绍了肠镜检查指南和适当的复查间隔。建议遵循已发表的肠镜检查适应证的指南，遵循比例应＞80％。将来患者很可能密切关注这方面的情况。非适应证性结肠镜检查是医疗保健系统成本增加的一个原因。当内镜医师认为检查是必要的，但患者的适应证不符合指南时，应记录临床决定进行肠镜检查的依据。指导方针不应取代医生针对特定临床情况做出的决策，但对于肠镜检查，越来越趋向需要提供支持性文件。

对于处于普通风险、癌症后监测和有息肉病史的患者进行肠镜筛查的间隔时间，建议遵守已发布的指南。如果知道既往结肠镜检查的日期和息肉的组织学，应予以记录。推荐程度≥90％。同样，这是一个今后将受到密切关注的领域。

关于结肠镜检查对溃疡性结肠炎或慢性克罗恩病结肠炎患者的监测，将会是另一个具有推荐质量指标的领域。结肠炎患者在临床条件发生变化（如出血或病情恶化，可能需要改变治疗）时需要进行肠镜检查。目前美国胃肠道内镜学会（American Society for Gastrointestinal Endoscopy，ASGE）的指南建议，对患溃疡性结肠炎（不包括局限性直肠炎）或克罗恩结肠炎 8 年、累及三分之一以上结肠的患者进行肠镜监测。患有原发性硬化性胆管炎合并有严重感染的患者发生恶性肿瘤的风险增加，建议肠镜检查间隔时间为 1～3 年。对结肠炎在适当间隔期进行筛查监测的推荐质量≥90%。

（二）术中

1. 肠镜盲肠到达率

高质量的结肠镜检查要求对结肠进行完整的检查。根据定义，这需要将结肠镜的尖端推进到盲肠的盲端。回盲瓣是肠镜到达盲肠最可靠的标志。瓣膜内侧和后方的盲肠部分的检查是至关重要的。这是一个非常容易忽略的关键区域。结肠带在阑尾口汇聚是另一个重要的标志。肠镜进入回肠末端可以确保已经到达盲肠。回肠黏膜不同于结肠，其黏膜绒毛突出。右下腹透视法和触诊对于判断肠镜是否到达盲肠是不可靠的，不推荐使用。肠镜到达盲肠的重要标志应拍摄图像并记录在内镜报告中。无论从质量的角度还是从医疗法律的角度来看，这都是非常重要的。静止图像有时模棱两可。并不是所有检查都可以留取视频录像，但视频录像对有针对性的复查非常有用。降低数字存档的成本可能会使其成为未来更有吸引力的 CQI 方法。

常规肠镜盲肠到达率应超过 95%。因肠道准备不足或严重结肠炎而失败的病例（穿孔）可从分母中排除。在这些情况下，支持性的照片文档非常重要。没有经过治疗的新发现的狭窄或恶性肿瘤，通常会被计算在内。结肠狭窄的手术治疗不应计算在分母里。另一个推荐质量标准是，对于所有肠镜操作，总的盲肠到达率≥90%。

2. 退镜时间

在结肠镜检查过程中，内镜医师会按计划到达盲肠或回肠。通常在退镜时仔细检查黏膜表面是否有息肉或病变。全面仔细地进行检查，清理肠道积液，仔细观察褶皱后有助于发现息肉。最初建议退镜时间为 6～10 min。这是基于已有的证据表明息肉检出率与退镜时间呈正相关。这种相关性在小息肉中最强。美国胃肠内镜协会 ASGE 的最新指南继续建议退镜时间≥6 min，超过 98% 的相关指南中有此项指标。退镜时间从肠镜到达盲肠后，内镜医师开始评估结肠黏膜时开始计时，到肠镜退出肛门时结束。这个时间不包括活检或息肉切除的时间。

退镜时间应在手术过程中记录下来。该项操作质量指标作为 CQI 基准具有易于采集和使用的特点。应该警惕的是，对这一操作质量指标的消极应对（如在直肠中等待至 6 min）。延长退镜时间对于高腺瘤检出率的内镜医师来说可能没有太大帮助，但对于低腺瘤检出率的内镜医师来说是一种强制提高其操作细致程度的指标。退镜过程中肠道黏膜检查的技术和彻底性可能比退镜时间更重要。虽然这一指标可能并不完全适用于那些之前接受过切除术的患者，但仍须记录这一指标。

3. 腺瘤检出率

发现并切除癌前息肉是结肠镜检查的目标。这一结论最初得到了回顾性研究的支持，这些研究显示进行息肉切除的患者，其结直肠癌发病率较低。最近，强有力的证据表明息肉切除对降低 CRCs 率有效。腺瘤检出率（adenoma detection rate，ADR）定义为内镜操作者行结直肠镜筛查后发现至少一例组织学确诊为腺瘤的比例。无柄锯齿状病变和增生性病变不应计算在内。双人结肠镜检查和 CT 结肠成像术显示，结肠镜检查时息肉漏诊率高得令人担忧。甚至更大、更晚期的腺瘤也存在严重漏诊。这是临床常见的缩短肠镜筛查间隔的主要原因，同时增加了间隔期 CRCs 发生的风险。担心漏诊腺瘤和间隔癌而推荐非标准筛查间隔增加了医疗保健的财政负担。拥有高质量肠镜检查和高 ADR 的医师能够准确发现病变并可减少患者不必要的肠镜检查。

ADR 是结肠镜检查的重要质量指标。ADR 将根据内镜医师的患者人数而变化。最初，指南推荐男性 ADR 率≥25%，女性≥15%，而这远远低于腺瘤性息肉的实际发病率。所以目前的推荐增加到男性 ADR 率≥30% 和女性≥20%，后面章节将详细讨论原因。如果人群性别均衡，总体的 ADR≥25%。

最近，ADR 已被证明与患者发生间隔期大肠癌有显著相关性。在一项对超过 25 万例结肠镜检查 712 例间隔大肠癌的研究中，高 ADR 操作者的肠镜检查与间隔期癌或癌症死亡的发生呈负相关。在这项研究中，内镜医师的 ADR 比率在 7.4%～54%。以最低的 ADR 五分位数（ADR 7.35%～19.05%）为参照，在最高的五分位数（ADR 33.51%～52.51%）中，内镜医师的结肠镜检查基本上使发生间隔大肠癌的风险降低了 50%（HR 0.52，95%CI：0.39～0.69）。ADR 每增加 1%，间隔期癌的风险就会降低 3%。在最近的指南中，胃肠内镜协会

（ASGE）在关于提高 ADR 的目标时引用了这一证据。

基于已有证据，ADR 现在主要被认为是一种结果指标，而不是治疗过程指标。与其他质量监测指标相比，ADR 需要更密切的随访。ADR 的精确指标依赖病理中心的跟踪报告。在未来，电子内镜和病理报告系统完美融合可能更容易做到这一点。然而，目前我们在这一数据的统计上仍然是人工完成的。

由于 ADR 计算存在一些困难，所以，有研究希望利用其他类似的信息替代 ADR。息肉检出率（polyp detection rate，PDR）是所有息肉样病的检出率。PDR 的优势在于它可以在内镜中心自动计算生成，而不需要与病理结果进行关联。但 PDR 的问题是，为提高 PDR，内镜医生倾向于切除增生性息肉，而对患者并没有临床益处，仅仅是简单地提高了一个质量监测比率。研究表明，对内镜医师来说 ADR 和 PDR 有很好的相关性。每次肠镜检查的腺瘤检出数（adenomas per colonoscopy，APC）是另一种评估指标。理论上，APC 鼓励最大数量地切除息肉，监测这一指标可以避免发现一处腺瘤病变后便不再积极主动筛查其他部位腺瘤。未来，其他的质量指标包括次均腺瘤检出数（mean number of adenomas，MNA）或次均息肉检出数（mean number of polyps，MNP）。MNA 已被证明与 ADR 相关，并且能更好地区分出 ADR 相近的内镜操作者。

人们对扁平病变及其在间隔期癌中作用的认识日益加深。大量的间隔期 CRCs 位于肠腔侧面，并具有微卫星不稳定性（microsatellite instability，MSI）。这类病变被漏诊后进展速度更快，比指南要求的间隔期短。无柄锯齿状腺瘤（sessile serrated adenoma，SSA）被认为能向浸润性癌发展。目前，针对 SSAs 的监测间隔类似于腺瘤性息肉。然而，SSAs 通常被排除在 ADR 的计算之外。较高的 SSA 检出率可能对这一类型的间隔期癌具有保护作用，并可能在未来与 ADR 分开，进行单独监测。

4. 息肉切除术

内镜医师应具备基本的息肉切除技术。息肉切除术会给患者带来不便并增加费用。大多数 2 cm 以下的小息肉可以通过内镜切除。在外科手术治疗前，对 <2 cm 的息肉切除率维持在 98% 以上是另一个质量指标。息肉的图像应记录在案，以便在 CQI 过程中对质量进行评估、与经验丰富的内镜医师进行讨论，并便于进一步内镜下治疗。

5. 充分的肠道准备

如前所述，充分的肠道准备对于高质量和高效率的结肠镜检查是必不可少的。充分的肠道准备可以检出 5 mm 以上的病变。这个简单的指标比描述性术语（差、公平、良好、优秀）更清晰，比一些复杂的术前准备质量量表（芝加哥、波士顿量表等）更加容易操作。不管用什么方法来描述肠道准备，检查报告中记录肠道准备的比例都应该在超过 98% 以上。质量操作指标推荐，门诊患者术前准备充分的比例应超过 85% 以上，以利于检出超过 5 mm 的病变。众所周知，住院患者肠道准备不充分的比率较高。作为 CQI 过程的一部分，内镜医师应该随访肠道准备成功率。医师们应检查患者肠道准备的以下方面：术前准备方法的选择、患者的教育、清肠药物是分次使用还是同日肠道准备。第四章讲述了更多关于提高肠道准备成功率的细节和方法。

6. 记录

详细和准确的结肠镜检查报告对于质量评估、提供给转诊医生更充分的信息、提供法律依据等方面都很重要。目前，已经公布了标准化结肠镜检查报告模板，包括患者的基础疾病和风险、适应证、手术经过（技术描述）、内镜检查、评估、干预或意外事件、随诊计划、病理学结果。已经有市售可以制作内镜报告的软件，它们可能比随意记录更标准化。

（三）术后

1. 穿孔

尽管穿孔的实际发生率很低，但其可能是肠镜检查中最令人担忧的并发症。治疗性穿孔率应小于 1/500，筛查性穿孔率应小于 1/1 000。考虑到穿孔发生相对较少，内镜医生的个人操作穿孔率很难作为评价指标。因为每一位操作者的患者复杂程度不一样；而且，对于采用先进技术进行复杂息肉切除的操作者，其穿孔发生率可能更高。

发生罕见的穿孔后，应该根本原因分析（root cause analysis，RCA）。内镜医师和同行们应该以非指控性的、建设性的方式对情况进行审查。弄清可能导致穿孔的因素，并制定计划以防止今后再次出现这种情况。RCA 通常会发现最初没有预料到的穿孔事件的原因。例如，不是操作者进镜技术差，而是因为患者肠道准备不充分，从而增加了内镜前进的难度。如果没有 RCA，可能会实施错误的干预，而不是把重点放在真正的根本问题上。

2. 出血

出血仍然是结肠镜检查后的一个风险。出血风险最高的可能是接受息肉切除的患者。出血的可预测因素包括近端结肠息肉的切除术后和带蒂息肉切除术后。肠镜术后出血率应小于 1%。较高的出血发生率应触发根本原因分析（RCA），以确保内镜医生使用最佳技术来减少出血风险。第二十一章详细介绍了可以采取的用以减少出血概率的干预方法和操作步骤。在≥90% 的术后出血病例中，可以通过保守治疗处理。对于息肉切除术后出血，早期内镜干预是安全有效的治疗方法，以降低输血需求。

3. 内镜筛查及监测间隔

肠镜检查完毕后，内镜医师应安排复诊时间。如果患者处于普通风险、肠道准备充分、没有发现息肉，复诊间隔应该是 10 年。对于进行了息肉切除的患者，在确定监测间隔前必须对其进行组织学检查。有证据表明，一些内镜医生并未推荐标准的监测间隔。这增加了医疗保健的成本，并可能使患者面临不必要的操作风险。在≥90% 进行了重新结肠镜检查的病例，都应该给予恰当的针对性监测建议。

四、改进策略

虽然已经讨论了多种结肠镜检查的质量指标，但在大多数肠镜检查中，增加 ADR 可能仍然是内镜医师最重要的目标。高 ADR 可以明显降低 CRCs 发生率。高质量的肠道准备是必要的，对 CQI 很有帮助，应该执行分次或同日肠道准备等步骤。

目前没有令人满意的关于改善 ADR 的文献。在对已发表的 7 项关于 ADR 的 CQI 研究的综述中，只有一项显示出改善结果。这项研究配备了具有报时功能的计时器来记录退镜的速度，来向内镜医师提供退镜时间反馈。12 名内镜医师的 ADR 由 23.5% 上升至 37.4%，增幅达 50%。

除了改善患者因素和内镜医师的操作问题外，应用其他技术来帮助检测腺瘤性息肉方面也有重要的应用。这些技术包括黏膜增强技术，其中包括局部和虚拟增强技术，用于改善对肠道皱褶处的观察效果的内镜配件，以及广角内镜或后视内镜。

随着技术的发展和成本的下降，高清视频变得越来越普遍。高清晰度内镜能够提供高分辨率的视频，通常为 1080p 或更高。理论上，较高的分辨率有助于检测较小的息肉或扁平病变，尽管人们可能认为这种效果对晚期腺瘤不那么重要。高清晰度内镜还可以联合广角内视镜（170°和140°标准）。一项 Meta 分析显示，在高清晰度内镜检查下，ADR 有约 3.8% 小幅的增加。而对晚期腺瘤的检出率无差异。相关文献回顾提示其对 ADR 改善的差异很大，只能进行局限性讨论。这也是大多数关于 ADR 研究的共同主题。研究通常是对 ADR 较高的内镜医师进行干预性研究。而对于 ADR 较低的内镜医师，很难推断出干预的效果。

染色内镜（chromoendoscopy，CE）是一种将染料应用于结肠黏膜以帮助检测息肉的技术。亚甲基蓝和靛胭脂是两种常用的染料。在对慢性结肠炎患者进行监测和活检时，染色内镜已被证明在提高诊断率方面是有效的。因为在慢性结肠炎的环境中，发育不良通常是由扁平病变引起的，染色内镜可以提高对周围黏膜的鉴别能力，从而提高对病变的检测能力。对人群筛查使用染色内镜监测息肉并没有强有力的支持证据，因为大多数试验没有显示出差异。欧洲胃肠内镜学会（The European Society for Gastrointestinal Endoscopy，ESGE）不建议常规使用染色内镜筛查处于平均风险的患者。染色内经筛查会因使用染料而增加成本，手术时间也会增加 30%～40%，对于晚期腺瘤也缺乏能够提高检出率的证据。

电子色素内镜（virtual chromoendoscopy，VCE）是利用图像处理技术对内镜图像进行处理，提高对病变的检测和识别能力。窄带成像（narrow band imaging，NBI）是一种广泛应用的技术，几家不同的内镜制造商都有自己的技术特点。窄带成像内镜通过过滤掉较高波长的红光，留下较低波长的蓝光和绿光。由于这两种光存在于血红蛋白的吸收光谱中，故能提供更鲜明的黏膜血管外观。Meta 分析显示，在 ADR 方面，虚拟色素内镜技术没有优于白光内镜技术，不常规推荐使用。

有一些关于内镜的补充和改进的研究。其中许多问题在第十四章中有更详细的讨论。包括使退镜期间的结肠袋折叠舒展开来的附加帽或套管装置。这些方法可以提高对褶皱背面小息肉的检出率。后视摄像头可以通过工作通道送入，可以进一步改善对褶皱背部的检查。还有一种带有侧方视野的摄像头的专用内镜。也称为全视角内镜检查，这为内镜医生提供了一个合成的全视角视图，其合成后的视角为 330°。初步研究显示这一技术具有一定应用前景。其中一项研究显示全视角内镜下腺瘤漏诊率仅为7％，而标准前视摄像头镜下直肠镜下腺瘤漏诊率为41％。这项技术是否能提高操作能力差的内镜医师的腺瘤检出率还有待观察，不过因采购此设备造成成本增加是需要考虑的一个因素。

五、培训和资格审查

结肠镜检查是一种由不同培训背景的医生进行的一项操作。包括胃肠科医生、普通外科医生、结肠直肠外科医生、内科医生和家庭医生。尽管外科医生在此领域进展很快，但消化内科医生还是承担着绝大部分结肠镜检查。普外科医生在乡村诊所也开展了许多内镜检查，这可能是由于乡村消化内科医生的数量减少，因为他们往往集中在城市。一项关于普通外科病种的研究发现，结肠镜检查是其第二常见的病种。此外，卫生服务区消化内科医生人数减少与普通外科医生结肠镜检查数量增加也有直接关系。显然，由消化内科医生在这方面提供的医疗服务正在被外科医生替代。

最近一直有关于培养内镜医师进行结肠镜检查的争论。美国外科委员会（American Board of Surgery，ABS）为毕业的普通外科住院医师设定了最低结肠镜检查次数为50次。美国结肠和直肠外科委员会（the American Board of Colon and Rectal Surgery，ABCRS）对其医师有更严格的要求。ABCRS要求普通外科住院医师完成至少140次结肠镜检查，其中至少30次干预或治疗（活检、息肉切除、注射、支架植入等），其中一半必须是圈套息肉切除术。胃肠内镜协会（ASGE）也为专科培训生"在能力评估之前"设置了至少140次结肠镜检查的要求。这个数字也包括在美国胃肠病学学院（American College of Gastroenterology，ACG）的核心课程中。所有学会都认为，病例数量增加能使操作熟练。ASGE和ACG担心，根据操作数量来推定内镜操作水平而设置的最低ABS数量要求，可能会给参加外科培训计划的肠胃科医生带来负担。作为回应，美国外科委员会（ABS）和美国胃肠内镜外科医生协会（the Society of American Gastrointestinal and Endoscopic Surgeons，SAGES）为普通外科住院医师制定了标准化的内镜课程"内镜外科基础"（fundamentals of endoscopic surgery，FES）。"内镜外科基础"中包括标准化的说教性学习材料和内镜技术

模拟评价的客观指标。在实际内镜检查中，也有一套标准的操作评分表。从2017年开始，申请美国外科委员会资格将需要进行"内镜外科基础"认证。

内镜操作者的操作质量是一个值得讨论的问题。胃肠内镜协会（ASGE）发表的最新一组结肠镜检查质量标准引用了5篇文章，其中指出，在通过结肠镜检查预防CRCs方面，消化内科专家比外科医生或社区保健医生更有效。在其中两项参考研究中，主要作者是一名结直肠外科医生。在一项对照研究中，通过查看医疗保险中心统计数据和结肠镜检查对CRCs死亡率的影响，全部医生的结肠镜检查的优势比为0.4（95％CI：0.37～0.43），有显著改善。这种效应在远端CRCs中最为明显。然而，当考虑到内镜医师的专业时，其优势是不同的。在所有部位的结直肠癌中，消化内科医生的优势比最低为0.35（95％CI：0.32～0.39），其次是社区保健医生的优势比为0.43（95％CI：0.33～0.55），最后是外科医生的优势比为0.55（95％CI：0.47～0.64）。在近端和远端CRCs中也发现了类似的趋势，外科医生对远端肿瘤的保护作用更强。本研究使用的是管理数据，无法得知结肠镜检查的适应证、内镜医师的执业模式或患者CRCs的基线风险。外科医生本来就可以对高危人群（因息肉大或复杂而转诊的患者）进行手术。有数据支持外科医生可以安全有效地进行结肠镜检查。然而，这些大多是较早的研究，目前还没有含有ADR质量指标的报道，这限制了上诉数据的说服力。至少最近的一份报告显示，结肠和直肠外科专科医生可以提供高质量的结肠镜检查。对于外科医生来说，熟悉本书并按照本章讨论的高质量标准来操作是很重要的。

肠镜操作的资格审查和认证仍然是区域性管理的。在质量标准方面，在城市三级内镜中心医生认可和习惯的操作可能与乡村社区医院或急诊中心有很大的不同。然而，每个实习地点都应该有一套明确的最低培训标准。主要的内镜学会对此发表了指导性文件。对所有内镜操作者都强制性地进行持续的专业实践评估。所有内镜操作者，无论背景或专业，都应对遵循当地机构确定的质量准则。应为不符合标准的医生规划补救措施。补救措施失败应收回资格认证。然而，不考虑当地实际环境而应用统一的质量标准，可能会导致内镜操作者减少，并减少结肠镜检查的机会，这显然不利于降低CRCs的总目标。

六、报告及报销政策

传统的先付费后服务的医疗保险政策正在改变。政府正积极为医保受益人争取这一转变，私营保险公司也在密切关注这一目标。2015 年通过《医疗保险准入和芯片再授权法案》（*Medicare Access and CHIPS Reauthorization Act*）废除了可持续增长率（the sustainable growth rate，SGR），这让内镜医师们在报销政策上走上了一条新道路。接受具有医疗保险的患者的内镜医师们将被要求参与另一种支付模式（ACO，bundle）或称为参与质量报告体系。现有的医师质量报告体系（physician quality reporting system，PQRS）、质量改进和电子病历质量将整合为一个基于绩效的激励支付体系（merit-based incentive payment system，MIPS）中。到 2019 年，医疗保险支付系统将对内镜医师们有一个介于支付－4％的罚金至得到＋12％奖金的差别，这将取决于他们的操作的质量指标。至少 50％ 的医疗保险患者有高质量标准的检查报告才算合格。

表 13.2 显示了目前在合格的临床数据登记（alternate payment models，QCDR）中批准收集的结肠镜特定指标。目前 PQRS 指标的重点是避免为正常检查和息肉患者进行不必要的缩短肠镜检查间期。ADR 也是一个主要关注的指标。肠镜盲肠到达率能够显示医师的技术水平。肠道准备是否充分的数据也是一项关注指标。内镜医师被认为是可以控制患者的肠道准备质量的，并且可以通过 CQI 方法加以改善，但实际上这也受到患者行为的影响（如没有按照医嘱进行肠道准备）。目前有两个 QCDRs 组可以加入用来跟踪监测数据，同时这些 PQRS 数据也将向政府报告。这两个临床数据登记系统分别是由 ACG 和 ASGE 搜集的 GIQuIC 数据登记系统，和美国胃肠病学协会（AGA）临床数据登记系统。

最近，随着 2016 年 1 月 1 日生效的《医师费用表》，医疗保险患者的内镜费用报销范围出现了大幅下降。2015 年，最初公布的内镜检查范围系列代码有误，随后 ACG、AGA 和 ASGE 对其进行了更改。不管怎样，由于制定了减少报销的政策，结肠镜检查量减少了 9％，结肠镜圈套息肉切除数量检查减少了 12％，结肠镜活检量减少了 17％。

很明显，今后需要更多地关注与结肠镜检查相关的费用。今后，内镜检查质量评估将对社会公布，患者可以选择内镜医师。所以，内镜医师需要理解、权衡遵循这一质量评估标准，不仅是为了获得最大医保收益，更是为了我们能在不断发展壮大的医疗体系中生存。

表 13.2　关于医师结肠镜检查专业素质的质量指标报告

监测项目	PQRS 要求
内镜/息肉监测：有腺瘤息肉病史的患者的结肠镜检查间隔——避免不恰当的使用	是
内镜/息肉监测：处于平均风险的患者正常结肠镜检查随访时间间隔	是
筛查结肠镜中腺瘤检出率	是
结肠镜检查评估（手术准备）——评估肠道准备情况	否
结肠镜检查评估（到达盲肠）——盲肠到达率/到达深度	否
老年人不必要的结肠镜检查	否

七、经验与教训

推荐的肠镜腺瘤检出率：男性≥30％，女性≥20％，总体≥25％。

门诊检查患者肠道准备充分的比例应该≥85％。考虑把清肠药分开服用或检查同一天服用，以提高成功率。

不包括活检和息肉切除的时间，维持至少 6 min 的退镜时间。彻底检查结肠黏膜、清理肠道积液、并观察皱褶后方。增加 ADR，降低 CRCs 死亡率。

肠镜盲肠到达率≥95％。用回盲瓣和阑尾孔的图像证实。

确保结肠镜检查的适应证有明确的记录。检查间隔应遵循既定的指导方案。提前复查需要有充分的证明文件。

数据的作用是很强大的。每一位内镜操作者都应该知道自己在内镜质量监测指标方面的表现。CQI 应该适合监测和持续改进质量。在不久的将来，报销将与质量指标挂钩。

（曾庆敏　译）

参考文献

[1] Rosenthal E. Colonoscopies explain why U. S. leads the world in health expenditures. The New York Times[Internet]. 1 Jun 2013[cited 25 Jan 2016]. http://www. nytimes. com/2013/06/02/health/colonoscopies-explain-why-us-leads-the-world-in-health-expenditures. html

[2] Rex DK,Bond JH,Winawer S,et al. Quality in the technical performance of colonoscopy and the continuous quality improvement process for colonoscopy: recom-mendations of the U. S. Multi-Society Task Force on Colorectal Cancer [J]. Am J Gastroenterol,2002,97(6):1296-1308.

[3] Rex DK,Petrini JL,Baron TH,et al. Quality indicators for colonoscopy [J]. Gastrointest Endosc, 2006, 63 (4): S16-S28.

[4] Rex DK,Schoenfeld PS,Cohen J,et al. Quality indicators for colonoscopy[J]. Gastrointest Endosc, 2015, 81 (1): 31-53.

[5] Shergill AK,Lightdale JR,Bruining DH,et al. The role of endoscopy in inflammatory bowel disease[J]. Gastrointest Endosc,2015,81(5):1101- 1113.

[6] Simmons DT, Harewood GC, Baron TH, et al. Impact ofendoscopist withdrawal speed on polyp yield: implications for optimal colonoscopy withdrawal time[J]. Aliment Pharmacol Ther,2006,24(6):965-971.

[7] Sawhney MS,Cury MS,Neeman N,et al. Effect of institution-wide policy of colonoscopy with-drawal time≥7 min on polyp detection[J]. Gastroenterology, 2008, 135 (6): 1892-1898.

[8] Corley DA,Jensen CD,Marks AR,et al. Adenoma detection rate and risk of colorectal cancer and death[J]. N Engl J Med,2014,370(14):1298-1306.

[9] Denis B,Sauleau EA,Gendre I,et al. The mean number of adenomas per procedure should become the gold standard to measure the neoplasia yield of colonoscopy: a population-based cohort study[J]. Dig Liver Dis,2014,46(2): 176-181.

[10] Lieberman D, Nadel M, Smith RA, et al. Standardized colonoscopy reporting and data sys-tem: report of the Quality Assurance Task Group of the National Colorectal Cancer Roundtable [J]. Gastrointest Endosc, 2007, 65 (6):757-766.

[11] Corley DA,Jensen CD,Marks AR. Can we improve adenoma detection rates? A systematic review of intervention studies [J]. Gastrointest Endosc, 2011, 74 (3): 656-665.

[12] Subramanian V,Mannath J,Hawkey C,et al. High definition colonoscopy vs. standard video endoscopy for the detection of colonic polyps: a meta-analysis[J]. Endoscopy,2011,43(6): 499-505.

[13] Kamiński MF, Hassan C, Bisschops R, Pohl J, et al. Advanced imaging for detection and differentiation of color-ec-tal neoplasia: European Society of Gastrointestinal Endoscopy(ESGE) Guideline[J]. Endoscopy, 2014, 46 (5):435-449.

[14] Dinesen L,Chua TJ,Kaffes AJ. Meta-analysis of narrow-band imaging versus conventional colonoscopy for adenoma detection [J]. Gastrointest Endosc, 2012, 75 (3): 604-611.

[15] Gralnek IM,Siersema PD,Halpern Z,et al. Standard forward-viewing colonoscopy versus full-spectrum endoscopy: an international, multicentre, ran-domised, tandem colonoscopy trial [J]. Lancet Oncol, 2014, 15 (3): 353-360.

[16] Decker MR,Dodgion CM,Kwok AC,et al. Specialization and the current practices of general sur-geons[J]. J Am Coll Surg,2014,218(1):8-15.

[17] Baxter NN,Warren JL,Barrett MJ,et al. Association between colonoscopy and colorectal cancer mortality in a US cohort according to site of cancer and colonosco-pist specialty[J]. J Clin Oncol,2012,30(21):2664-2669.

[18] Mehran A,Jaffe P,Efron J,et al. Colonoscopy: why are general surgeons being excluded? [J]. Surg Endosc, 2003,17(12),1971-1973.

[19] The SAGES Colonoscopy Outcomes Study Group,Wexner SD, Garbus JE, Singh JJ. A prospective analysis of 13, 580 colonosco-pies: reevaluation of credentialing guidelines[J]. Surg Endosc,2001,15(3):251-261.

[20] Charbel JM,Bastawrous AL,Froese D,et al. Colon and rectal surgeons: raising the endoscopy bar[J]. J Am Coll Surg,2015,221(4):e57.

第十四章 先进的内镜成像设备：检测息肉和异型增生

本章要点

◇2％～6％的 CRCs 发生在结肠镜检查间隔期，这些间隔期癌症被认为是由漏诊的息肉进展而来而非新发生的肿瘤病变。

◇色素内镜通过使用染料或光学技术来增强图像。色素内镜有助于区分腺瘤性息肉和增生性息肉。

◇腺瘤性病变是呈脑回状的工藤腺管开口分型，增生性病变呈星芒状腺管开口分型。

◇染料辅助色素内镜在检测溃疡性结肠炎患者的不典型增生方面优于标准白光内镜。

◇使用各种内镜辅助设备，如内镜透明帽、内镜项圈、内镜袖套等装置，也许可以提高对微小息肉的检出，但研究数据不够充分，不推荐常规使用。

◇第三只眼结肠镜检查（third eye colonoscopy）改善了监测和诊断中的腺瘤检出率，但不适用于肠镜的筛查。

◇共聚焦激光显微内镜和超声内镜在评估结肠的特定区域或病变方面很有价值，但对提高息肉的检出率几乎没有帮助。

一、前言

发现并切除结直肠肿瘤是预防结直肠癌的关键环节。肠镜检查在其诊断和治疗中不可或缺。而高质量的结肠镜检查是结直肠癌的主要筛查方式。结肠镜检查和息肉切除可以使 CRCs 的死亡率降低53％。然而，2％～6％的 CRCs 发生在肠镜检查的间隔期，这是由漏诊的息肉进展而非新发生的肿瘤病变。由于肠道准备不充分、息肉的外观（扁平息肉可能类似于正常黏膜）及对操作技术要求较高（尤其是息肉隐藏在皱褶后），息肉可能会被忽略。本章将讨论几种结肠镜检查技术的进展，这些进展改善了肠道的可视化并增加了息肉的检出率。

二、息肉的实时光学预测

（一）组织学监测

近年来，各种结肠镜检查技术不断发展，用来提高对结肠异常病变的检测。某些肠镜检查技术不仅能区分正常黏膜和异常黏膜，而且能根据内镜下肠道黏膜的外观进行组织学预测。色素结肠镜检查可以通过染色或改变光频率显示异常黏膜，还可以通过预测病变的微小形态来进行"光学活检"（"optical biopsy"）。

（二）色素结肠镜检查

1. 染色辅助结肠镜检查

色素内镜通过使用染料或光学技术来增强观察到的图像。它通过增强病变的边界和表面形态，从而提高正常黏膜与肿瘤病变的区别。色素结肠镜也有助于区分腺瘤性息肉和增生性息肉。小的增生性息肉（小于 5 mm）通常被认为是良性的，没有癌变风险。随着结肠镜检查费用的增加，通过肠镜预测小息肉的组织学可以减少患者额外的病理费用。

白光内镜不能很好地区分腺瘤性息肉和增生性息肉。而色素内镜提高了对黏膜形态的区分，使内镜医师能够很好地预测息肉的组织学特点。腺瘤性息肉的新血管生成导致黏膜出现不同的"腺管开口分型"，而我们可以通过染色或光学技术看到。窄带成像国际结直肠内镜分型（NBI International Colorectal Endoscopic classification）根据息肉黏膜的颜色、表面花纹、血管的外观来判断 I 型（增生性）和 II 型（腺瘤性）病变（表 14.1）。

色素内镜使用的染料要么被黏膜吸收（活性染料），要么留在黏膜表面（非活性染料）。我们可以将染料仅应用于结肠的病变区域，也可以用于整个结肠（全结肠染色内镜）。染色能增强肿瘤病变的形态或黏膜腺管开口的形态。Kudo 等人表明内镜下染色增强病变的黏膜腺管开口形态，可以更好地预测其组织学特点。腺瘤性病变呈脑回状腺管口分型，增生性病变呈星芒状腺管口分型。

靛胭脂和亚甲蓝是最常用的两种染料。这两种染料在内镜下都显示蓝色的外观，均能有效地鉴别异常黏膜。靛胭脂是一种浓度为 0.03%～0.5% 的非活性染料，可覆盖在黏膜表面，勾勒出黏膜的腺管开口形状，增强黏膜不同形态之间的对比。青胭脂能在指定的黏膜表面持续染色数分钟，并且不会被肠黏膜吸收，但是当被稀释后就会消失。亚甲蓝是一种浓度为 0.1% 的活性染料，可被肠上皮细胞主动吸收（图 14.1）。瘤变和发炎的肠黏膜不能吸收染料，使它看起来比正常黏膜颜色更亮。亚甲蓝使组织着色需要约 1 min，持续染色约 20 min。这两种内镜下染色是安全的，没有明显的副作用。曾有人担心亚甲蓝可能导致 DNA 损伤，但尚未被临床证实。

良好的肠道准备是色素内镜充分显示黏膜的前提。当色素内镜通过结肠时，内镜医师应尽量吸出肠腔内的残余物质。可以使用 60 mL 注射器或喷雾导管通过肠镜的辅助通道将染料直接送达盲肠。也可用无菌水将染料稀释成 1L，内镜医师通过不断踩踏水泵来使用。如果使用结肠减压，染料覆盖范围会更满意。对于全结肠染色内镜，每 20～30 cm 肠段喷涂染料。染色完毕后，靛胭脂可以立即进行检验，而亚甲蓝需要等待 60 s 才能被吸收。据报道，亚甲蓝包衣片可用于色素内镜检查，可直接将染料输送到结肠，但还需要更多的研究来证实。

对处于一般风险的患者来说，与白光内镜（或高清内镜）相比，色素内镜在发现小息肉、近端腺瘤和扁平息肉等常常被忽略的病变方面具有显著优势。通过与白光内镜相比较，人们研究了色素内镜的腺瘤检出率（adenoma detection rate，ADR）。结果表明，与标准白光内镜或高清内镜相比，色素内镜对 ADR 的影响不大。但色素内镜的突出优点是，其能够染色的特性可以使其在检测中发现更多的小息肉。色素内镜检查增加了近端病变、扁平病变和锯齿状病变的检出率。虽然这种肠镜检查技术可以显著提高对经常漏诊的病变的检测，但检查耗时过长是其主要缺点。

炎症性肠病（inflammatory bowel disease，IBD）患者罹患结直肠癌的风险增加，确诊后 8 年需要通过肠镜监测黏膜异型增生。色素内镜检查优于白光内镜活检，前者可将异型增生的检出率提高 3～4.5 倍。目前，欧洲指南推荐用色素结肠镜和标准活检来监测 IBD 患者的黏膜异型增生。在美国，色素内镜是一种常用并且是诊断 IBD 患者肠黏膜异型增生的首选方法；然而，色素内镜并不是诊断 IBD 患者肠黏膜异型增生的金标准，在成为金标准之前，仍需要进行更多的研究。值得注意的是，长期炎症患者的黏膜腺管开口形态可能不像背景黏膜一样，当出现异常病变时并不容易判别，因为肠黏膜的异型增生不容易识别，所以美国胃肠病学协会建议只有有经验的医生才能进行色素内镜检查。

表 14.1　NICE 标准

NICE 标准	I 型	II 型
颜色	比背景颜色浅或与背景颜色相同	比背景颜色偏暗
血管	无血管或孤立血管	白色组织周围有棕色血管
表面形态	大小一致的黑色或白色斑点或形态不均匀	棕色血管包绕的椭圆状、管状或树枝状的白色组织
可能的病理	增生	腺瘤

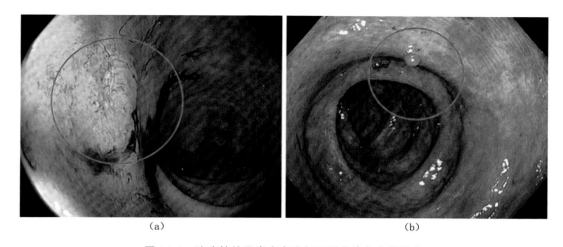

(a)   (b)

图 14.1 溃疡性结肠炎患者进行亚甲蓝染色内镜检查

（a）扁平病变外观苍白，组织学为管状腺瘤；（b）炎症性息肉与周围组织染色相同，无典型苍白
外观或腺管口形态改变。由 Aquilant Endoscopy Ltd. 许可

2. 电子色素内镜

无染色或电子色素结肠镜检查使用成像增强光学技术来增强病变。窄带成像（narrow band imaging，NBI）利用光源中的滤光片增强浅层和深层血管（图 14.2）。正常情况下，白光带宽度为红绿蓝。血红蛋白吸收绿色和蓝色的光，将红色光线反射出来。NBI 则是滤过白光，使蓝光（415 nm）和绿光（540nm）通过，但阻挡红光。由于结肠的肿瘤病变的表浅黏膜和血管与正常组织不同，黏膜深层血管由于吸收了蓝色和绿色光线而显示出黑色，因此肿瘤病变异常的表浅黏膜和血管就容易在 NBI 下显示出来。

通过研究比较了使用 NBI 或白光结肠镜检查的 ADR，结果显示，与常规白光内镜相比，使用 NBI 提高了 ADR，但与高清结肠镜相比，两者的 ADR 相同。由于使用 NBI 使肠黏膜颜色变暗，从而限制了它成为筛查工具（图 14.3）。

日本宾得（Pentax，Japan）研制的全数字化智能电子色素内镜是一种数字滤波器，可以增强某些被吸收的波长。该技术旨在增强黏膜的某些特征。研究表明，日本宾得研制的全数字化智能电子色素内镜可以提高小的、增生性的腺瘤检出率。

日本富士能（FICE，Fujinon Inc.，Japan）的智能色素增强内镜与日本宾得的全数字化智能电子色素内镜类似。色彩增强技术能捕捉整个白光光谱。

当光线被捕获时，计算机的已有程序会使某些组合波增强。数据表明色彩增强技术可以更好地显示黏膜形态、黏膜腺管开口形态并强化血管，但并不能提高 ADR。

（三）观察效果的改进措施

为了改善结肠的观察效果，目前已开展了许多研究。微小息肉进展为恶性的风险非常低，但 3 个或 3 个以上的息肉有进展为结肠腺癌的风险。结肠镜检查时息肉的数量和大小决定了以后的筛查间隔时间。因此，不漏诊息肉对于确定患者未来的癌变风险和确定筛查间隔期至关重要。因为结肠镜并不能轻易看到肠腔的全部黏膜，较小的息肉很容易被忽略，尤其是位于皱褶后的小息肉。目前已经研发了数种肠镜配件，用以改善肠道黏膜的观察效果。

1. 透明帽辅助结肠镜检查

透明帽辅助结肠镜检查（图 14.4）是指进行操作时肠镜末端有一个 4 mm 的透明塑料帽。因为一些息肉可能隐藏在肠黏膜的皱褶后，该装置的目的是将肠黏膜的皱褶舒展开，以暴露隐藏在皱褶后的息肉，进一步提高对肠黏膜的观察效果。透明帽也可避免肠镜在寻找腔进镜的过程中出现"一片红"。一项随机、前瞻性的试验发现透明帽辅助结肠镜检查未能提高腺瘤检出率，但能提高肠镜盲肠到达率。

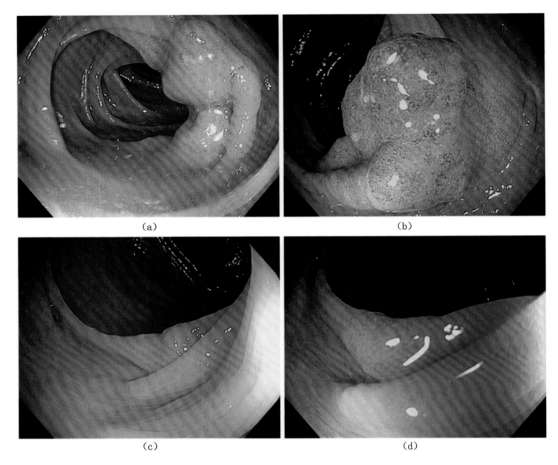

（a）　　　　　　　　　　　　（b）

（c）　　　　　　　　　　　　（d）

图 14.2　一例结肠管状腺瘤的窄带成像

（a）白光；（b）窄带成像显示一个大的扁平管状腺瘤，其息肉样组织延伸到褶皱里；（c）白光；（d）窄带成像显示一个扁平管状腺瘤。窄带成像增强病变的腺管开口形态，其在白光内镜下显示病变轻微

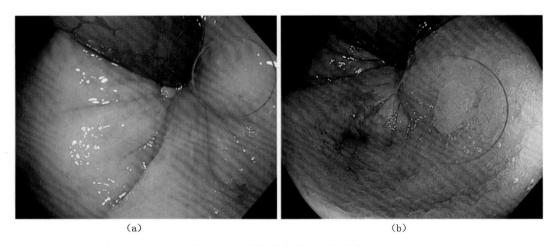

（a）　　　　　　　　　　　　（b）

图 14.3　增生性息肉的窄带成像

（a）白光；（b）窄带成像显示的一个直肠增生性息肉

2. 内镜项圈

以色列凯撒利亚的恩都爱德有限公司研发的是一种圆形肠镜帽——内镜项圈（图14.4），适用于大多数结肠镜的末端，它有3层透明、柔软、灵活的硅胶环，在退镜的时候有助于舒展褶皱。硅胶环是软的，利于寻腔进境。在一项随机多中心研究中，研究人员比较了串联结肠镜检查，即先进行内镜项圈辅助结肠镜检查然后立即进行标准结肠镜检查，或者先进行标准结肠镜检查然后立即进行内镜项圈辅助结肠镜检查，最后比较两组的腺瘤漏诊率，首先接受内镜项圈辅助结肠镜检查组的腺瘤漏诊率（10.4%）低于标准结肠镜检查组的腺瘤漏诊率（48.3%），差异有统计学意义（本研究由EndoAid资助）。值得注意的是，内镜项圈辅助结肠镜的操作时间更长，这可能是两组腺瘤检出率差异的原因。总而言之，该辅助装置增加了腺瘤检出率，尤其是那些近端结肠被漏诊的微小息肉。

过去也曾经研发过其他类似于透明帽、内镜袖套等相似的辅助设备。研究比较了透明帽辅助结肠镜检查和标准肠镜检查对盲肠到达时间和腺瘤检出率的影响，一些研究结果表明透明帽辅助结肠镜检查比较有优势，而有的结果表明透明帽的使用对检测质量影响不大。

3. 内镜袖套

英国亚克医疗设计公司（Arc Medical Designs，Leeds，England）研发的内镜袖套（图14.4c）是2012年FDA批准的另一种结肠镜帽装置。内镜袖套与内镜项圈的外观虽然不同，但它们的作用是类似的，即舒展褶皱和增加ADR。内镜袖套有两个细的突出的环，环的材质很软。为了不阻碍结肠镜的前向运动，突出物在底部铰接。内镜袖套有多种尺寸可供肠镜检查选择。一项随机的多中心研究比较了内镜袖套辅助结肠镜检查与标准结肠镜检查。结果表明内镜袖套辅助结肠镜对扁平病变和小于6mm的小息肉的检出率较高，但总体上两者对腺瘤的检出率差异不显著。当左半结肠出现憩室时，该辅助装置会阻碍肠镜进境，必须将其取下才能完成检查。本研究未涉及肠镜的盲肠到达率。

从未研究过内镜项圈与内镜袖套对腺瘤检出率（ADR）的利弊。小息肉是最容易被漏诊的，而在微小息肉的检测中，每种方法都显示出了一些优势。一项Meta分析回顾了使用透明帽辅助结肠镜检查，结果是有利有弊，有研究显示使用透明帽腺瘤检出率增加，而有一些研究表明腺瘤检出率无差别。目前还没有充分的数据推荐使用这些辅助装置，但有研究表明，它们可能会增加腺瘤检出率。

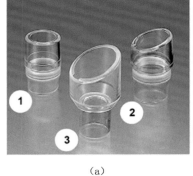 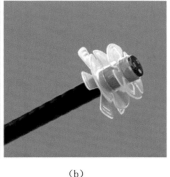 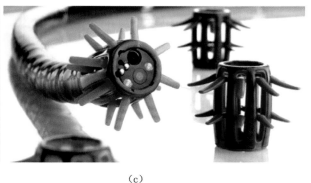

(a)　　　　　　　　　　(b)　　　　　　　　　　(c)

图14.4　肠镜末端附加装置

（a）内镜透明帽：①圆筒形透明帽；②斜式透明帽；③软质透明帽 经Sumiyama，K授权；（b）内镜项圈；（c）内镜袖套

（四）新的结肠镜技术

随着结肠镜技术的发展，肠黏膜的观察效果不断提高。比如通过改进肠镜的光学器件及增加辅助摄像装置从而不断扩大内镜医师的肠腔视野。与标准结肠镜检查相比改进后的结肠镜可能会增加肠道腺瘤检出率。

1. 第三只眼后视镜（third eye retroscope）

第三只眼后视镜（Avantis，Sunnyvale，CA，USA）通过标准结肠镜通道置入，其镜头可自动向后翻转，使内镜医生在退镜时能仔细观察结肠褶皱后方的黏膜，且内镜医师能同时观察前后肠道。在一项开放标记研究中，将患者随机分为 2 组，分别进行第三只眼结肠镜（third eye colonoscopy，TEC）和标准结肠镜检查，评估 ADR 和息肉漏诊率。结果显示，第三只眼结肠镜检查总体腺瘤检出率增加了 23.2%（$p=0.029$）。数据强有力的表明第三只眼肠镜检查用于监测和诊断腺瘤分别增加了 35.7% 和 55.4%，而用于筛查时腺瘤检出率仅仅增加了 4.4%。TEC 在监测和诊断性检查中比筛查更有意义。此外，与标准肠镜检查相比，TEC 的退镜时间更长。

2. 全光谱内镜

EndoChoice 内镜（Alpharetta，GA，USA）是一种全光谱内镜，它在内镜的末端有一个附加的光学设备，由 3 个附加的成像仪和发光二极管（LEDs）组成，肠镜尖端的 3 个摄像头拍摄的 3 张照片投射到 3 个视频监视器上，使得内镜医师拥有 330° 的肠腔全景视野。国际上进行了一项多中心随机试验，即先进行全光谱内镜检查，随后行标准结肠镜检查，或者先行标准结肠镜检查再行全光谱肠镜检查，以此来评估患者的息肉漏诊率。结果显示，与标准肠镜检查相比，全光谱结肠镜检查的息肉漏诊率更低，而两者的退镜时间无明显差异。

3. 气囊辅助结肠镜检查

以色列 NaviAid G-EYE 内镜（Smart Medical Systems Ltd.，Ra'anana，Israel）在肠镜的末端装有一个气囊装置，可以通过向气囊里注气，肠腔里的褶皱被气囊压平，以扩大内镜医师的视野。该新型结肠镜与标准结肠镜相比，其腺瘤漏诊率明显降低（腺瘤漏诊率分别为 7.5% 和 44.7%，$p=0.000\ 2$）（图 14.5）。该研究还显示，气囊辅助结肠镜检查的腺瘤检出率更高（81%），退镜时间更长，但两组的肠镜盲肠到达时间相似。

4. 特大广角结肠镜检查

日本东京奥林巴斯医疗公司（Olympus，Tokyo，Japan）研发的特大广角结肠镜（extra-wide-angle-view colonoscope）拥有 170° 的肠腔视野及高清视图。该肠镜检查有望大幅提高腺瘤检出率。其原理是：该肠镜拥有一个前视摄像头和一个后视摄像头（或称侧视摄像头），然后将两个摄像头拍摄的图像同步上传，合成一张图像在显示器上呈现出来，提高了困难部位肠黏膜的观察效果。

5. 其他肠镜检查技术

针对上消化道及胆胰疾病的诊治已经研发了许多先进的内镜及其辅助技术，如共聚焦激光显微内镜（confocal laser endomicroscopy，CLE）、超声内镜（endoscopic ultrasound，EUS）等。共聚焦激光显微内镜在进行肠镜检查时能实时评估微小细胞结构，它已被证明对各种上消化道疾病有诊断价值，且能有效预测非活动期溃疡性结肠炎的复发。最近，它也被证明可以用于预测回肠末端克罗恩病的病情变化，其观察结果可作为病情加剧的的预测因子。共聚焦激光显微内镜在息肉检测中作用不大。由于共聚焦激光显微内镜的探头每次只能显示肠腔一个非常小的区域，因此是评估肠腔特定区域的最佳方法，但不适用于评估整个肠腔。

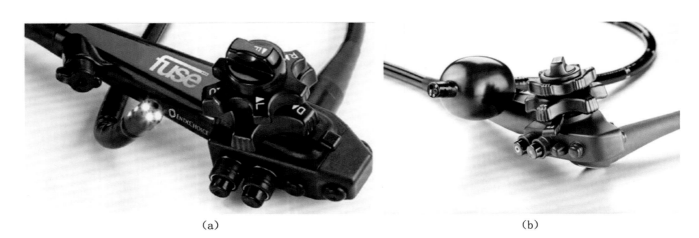

(a)　　　　　　　　　　　　(b)

图 14.5　新的肠镜检查技术

（a）全光谱内镜；（b）气囊内镜

EUS 是用超声波来产生图像的微创检查技术。在非外科手术干预的情况下，EUS 能够显现胰腺、淋巴结、肝、肺等其他深层器官。EUS 被广泛用于诊断食管、胃、十二指肠等部位黏膜下病变的深度和类型。EUS 可以使用配有 12 MHz 或 20 MHz 传感器的微型探头来进行结肠检查，传感器提供 360°的肠腔图像（奥林巴斯 UM-2R ⓒ 和 UM-3R ⓒ）。一项对 60 名患者使用微型探头进行肠道评估的研究表明，EUS 可能对结肠癌的局部病灶和局部病灶的分期有价值，但对于息肉检测的价值较小。

三、总结

尽管结肠癌是少数几种既可预防又可治愈的恶性肿瘤之一，但它在美国的发病率和死亡率仍然很高。结肠镜检查仍然是筛查和监测息肉的金标准。腺瘤检出率（ADR）已被确立为结肠镜检查质量的指标。肠道准备充分、足够的退镜时间及适当的肠镜检查间隔能够提高腺瘤检出率。一些新型的肠镜检查技术已经研发出来改善肠镜检查中的操作者因素和患者因素。

无论是色素结肠镜检查还是数字化色素结肠镜检查，都有助于发现结肠病变。色素结肠镜检查能依据"肠腔黏膜腺管开口形态"来区分腺瘤性与增生性病变，从而减少为增生性病变进行病理检查的费用。而且色素内镜对溃疡性结肠炎患者的异型增生筛查非常有帮助。由于缺乏对一般风险患者的有力证据，目前并不推荐色素结肠镜用于所有的肠镜检查，而且该操作可能更麻烦。

透明帽辅助结肠镜检查可以改善内镜操作者的肠腔视野。一些辅助装置可以使内镜操作者看到肠腔黏膜褶皱及褶皱后的部分。内镜袖套和内镜项圈等辅助装置有望减少息肉漏诊率，特别是小息肉。目前，仍缺乏足够的数据支持这些新型技术成为今后肠镜检查的标准。

如全光谱肠镜、广角肠镜等新型肠镜检查技术，是通过光学和增强成像来开拓肠镜医师的视野。第三只眼结肠镜穿过结肠镜的工作通道，能够显示肠腔皱褶后的黏膜，有望提高腺瘤检出率。气囊辅助结肠镜检查在结肠镜的末端装有一个完整的球囊，可以舒展黏膜并增加腺瘤检出率。与标准结肠镜相比，这些新的肠镜检查技术增加了内镜医师的视野，

延长了退镜时间。CLE 和 EUS 利于结肠局部病变的诊断，但不利于结肠息肉检测。

综上所述，息肉检测是结直肠癌筛查的基础。目前，一些结肠镜的新兴技术可以提高息肉的检出率，从而预防结肠癌甚至死亡。

四、经验

每位内镜医师都应努力提高腺瘤检出率。

虽然不是"检查标准"，但像色素内镜这样的新型肠镜检查可能会改善腺瘤检出率，并有助于辨别息肉的类型及恶性肿瘤。

肠镜检查技术的改进有利于提高息肉检出率。

五、教训

息肉漏诊可导致间隔期病变和恶性肿瘤。

（曾庆敏 译）

参考文献

[1] Zauber AG. Colonoscopic polypectomy and long-term pre-ven-tion of colorectal-cancer deaths[J]. N Engl J Med，2012，366(8)：687-696.

[2] Bartel MJ，Picco MF，Wallace MB. Chromocolonoscopy[J]. Gastrointest Endosc Clin N Am，2015，25（2）：243-260.

[3] Hewett DG. Validation of a simple classification system for endoscopic diagnosis of small colorectal polyps using nar-row-band imaging[J]. Gastroenterology，2012，143（3）：599-607.

[4] Kudo S. Colorectaltumours and pit pattern[J]. J Clin Pathol，1994，47(10)：880-885.

[5] Repici A et al. Methylene blue MMX tablets for chromoen-doscopy. Safety tolerability and bioavailability in healthy volunteers[J]. Contemp Clin Trials，2012，33(2)：260-267.

[6] Brooker JC. Total colonic dye-spray increases the detection of diminutive adenomas during routine colonoscopy：a ran-domized controlled trial[J]. Gastrointest Endosc，2002，56(3)：333-338.

[7] Buchner AM，Lichtenstein GR. Evaluation and detection of dyspla-sia in IBD：the role of chromoendoscopy and en-hanced imaging techniques[J]. Curr Treat Options Gastro-enterol，2016，14(1)：73-82.

［8］ Nagorni A,Bjelakovic G,Petrovic B. Narrow band imaging versus conventional white light colonoscopy for the detection of colorectal polyps[J]. Cochrane Database Syst Rev,2012;(1):CD008361

［9］ Floer M,Meister T. Endoscopic improvement of the adenoma detection rate during colonoscopy—where do we stand in 2015? [J]. Digestion,2016,93(3):201-212.

［10］ Dik VK. Multicenter,randomized,tandem evaluation of EndoRings colonoscopy—results of the CLEVER study [J]. Endoscopy,2015,47(12):1151-1158.

［11］ Ng SC. The efficacy of cap-assisted colonoscopy in polyp detection and cecal intubation: a meta-analysis of randomized con-trolled trials[J]. Am J Gastroenterol,2012,107(8):1165-1173.

［12］ vanDoorn SC. Adenoma detection with Endocuff colonoscopy versus conventional colonoscopy: a multicentre randomised controlled trial. Gut. 2015 Dec 16. PMID:26674360. DOI:10.1136.

［13］ He Q. Cap-assisted colonoscopy versus conventional colonos-copy: systematic review and meta-analysis[J]. Int J Colorectal Dis,2013,28(2):279-281.

［14］ Siersema PD. Retrograde-viewing device improves adenoma detection rate in colonoscopies for surveillance and diagnostic workup[J]. World J Gastroenterol,2012,18(26):3400-3408.

［15］ Gralnek IM. Standard forward-viewing colonoscopy versus full-spectrum endoscopy: an international,multicentre,randomised,tandem colonoscopy trial[J]. Lancet Oncol,2014,15(3):353-360.

［16］ Halpern Z. Comparison of adenoma detection and miss rates between a novel balloon colonoscope and standard colonoscopy: a randomized tandem study[J]. Endoscopy,2015,47(3):238-244.

［17］ Adler A. Latest generation,wide-angle,high-definitioncolo-lo-noscopes increase adenoma detection rate [J]. Clin Gastroenterol Hepatol,2012,10(2):155-159.

［18］ Karstensen JG. Confocal laser endomicroscopy: a novel method for prediction of relapse in Crohn's disease[J]. Endoscopy,2016,48(4):364-372.

［19］ Castro-Pocas FM. Echoendoscopic characterization of the human colon[J]. Rev Esp Enferm Dig,2015,107(8):469-475.

［20］ Sumiyama K,Rajan E. Endoscopic caps[J]. Tech Gastrointest Endosc,2006,8(1):28-31.

第十五章　内镜下黏膜切除术（EMR）

本章要点

◇内镜下黏膜切除术和黏膜下剥离术为结直肠腺瘤和淋巴结转移风险小的早期癌症的微创治疗提供了新的选择。

◇内镜下黏膜切除术适用于小于 20 mm 的黏膜病变或较大病变的分段切除，而内镜黏膜下剥离术则适用于大于 20 mm 病变的整块切除。

◇切除病变的操作技术取决于病变的位置、可选用的设备和内镜医生的专业水平。

◇黏膜下注射溶液种类繁多，应根据要切除病变的位置、大小及切除的类型，选择合适的注射溶液。

◇内镜下黏膜切除术的主要并发症包括出血、穿孔和息肉切除术后综合征。

◇对于在结肠镜检查中发现恶性病变或切除后高危组病变的患者，由于其淋巴转移的风险较高，应行分段结肠切除术。

一、前言

1969 年，在纤维结肠镜出现 3 个月后，Wolff 和 Shinya 完成了世界第一例内镜息肉切除术，术中使用了圈套器电凝术。在这之前，对于潜在的癌前病变需要开腹手术和切除结肠。1973 年，报道了 499 例结肠息肉切除术，出现的术后并发症包括术后出血 1 例，几乎无症状穿孔 1 例，无死亡患者。

尽管对于结肠镜检查中遇到的大多数病变，使用标准的圈套器息肉切除术（第九章已述）已经足够，但对于直径超过 15 mm 的无柄或扁平病灶、环绕肠腔三分之一到二分之一的病灶、扩展超过肠皱褶的病变或被褶皱所覆盖的病灶，需要更先进的切除技术。在结肠镜检查中，上述复杂的病变占所有病变的 10%～15%。在过去的数十年里，内镜技术已经取得了显著的进步，使得更多的复杂病变可以通过内镜成功切除。

为了治疗早期胃癌，日本于 1984 年首先发展出内镜下黏膜切除术（endoscopic mucosal resection，EMR）。自那时起，EMR 就被用于治疗癌前病变和早期结直肠恶性肿瘤，适用于直径小于 20 mm 的黏膜病变或较大病变的分片切除。即使是分片分次切除，切除也可能不完全，从而导致局部的复发。内镜下黏膜下剥离术（endoscopic submucosal dissection，ESD）的发展使得 20 mm 以上的病变可以被整块切除。本章将讨论 EMR 的适应证、不同的操作技术及在结直肠癌的应用。ESD 在第十六章中将会有更详细的讨论。

二、EMR 的适应证

EMR 是用于胃肠道良性病变或无淋巴转移的早期（T_{1a}）恶性病变的微创治疗方法。结直肠 EMR 的适应证见表 15.1。

对在肠镜检查中提示病变为恶性或切除的病变具有高危风险，由于易发生淋巴转移，应行结肠节段切除术。这些高危风险包括切缘非阴性、切缘距病变小于 1 mm、淋巴和血管浸润、分化不良、黏膜下深部浸润（>1 mm）或肿瘤出芽。

表 15.1　结直肠 EMR 的适应证

结直肠 EMR 的适应证
非息肉性结直肠肿瘤
病变大于 20 mm
困难部位
齿状线
回盲瓣
阑尾口
褶皱
瘢痕上的病变
慢性炎症性肠病的病变
大的有蒂的病变
直肠良性肿瘤
大的脂肪瘤
凝血功能障碍患者
服用抗凝药
服用抗血小板药
血小板减少症

三、EMR 技术

近年来，基于病变黏膜注射抬举原理和使用电凝法切除病变，多种 EMR 技术得到了很好的发展。EMR 技术的选择取决于病变的位置、可选用的辅助设备和内镜操作者的专业知识。主要方法如下：

（1）注射辅助 EMR（injection-assisted EMR，I-EMR）。

（2）透明帽辅助 EMR（cap-assisted EMR，C-EMR）。

（3）结扎辅助 EMR（underwater EMR，U-EMR）。

（4）水下 EMR（underwater EMR，U-EMR）。

在开始切除前，应明确目标病变的范围，否则病变黏膜标志可能会被掩盖，导致切除过程中难以发现早期癌变异常之处。在开始切除前用电凝标记病变的边缘很有用。用盐水或水冲洗有利于充分暴露病变，喷洒 1% 的乙酰半胱氨酸有助于减少病变的黏液附着。

（一）注射辅助 EMR

注射辅助法（"注射后切除"）是最常用的 EMR 技术，在黏膜下注射液体，然后应用套扎电凝切除。黏膜下注射是一种成熟的技术，可在病变下形成一个黏膜垫层，在对目标病变进行整块切除或电凝时降低穿孔的风险。

黏膜下注射的目的是将病变抬高并向上推进到肠腔内，除了方便切除，更有利于清楚地显示病变边缘，并对病变进行细致的评估。注射前，助手应将注射器内的盐水准备好并排净空气，避免空气注入肠壁后引起医源性气肿。应从病变近端（内镜的最远端）开始注射，逐渐移向远端，如果从病变远端开始注射，病变可能会脱离内镜视野，不利于观察，使切除变得困难。尽可能使注射针与黏膜表面相切，利于注射针插入黏膜下层，并减少注射针穿透肠壁进入腹腔的风险。要靠近病变注射。若直接通过病灶注射可能会有肿瘤细胞随针迹进入黏膜深层的风险。

当针接触到黏膜时开始注射，随着注射针向黏膜下推进，继续注射，当生理盐水被注入正确部位，即黏膜下间隙后病变立即被升高。若病变抬举不足或注入液外渗则说明注射针未进入正确部位，这时就要继续将注射针向前推进或向外退，直到注入到黏膜下间隙。用分片的方式切除较大的病变，尤其是使用生理盐水（normal saline，NS）作为注射溶液时，建议分片注射和切除。病变的大小和使用的注射液的种类决定了操作过程中使用注射液的量。

如果在正确注射后病变仍没有被抬举（图 15.1），表明病变在黏膜下组织。这可能是由于之前的切除术后形成纤维化、结肠炎或恶性病变浸润到更深的组织。有时，即便是没有结肠炎或纤维化的良性病变，也存在抬举征阴性，这就需要对上述病变进行活检，如果表现为浸润性则要外科手术切除治疗。

黏膜下注射完毕后，镜下使用圈套器切除。将圈套器置于病变顶部，然后打开，内镜向下倾斜将圈套器套在病变的底部，然后助手通过推进圈套器手柄使圈套器闭合，保持圈套器停留在病变底部，最后用电凝法将病变横断。有各种大小、硬度、形状的圈套器供选用，通常选用较大尺寸的圈套器，因为其既可以对目标病变进行整块切除，又可以使大病变在尽可能少的切除块数的情况下得到分次切除。

应尽可能对病变进行整块切除，与分片切除相比，整块切除可以通过标本的切缘来评估切除的完整性，提供更准确的组织病理学，并降低复发的风险。

如果无法行整块切除，则应从病变的一个边缘开始，直至整个病灶被切除。必须注意下次切除时要包括上次切除的组织边缘，防止恶性病变残留，完成分片切除后，应仔细检查病变部位是否有残余组织，如发现残留组织，应选用合适大小的圈套器将之切除。图 15.2 为对大于 20 mm 病灶的分片切除。

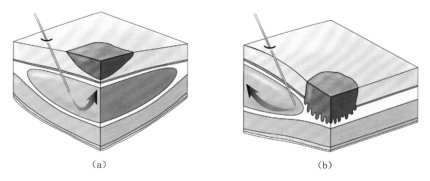

图 15.1　黏膜抬举征阳性和黏膜抬举征阴性

（a）抬举征阳性；（b）抬举征阴性，

经 Chandrasekhara V，Ginsberg GG 授权

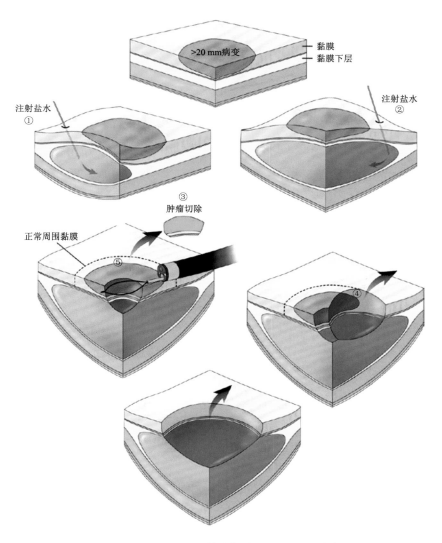

图 15.2　对大于 20 mm 的病灶使用 I-EMR 分段切除

经 Chandrasekhara V Ginsberg GG 授权

病灶整体切除后，部分内镜医师会选择切除病变边缘及残余组织，以降低局部复发的风险，通常使用的操作有氩离子凝固术（argon plasma coagulation，APC）、圈套器尖端热消融（圈套器尖端电凝灼除）和热活检钳（热撕脱技术）等。

（二）透明帽辅助 EMR（C-EMR）

1990 年日本井上（Inoue）首次提出透明帽辅助 EMR（C-EMR），主要用于食管黏膜病变的切除，也用于结直肠。和 I-EMR 一样，它也使用黏膜下注射来使病变抬高，然后使用专业的黏膜切除设备进行切除。在内镜的尖端有一个透明帽，并配有专门

设计的电灼式圈套器。透明帽有多种尺寸和形状可供选择，如平的、圆柱形的、斜的。

开始切除时，将圈套器打开并固定在帽尖的内侧边缘上，然后将带有透明帽的肠镜定位在目标病变上方，将病变吸入帽内，再使圈套器套住病变底部，最后，用电凝术切除病灶。图 15.3 显示使用透明帽辅助 EMR 切除黏膜病变。

当将病变吸入透明帽内时要小心，如果吸入过多，圈套的部位可能是黏膜下肌层，圈套过多也会使肠腔折叠，影响内镜医师的视野。由于存在一定风险，该技术对于结直肠的全层切除尚未开展。

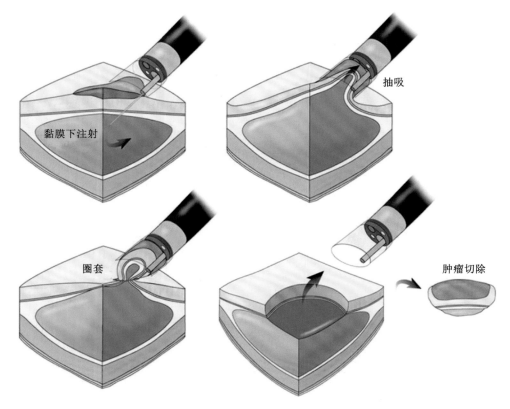

黏膜下注射

抽吸

圈套

肿瘤切除

图 15.3 使用 C-EMR 进行黏膜切除

经 Chandrasekhara V，Ginsberg GG 授权

（三）结扎辅助 EMR（L-EMR）

结扎辅助 EMR（ligation-Assisted EMR，L-EMR）技术源于静脉曲张结扎术（variceal band ligation），类似于 C-EMR。专门设计的带帽结扎装置可用于切除瘤性息肉，将这个装置置于肠镜的顶端，将带帽装置置于病变的顶部之后，将病灶吸到"帽"里，然后将病灶底部结扎，然后用标准圈套电凝切除结

扎带上方或下方的息肉。图 15.4 为未使用黏膜下注射的结扎辅助 EMR。

（四）水下 EMR（U-EMR）

Binmoeller 等在 2012 年描述了一种将病灶浸入水中进行切除的新技术水下 EMR（underwater EMR，U-EMR），这项技术是基于在超声内镜（endoscopic ultrasound，EUS）下对结肠壁的观察发展

而来的，他们发现，当肠腔充满水时，EUS下观察黏膜固有肌层仍然是呈圆形的，而黏膜和黏膜下层会消失。此外，受疾病影响，黏膜的浮力作用使黏膜和黏膜下层"漂浮"出固有肌层，从而消除了黏膜下注射的需要，并且减少了注射针和注射剂的成本。

水浸后，由于水的"变焦"效应，内镜下观察的黏膜被放大，这样就提高了内镜的灵敏度。窄带成像可进一步增强病变黏膜与正常黏膜的对比。此外，减少空气注入可防止肠腔过度膨胀和随之产生的肠壁变薄，从而降低穿孔的风险。

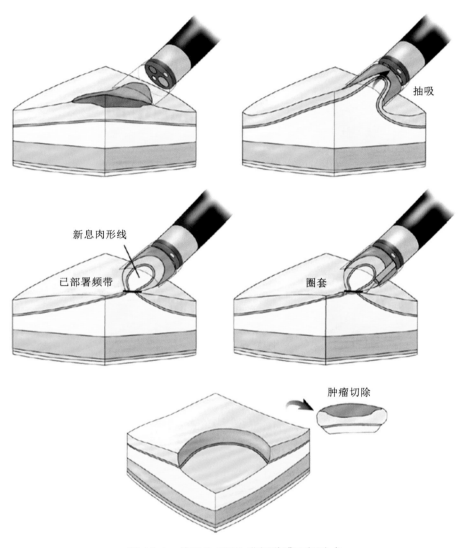

图 15.4　使用 L-EMR 进行黏膜下切除术

经 Chandrasekhara V，Ginsberg GG 授权

选用常规成人单孔结肠镜，辅以无菌水注入进行肠镜检查。肠镜到达目标病灶后，吸净腔内空气并注入无菌水，充满肠腔，在室温下，通常需要500～1 000 mL无菌水才能完全充满肠腔。连续注水可以限制肠壁的收缩性，因为肠壁收缩会降低内镜下观察效果。

切除前用亚等离子电凝（argon plasma coagula-tion，APC）探针标记切除边缘。

用扁嘴型的圈套器进行切除。从切除的病变边缘处打开圈套器，然后将圈套器向肠壁方向推进，通过扭转圈套器将病变组织"捕获"，然后收紧圈套器，用电凝法对组织进行横切。大的病变可能需要分次切除，以不残留病变组织为原则。可将太小而无法被圈套器捕获的残余组织用热活检钳或APC电凝，使切缘达到阴性。

四、黏膜抬举征（mucosal lifting agents）

EMR 的成功有赖于形成足够的黏膜下垫层，以减少横切部位的组织阻力，并能完整切除病变。它还通过将病变与黏膜固有肌层分离，来降低穿孔和透壁热损伤的风险。用于黏膜下注射的溶液应廉价、易得、无毒、易于制备和注射，并应保持持久的黏膜下垫层。

目前，美国还没有 FDA 批准的用于 EMR 的黏膜下注射液。虽然近些年已出现了各种注射液，但没有一种是最理想的，这些注射液在成本、有效性、可用性和风险等方面有所不同。表 15.2 列出了目前使用和正在研究中的一些用于 EMR 的黏膜下注射液。应根据患者的选择、病变的位置、大小及类型选择合适的注射液。

0.9％的生理盐水（normal saline，NS）是美国最常用的黏膜下注射液，NS 用途广泛，使用方便，价格低廉。但 NS 提供的黏膜下缓冲在几分钟内就会消失，因此需要反复注射。近年来，有几种注射液已被证明比 NS 提供更持久的黏膜下缓冲空间。

3.75％的高渗盐水（hypertonic saline，HS）价格低廉，易于获得，与 NS 相比具有更好的黏膜下缓冲作用，但在注射部位会造成组织损伤和局部炎症反应。葡萄糖水（dextrose water，DW）溶液也比较容易获得，而且便宜，与 NS 相比有更持久的黏膜下缓冲，但也有报道称，在葡萄糖浓度≥20％时，会造成组织损伤，延迟溃疡愈合，并导致息肉切除术后综合征（postpolypectomy syndrome，PPS）。

透明质酸（hyaluronic acid，HA）是在结缔组织中发现的一种糖胺聚糖，临床实践表明，透明质酸能提供最大的黏膜抬举和最持久的黏膜下缓冲作用，促使更多的整块切除成功，并降低穿孔率，特别是在结肠 ESD 时。目前已批准 0.4％的 HA 溶液在日本 EMR 中使用，然而，它也有缺点：价格昂贵、实用性有限、需要稀释。据报道，它能刺激残余肿瘤细胞生长，所以不适合在分片切除中使用。最近研究表明一种低成本的高分子量透明质酸和甘油的混合物在 ESD 中显示出良好的效果。

表 15.2　EMR 中的黏膜下注射液

注射液种类	缓冲时间	优点	缺点
生理盐水（0.9％）	＋	便宜、安全、容易获取、容易注射	缓冲时间短
高渗盐水（3.75％）	＋＋	便宜、容易获取、容易注射	损害组织、局部炎症、延迟愈合
葡萄糖水	＋＋	便宜、易于获得	损害组织、局部炎症、延迟愈合浓度大于20％时增加 PPS 风险
透明质酸	＋＋＋＋	缓冲作用时间最长	价格高昂、可用性受限、需要稀释、刺激残余肿瘤生长
羟丙基甲基纤维素	＋＋＋	便宜，缓冲作用时间长	组织损伤、局部炎症、需要稀释、抗原反应
琥珀酰明胶	＋＋	便宜、容易获取、容易注射	明胶过敏忌用
甘油果糖	＋＋	便宜、容易获取	电凝时产生烟雾、在美国未报道过
白蛋白	＋＋	容易获取、容易注射	价格昂贵
纤维原混合物	＋＋＋	缓冲作用时间长，易于注射止血	价格昂贵，病毒传染风险在美国未报道过
自体血液	＋＋＋	缓冲作用时间长，易于获取	人类数据有限，易在注射器形成血栓凝固，影响观察效果
羟乙基淀粉	＋＋＋	缓冲作用时间长	缺乏人类数据，增加出血风险

羟丙基甲基纤维素（hydroxypropyl methylcel-lulose，HPMC）是一种纤维素衍生物，比透明质酸便宜，比盐水具有更持久的黏膜下缓冲作用，引起的不良反应更小，但非常黏稠，注射时必须稀释。羟丙基甲基纤维素是一种人工合成物，有可能引起抗原反应。另有研究表明，与盐水相比，甘油果糖（10%甘油和5%果糖溶于 NS 溶液中）能提高整体切除率，但在电凝时易产生烟雾。

与盐水相比，纤维原混合物（fibronogen mixture，FM）有更持久的黏膜下缓冲作用，也有微血管止血效果，但有传播肝炎或其他病毒的风险。一个令人鼓舞的研究结果表明，与其他溶液相比，注入自体血可以较长时间的保持黏膜抬高。此外，自体血更安全、容易获得、易于注射，并能促进局部止血，但是，在整个操作中，自体血液可能会阻碍操作者的可视化，如果注射延迟，可能会在注射器中凝固，目前还没有关于在人体 EMR 中使用自体血液的临床数据报道。

羟乙基淀粉（hydroxyethyl starch，HES）在体外动物实验中被研究过，结果表明，羟乙基淀粉提供了持久的缓冲作用。然而，也有报道表明，羟乙基淀粉可能抑制血浆凝固和血小板功能而促进出血。

其他新型黏膜下注射溶液，如海藻酸钠、可注射药物洗脱弹性聚合物、羧甲基纤维素钠水凝胶、光交联壳聚糖水凝胶、马来酸聚乙二醇等正在研究试验中，但是人体数据有限，需要进一步的比较研究来确定 EMR 中可使用的最佳注射液。

临床上经常往注射液中加入稀释的肾上腺素（1∶10 万～1∶20 万）和染色剂。注射稀释的肾上腺素是安全的，它能最大限度降低术中出血的风险、黏膜下抬举作用更持久，并使病变切除区域保持干燥，提高内镜下的观察效果，但无法预防延迟性出血，其副作用如高血压、心动过速、肠缺血等全身副作用罕见，但把高浓度肾上腺素用于止血时有出现全身副作用的报道。用 0.004% 靛胭脂或亚甲蓝等染料，有助于识别病变边缘，并有助于区分黏膜下层和固有肌层。

五、EMR 的临床结果

大多数结直肠病变可以通过 EMR 对病变进行整块或分片成功地切除。然而，应注意到 EMR 术后有局部复发可能性，对病变进行整块切除和分片切除后复发的比例不同。最近的一项 Meta 分析发现，EMR 术后平均整块复发率为 15%，分段切除术后的复发率（20%）明显高于整块切除术后复发率（3%）。在多变量分析中，发现分片切除是 EMR 术后复发的唯一独立危险因素。

目前还没有关于 EMR 术后的监测指南。对病变进行整块切除术后，结肠镜监测间隔可为每 1～3 年 1 次，但病变较大的患者应连续 3 年进行肠镜检查。对于分片切除的病例，应于术后 3～6 个月复查结肠镜，以评估局部复发情况，并应对之前切除部位的疤痕进行活检，如果局部复发可再次进行 EMR。对于病变黏膜下浸润或不适合 EMR 的病例应行结肠切除术。

对于 U-EMR 的研究数据是有限的。一个非随机临床试验显示，与 I-EMR 相比，U-EMR 的病变完全切除率更高，复发率明显降低，并发症发生率也很低。除了切除病变，U-EMR 还被证明对早期 EMR 术后复发的处理有效，也可用于病变未完全切除和黏膜下注射抬举征阴性的病变。

六、并发症及其处理

尽管 EMR 有出血、穿孔和息肉切除术后综合征（PPS）等并发症，但由经验丰富的内镜医师进行操作时通常是安全的。在第二十一章中将会对这些并发症及其处理进行更详细的介绍。在创面上减少或阻止出血只是一个临时措施，应该应用内镜金属夹、止血喷雾或凝胶、可拆卸套圈（内镜下套圈）、吻合夹缝扎或使用抓钳采用软凝固模式进行凝固等更正规的止血措施，推荐使用物理止血装置，因为它们不会扩大组织损伤。

对于迟发性出血患者，应按照下消化道出血的一般原则处理。根据病情，进行输液和输血，并使用抗凝血药和抗血小板药，必要时内镜下止血治疗，包括应用钛夹夹闭、直接缝合结扎或抓钳凝固等。难以止血时可进行血管造影栓塞，需要进行外科手术的情况少见。

（一）穿孔

穿孔是 EMR 的一种严重并发症，其发生率高达 5%。对穿孔的迅速识别并处理结局更好，可以通过适当的检查包括腹部 X 线或计算机断层扫描（computed tomography，CT）对穿孔进行判别。小于 1～2 cm 的穿孔可在内镜下闭合，包括内镜下钛夹夹闭或使用各种设备进行内镜下缝合。手术指征包括较大的穿孔、镜下夹闭失败、严重的腹腔污染、病变参与、病情恶化等。

（二）出血

出血是 EMR 最常见的并发症，可以发生在术中（立即出血）或术后数小时至数周（延迟出血）。据统计 EMR 出血风险为 1%～11%，但在某些研究中其发生率更高，尤其对于大于 20 mm 的病变。与术后出血相关的因素有以下几点：病变直径大于 10～20 mm、扁平或侧向发育的病变、粗蒂息肉、右侧结肠病变、术中使用的电流类型和应用抗凝药。

对于术中出血应及时内镜下止血，以防活动性出血干扰操作，应避免操作完成后创面仍在继续渗血。通常情况下，用圈套套住切除的残端并向下压迫止血就足够了，也可考虑注射稀释的肾上腺素（1∶10 000 溶液）止血。

（三）息肉切除术后综合征（PPS）

息肉切除术后综合征（postpolypectomy syndrome，PPS）是圈套器切除病变后电凝引起的透壁性热损伤引起，并非术中穿孔。在 EMR 中的发生率低于 3%，且大多发生在大型（＞20 mm）宽基息肉切除后，尤其是电凝持续时间较长且位于肠壁比较薄的右半结肠时。患者在术后数小时至数天内出现局部腹痛、发热、腹膜炎症状和（或）白细胞增高等。腹部 CT 是最佳的影像学检查方法，可显示局部肠壁和相邻脂肪增厚，无肠腔外气体。PPS 保守治疗预后良好。

七、EMR 与 ESD 相比较

ESD 最初用于较大扁平的胃肠道肿瘤的整体切除，但由于结肠壁较薄，其穿孔的风险也较大。与 EMR 相比，ESD 整体切除率高，复发率低。然而，ESD 手术时间长、并发症发生率高、技术难度大、专业技术人才缺乏等限制了其在美国的应用。

八、经验和教训

在开始切除前，应明确目标病变的范围，否则

病变黏膜标志可能会被掩盖，导致难以确定早期癌变的病变范围。

应从病变的近端开始进行黏膜下注射，若从病变远端开始注射，病变可能会偏离内镜视野，导致切除困难。

应靠近病灶进行注射，若直接通过病灶注射可能会导致肿瘤细胞随注射针道进入更深的组织。

抬举征阴性表明病变位于黏膜下层组织、先前切除病变导致的肠壁纤维化、潜在的结肠炎或浸润癌。

应尽量对病变进行整块切除，不完全切除增加了局部复发的风险。

EMR 的成功依赖于黏膜下垫层的形成，以减少圈套过程中的组织阻力，降低穿孔和透壁性热损伤的风险。

指南并未推荐最佳的黏膜下注射溶液，应根据病变的位置、大小和切除的方法选择合适的注射液。

九、结论

EMR 为各种良性病变、癌前病变和淋巴转移率低的结直肠早期恶性病变提供了一种微创的治疗方法。可根据病变选用不同的切除方法，经验丰富的操作者手术切除率高、并发症发生率低。目前缺乏病变切除后监测指南。技术难度大、专业技术人才缺乏等限制了它的广泛应用。

（曾庆敏　译）

参考文献

[1] Wolff WI, Shinya H. Polypectomy via the fiberoptic colonoscope: removal of neoplasms beyond reach of the sigmoidoscope[J]. N Engl J Med, 1973, 288: 329-332.

[2] Wolff WI, Shinya H. A new approach to colonic polyps [J]. Ann Surg, 1973, 178: 367-378.

[3] Sivak MV. Polypectomy: looking back[J]. Gastrointest Endosc, 2004, 60: 977-982.

[4] Zhang MM, Shin EJ. Successful endoscopic strategies for difficult polypectomy[J]. Curr Opin Gastroenterol, 2013, 29: 489-494.

[5] Tada M, Shimada M, Murakami F, et al. Development of the strip-off biopsy[J]. Gastrointest Endosc, 1984, 26: 433-439.

［6］ Sanchez-Yague A，Kaltenbach T，Raju G，et al. Advanced endoscopic resection of colorectal lesions［J］. Gastroenterol Clin North Am，2013，42：459-477.

［7］ Aarons CB，Shanmugan S，Bleier JIS. Management of malignant colon polyps：current status and controversies［J］. World J Gastroenterol，2014，20：16178-16183.

［8］ ASGE Technology Committee，Hwang JH，Konda V，et al. Endoscopic mucosal resection［J］. Gastrointest Endosc，2015，82，215-226.

［9］ Binmoeller KF，Weilert F，Shah J，et al. "Underwater" EMR without submucosal injection for large sessile colorectal pol-yps（with video）［J］. Gastrointest Endosc，2012，75：1086-1091.

［10］ Chandrasekhara V，Ginsberg GG. Endoscopic mucosal resection：not your father's polypectomy anymore［J］. Gastroenterology，2011，141：42-49.

［11］ Inoue H，Endo M. Endoscopic esophageal mucosal resection using a transparent tube［J］. Surg Endosc，1990，4：198-201.

［12］ Uedo N，Nemeth A，Johansson GW，et al. Underwater endoscopic mucosal resection of large colorectal lesions［J］. Endoscopy，2015，47：172-174.

［13］ Jung YS，Park DI. Submucosal injection solutions for endoscopic mucosal resection and endoscopic submucosal dissection of gastro-intestinalneoplasms［J］. Gastroenterol Int，2013，2：73-77.

［14］ Al-Taie OH，Bauer Y，Dietrich CG，et al. Efficacy of submucosal injection of different solutions inclusive blood compo-nents on mucosa elevation for endoscopic resection［J］. Clin Exp Gastroenterol，2012，5：43-48.

［15］ Belderbos TD，Leenders M，Moons LM，et al. Local recurrence after endoscopic mucosal resection of nonpedunculated colorectal lesions：systemic review and meta-analysis［J］. Endoscopy，2014，46：388-402.

［16］ Kaltenbach T，Soetinko R. Endoscopic resection of large colon pol-yps［J］. Gastrointest Endosc Clin N Am，2013，23：137-152.

［17］ Sethi A，Song LMWK. Adverse events related to colonic endo-scopic mucosal resection and polypectomy［J］. Gastrointest Endosc Clin N Am，2015，25：55-69.

［18］ Wang J，Zhang XH，Ge J，et al. Endoscopic submucosal dissection vs endoscopic mucosal resection for colorectal tumors：a meta-analysis［J］. World J Gastroenterol，2014，20：8282-8287.

第十六章 内镜下黏膜剥离术（ESD）

本章要点

◇由于息肉大小、位置或形态等因素，15％的结肠息肉需要更先进的息肉切除技术；在这种背景下，与其他方法相比，ESD 具有独特的优势。

◇应在 ESD 之前审查结肠镜检查报告和病理结果，因为这些细节可能会影响治疗决策。

◇息肉应首先通过内镜定位，并使用稀释的高渗性亚甲蓝注射液进行标记。

◇切除过程中出现的出血应立即凝止血，并在内镜下夹闭缝合潜在的穿孔。

◇如果目标病变表现出恶性肿瘤的特征，可将该手术转换为腹腔镜结肠切除术。

◇如果内镜黏膜下剥离成功，但最终病理显示为癌，那么患者随后可以进行结肠切除术。

一、前言

结肠镜筛查和息肉切除术可降低结直肠癌的发病率及其相关死亡率。虽然大多数结肠直肠息肉可以通过简单的圈套或钳夹技术去除，但是一些病变可能不适合这些常规的结肠镜下摘除技术。由于其大小、位置或形态的关系，高达 15％的结肠息肉需要更先进的息肉切除技术。

最近的一项研究评估了内镜下外观呈良性表现，但无法内镜下切除的结肠息肉的癌变风险。在 15 年时间里，439 名患者接受了结肠切除术治疗息肉，这些被认为不适合进行内镜切除术患者中只有 8.4％证实为癌症。换句话说，超过 92％的内镜下难以切除的外观呈良性结肠息肉表现而接受结肠切除术的患者在最终病理中并无侵袭性癌变。尽管如此，根据肿瘤学原则，所有不能通过内镜切除的呈良性外观息肉的患者都应接受结肠或直肠切除术。于是造成超过 90％的患者接受了不必要的肿瘤性结直肠切除

术，这是一种过度治疗，并且肠切除术具有包括死亡在内的并发症的风险。先进的息肉切除术技术可以去除大的结直肠病变，如内镜下黏膜切除术（EMR）、内镜黏膜下剥离术（ESD）或杂交手术。病变形态、大小、位置，患者身体状况及现有技能和专业知识将影响技术的选择。

ESD 在 20 世纪 90 年代首先在日本开始普及，用于治疗早期食管癌和胃癌，因为胃壁较厚，黏膜剥离更为安全，所以 ESD 是早期胃癌最佳选择。应用这种技术，外科医生可以在保证切缘阴性的前提下实现肿瘤的整块切除，既可以进行详细的组织病理学分析，又避免了侵入性手术，同时保留了原生器官。ESD 尚未被确立为切除结肠直肠、息肉病变的"标准"治疗方法，然而，早期研究的数据对此给予了肯定，并且正在进行进一步的研究。了解 ESD 的适应证和局限性非常重要，有助于对患者进行适当的建议和治疗。本章围绕 ESD 的适应证、设备、技术、结果和并发症等方面进行了详细阐述。

二、ESD 的适应证

ESD 的适应证（日本结直肠 ESD 标准化实施工作组推荐）包括内镜下难以整体移除的病灶、具有潜在纤维化的病变、溃疡性结肠炎患者的散在局部病变，以及既往 EMR 术后的局部残留病灶（表 16.1）。因为在美国尚无广泛的结直肠 ESD 的经验，所以在图 16.1 中总结了用于治疗困难结直肠病变的管理流程。

表 16.1　结直肠内镜黏膜下剥离术（ESD）的适应证

适应证
1. 可接受内镜下黏膜切除且内镜下难以黏膜整块切除的直径大于 20 mm 病变
横向生长的非颗粒样肿瘤：特别是假凹陷型
Kudo V 型浸润性凹陷病变
黏膜下浸润癌
大凹陷型病变
怀疑是癌症的大面积病变
2. 黏膜纤维化
3. 内镜切除术后局部残留早期癌
4. 慢性炎症的弥漫性局部肿瘤，如溃疡性结肠炎

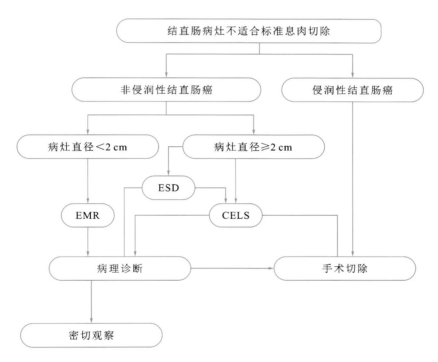

图 16.1　内镜下黏膜病变治疗决策流程图
EMR——内镜黏膜下剥离术，ESD——内镜黏膜下剥离术，CELS——腹腔镜内镜手术

三、如何注射及注射什么

为了安全地进行 ESD，通过黏膜下注射建立和扩展潜在的黏膜下层空间，以便在黏膜和肌层之间进行剥离。通过将目标黏膜病变与更深的固有肌层分开，降低穿孔和透壁热损伤的风险，并降低横切面内的组织阻力。首先围绕病变的周边进行注射，以便在切开黏膜时提供安全边界；然后在黏膜下剥离时在病变下方进行注射。

黏膜下注射应该以这样的方式进行，即使病变抬举到腔内以改善病变边缘的暴露和观察效果。如果息肉位于肠皱襞内，则首先应沿着病变的近端边缘进行黏膜下注射，使息肉向前方进入视野。如果沿着息肉的远端部分开始黏膜下注射，息肉有可能向术者视野的后方倾斜，这增加了 ESD 的难度。为了形成黏膜下垫层，当助手开始注射时，将针尖推进到黏膜中。随着针尖进入黏膜下层空间，黏膜立即隆起，说明进入的平面正确。如果病灶没有隆起或注射液在腔内渗出，可以轻轻地重新调整针头位置，直到进入正确的平面。如果采用适当的注射技术息肉仍未能充分隆起（"无抬举"），可能表明病变侵入深层，需要手术切除，既往息肉切除术后导致的纤维化也可能发生抬举征阴性。

理想的注射剂应该是安全和廉价的，并可以提供持久的黏膜下液体垫层。各种注射溶液中最常见的两种是胶体溶液（高渗性）和惰性染料（如青胭脂或亚甲蓝）。进行 ESD 时使用每种试剂都有其自身的局限性，缺乏最佳的解决方案（表 16.2）。通常，ESD 溶液含有生理盐水、甘油和透明质酸。高渗盐溶液和右旋糖酐已经被证实能引起局部组织损伤而不再被使用。0.4% 透明质酸钠（MucoUp；Johnson and Johnson，Tokyo，Japan）在亚洲文献中被广泛报道，但其价格较昂贵。可以将羟丙基甲基纤维素（羟丙甲纤维素）用盐水稀释 6～8 倍，并且相对便宜（图 16.2）。注射液用几滴染料（通常是青胭脂或亚甲蓝）着色，以提高视觉效果并促进组织平面辨认。

表 16.2 结直肠 ESD 黏膜下注射液种类

注射液	黏膜下抬举持续时间	优点	缺点
生理盐水	+	廉价，容易获得，容易注射，安全	快速消散
甘油	++	廉价，容易获得	产生延误
右旋糖酐	++	廉价，容易获得	局部炎症、组织损伤
纤维蛋白原混合物	+++	长效缓冲垫，容易注射	不容易获得，有感染风险
透明质酸	+++	持久，整块切除成功率高，穿孔率低	昂贵，不容易获得，黏稠
羟丙基甲基纤维素	+++	持久，廉价	局部炎症，组织损伤，黏稠

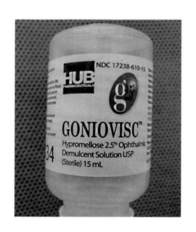

图 16.2 羟丙甲纤维素溶液

与生理盐水相比，高渗注射溶液对息肉有更好的抬举作用。

注射器通常用 21 至 25 号注射针，黏稠的注射液体需要更大的针头。一些 ESD 刀内含有一个集成的喷水通道。海博刀（ERBE，Tuebingen，德国）是目前在美国唯一上市的集成电刀，其具有一个由足踏板控制的超细水射流导管，其强大程度足以无须使用注射针便可用其穿透黏膜层注射抬举病灶。

四、电烧灼原理

电能通过组织切割（圈套闭合）和凝固（热能）进行息肉切除。在细胞水平施加的烧灼能量由于组织电阻而产生热量，根据所选电流波形，组织电阻会导致组织断裂或凝血而止血。各种各样的设备包括探针、圈套器、活检钳和刀头都可以使用电能。单极装置将远程负极板（通常在腿或大腿上）与人体操作部位形成电流回路，使人体操作部位产生电凝反应。双极型器件两极上既有激发电极，又有回流电极，无需负极板。以下分别介绍最适用于特定步骤和操作的装置（图 16.3）。

（一）Dual 刀

一次性使用的奥林巴斯 Dualknife（Olympus America Inc.，Center Valley，PA）电刀具有可调节的刀丝（可伸出和收回，且两个状态下刀丝长度固定）和一个半球形切割头，这种设计用于简化标记，并在各个方向进行切割和剥离（图16.3）。

鞘上可见明显的蓝色标记，通过内镜检验切割深度。刀身管道直径为 2.8 mm，工作长度为 230 cm，切割刀长度为 1.5 mm，可应用于结肠病变。短切有助于防止薄壁的结肠意外穿孔。合上手柄，将刀头拉入鞘内，便于标记、止血。打开手柄，伸出刀头，便于切割和剥离。

（二）钩刀

Hooknife（Olympus America Inc.，Center Valley，PA）是一个具有旋转功能的L形钩，可以在纵向和横向进行精确的切割和剥离（图16.3）。该工具用于在进行切割时钩住组织并将其从黏膜上切下，从而降低穿孔的风险。其转动和锁定功能配置简单，确保切割线在操作过程中锁定在所需位置。可以根据手术技术和病变部位选择不同的长度。

（三）热活检钳

一次性热活检钳（Olympus America Inc.，Center Valley，PA）止血钳通过抓住出血点或可见血管并呈现靶向单极凝血效果（图16.3），提供精确有效的止血。出色的旋转功能提高了抓握器的精度，该装置有两种杯形和开口宽度。有利于将机械止血和能量止血相结合，止血钳可以将血管与周围正常黏膜隔离开来，使得凝血更加精确有效。

（四）圈套器的选择

各种圈套器可用于内镜切除技术。特定圈套器的选择受病变大小、形态、位置和个人偏好的影响（图16.4）。EMR 技术主要包括圈套器切除息肉切除或剥脱活检。杂交 ESD 技术采用环形黏膜切口，然后应用圈套器对病变进行整块圈套切除，这种技术被认为是 EMR 和 ESD 之间的桥梁。当病变很难通过黏膜平面进入时，混合 ESD 可能比 EMR 获得更好的效果。

五、技术和结果

ESD 包括以下几个基本步骤（图16.5）。首先，标记病灶，尽管在结肠和直肠中标记病灶边界通常并不是必须的（图16.6）。黏膜下间隙注射后，从近端边界开始形成环形切口。当切开半周时，在这一半的环周上进行黏膜下剥离。在某些情况下，可能需要逆行来完成这一步骤。完成环形切开，从大肠远端开始，直至完全剥离黏膜下层。外科医生在手术过程中可以使用一种或多种不同类型的刀组合。完全剥离后，取出切除的病变（图16.7）。解剖过程中遇到的出血应立即凝固止血，潜在的穿孔应使用金属夹将全层闭合。

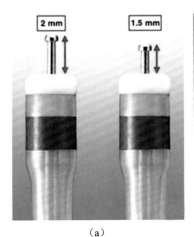 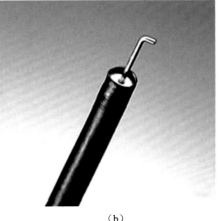 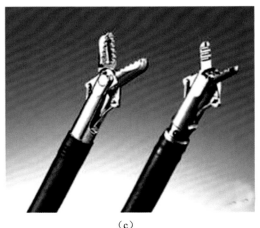

|（a）|（b）|（c）|

图16.3　内镜下黏膜下解剖工具

（a）一次性黏膜切开刀（Dual knife）：用于标记和解剖；（b）一次性黏膜切开刀（钩形刀）：当使用能量时，通过勾起组织的方法控制切割深度；（c）一次性热活检钳：有助于抓持处理较大的黏膜下血管

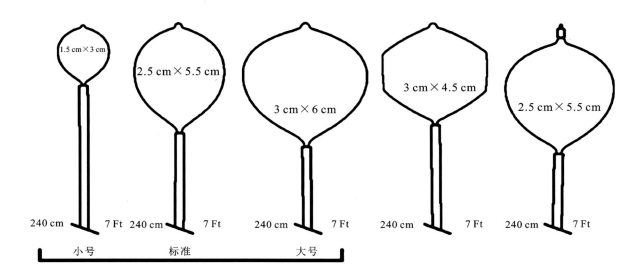

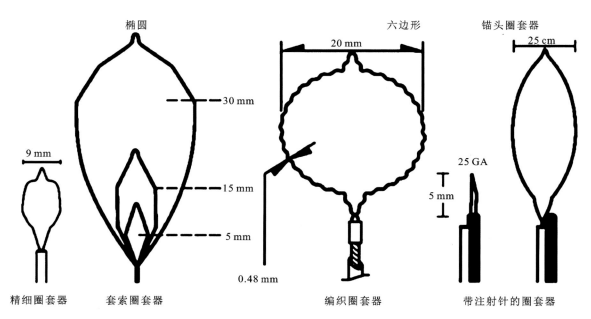

图 16.4　ESD 圈套器械

　　在俄亥俄州克利夫兰诊所正在进行的一项研究中，对入选的患者进行 ESD 手术，如果 ESD 不能成功完成或发生其他情况，则可能在手术室接受肠切除术。最终 71 例患者 [平均年龄 63 岁，女性 32 例（45%），体重指数中位数 29.8 kg/m²] 有手术指征，包括大息肉大小（术前内镜大小中位数 3 cm（范围为 1.5~6.5 cm）和/或困难部位。病变形态为无蒂（$n=64$，90%）或有蒂（$n=7$，10%）。内镜切除成功率为 84.6%（$n=60$）（图 16.8）。在这 60 例患者中，41 例患者完成了 ESD，19 例患者接受了腹腔镜介入治疗。并发症发生率为 12.6%（9/71）[延迟出血（$n=3$）、穿孔（$n=2$）、器官间隙手术部位感染（SSI）（$n=2$）、浅表 SSI（$n=1$）、小肠梗阻（$n=1$）]。71 例患者中，12 例（16.9%）因手术失败（7例）或癌症（5例）需要行结肠切除术。手术时间中位数为 123 min（范围为 40~351 min），住院时间中位数为 1 d（范围为 1~9 d）。中位随访 13 个月（范围为 1~41 个月），1 名患者出现腺瘤复发。

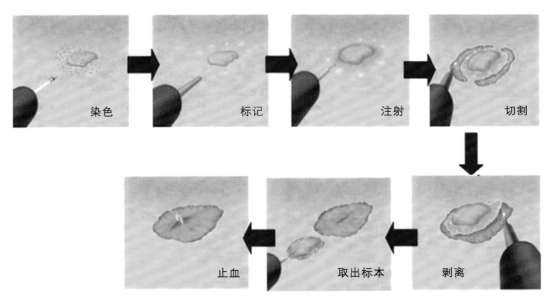

图 16.5　ESD 基本操作流程

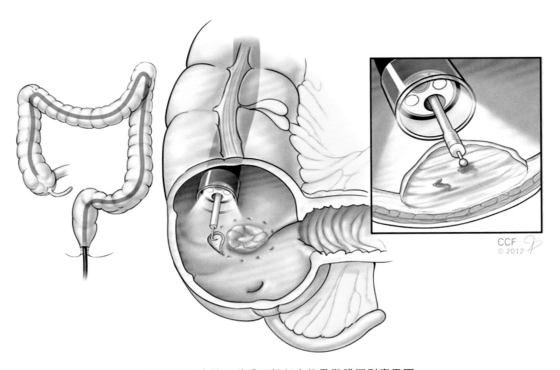

图 16.6　内镜下黏膜下解剖定位及黏膜下剥离平面

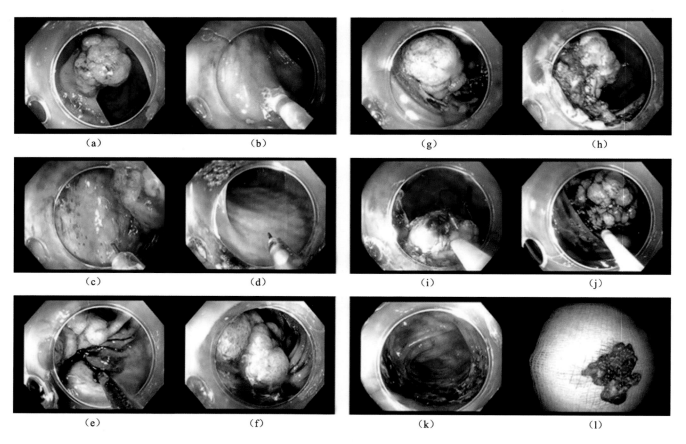

图 16.7　操作步骤

（a）结肠黏膜病变；（b）～（f）黏膜下注射；（h）～（g）：黏膜下环形剥离病变；（i）～（j）：圈套病变中央附着部分；（k）：切除病变后的结肠腔和黏膜下；（l）：取出标本

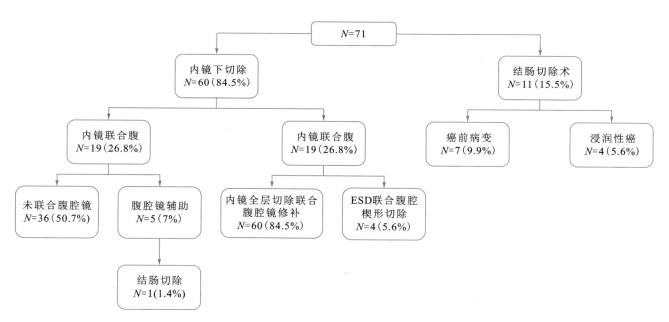

图 16.8　71 例内镜切除术患者术中及术后结果评价

表 16.3 总结了其他结直肠病变 ESD 术后的研究结果。最近的一项系统性综述包括了 22 项研究和 2 841 个病变治疗，报告整体切除率为 96%，R_0 切除率为 88%。少数病例（占病变的 2%）需要手术，主要是因为不完全切除或并发症（1%）。44% 的标本中存在"黏膜内癌"，11% 的标本中发现黏膜下癌。在对几项研究的分析中，共有 2 719 例结直肠肿瘤的 ESD 患者，其局部复发率平均为 1%。

ESD 术后，患者通常会留院观察 3～4 h，直到达到出院标准。患有复杂或较大病变的患者通常会在术后第一天出院。

表 16.3　结直肠浅表病变的 ESD 结果

研究	病变，N	整块切除率，n/N（%）	ESD 相关出血	ESD 相关穿孔	局部复发
Repici，2012	2 841	2 727/2 841（96%）	47/2 841（2%）	135/2 841（4%）	1/1 397（<0.1%）
Tanaka，2012	2 719	2 082/2 516（82.8%）	31/2 087（1.5%）	127/2 719（4.7%）	9/768（1.2%）
Lee，2013	1 000	973/1 000（97%）	4/1 000（<1%）	53/1 000（5%）	3/722（<1%）
Oka，2015	716	680/716（95%）	18（2.5%）	8（1.1%）	10/716（1.4%）

六、并发症

结直肠病变的 ESD 也存在各种并发症。虽然穿孔和出血是主要并发症，但结肠镜其他相关并发症也可能发生，包括脾损伤、息肉切除术后综合征、肠系膜出血、憩室炎、阑尾炎和胰腺炎。术后密切随访。在 ESD 期间仔细检查切除部位是很重要的，及早发现并发症和及时干预是至关重要的。

（一）出血

出血是最常见的并发症，在结直肠 ESD 手术中发生率高达 7%，但少严重出血。突发出血可以通过金属止血夹、活检钳或圈套器头轻凝来处理。出血是指血红蛋白降低 2 g/dl 以上，或经内镜检查后证实有明显出血。延迟出血不包括少量出血，如粪便中有微量血液。据报道，术后延迟出血的发生率为 1.5%～2.8%，大多在术后 2～7 d 可观察到。

（二）穿孔

ESD 手术结肠穿孔发生率高达 5%～10%。全层穿孔在手术过程中（术中）通常发生在深部切除术后，可以立即发现得到重视和治疗。延迟穿孔，最有可能由凝固性坏死或其他无法识别的肌肉层损伤引起，发生在 0.1%～0.4% 的 ESD 病例中。通常是在完成 ESD 手术（未发生穿孔）并撤镜后，根据腹痛、腹部检查、发热和炎症反应情况检测到结肠穿孔。大多数延迟穿孔发生在术后 14 h 内，但大约三分之一的延迟穿孔会在术后 24 h 后被诊断出来。较小体积的管腔外气体通过 X 射线成像检测不到，但可以通过腹部计算机断层扫描（CT）检测到。如果怀疑迟发性穿孔，X 光检查未显示，应进行腹部 CT 检查。由于出现迟发性腹膜炎，经常需要手术治疗。

（三）术后疼痛

ESD 后的非特异性疼痛很常见，尤其是在切除大的或复杂的病灶后。结肠过度扩张、透壁注射和浆膜炎是疼痛的常见原因。持续性疼痛可能是腹膜炎的表现，需要进一步的影像学评估。

七、早期结直肠癌的治疗结果

当病变的大小和位置允许时，ESD 是一种安全有效的息肉整块切除方法；它也可用于 T_1 结直肠癌。对于早期恶性肿瘤，内镜下切除标本的显微镜检查尤为重要，因为精确的组织病理学分析会影响下一步手术策略。黏膜肌层是决定癌细胞侵袭深度的标志，黏膜下层 T_1 癌浸润水平的分类影响了早期结直肠癌的治疗。Kikuchi 分类将黏膜分为三层。虽然早期肿瘤浸润上三分之一（SM_1）黏膜下层可以通过内镜治疗，但是内镜切除侵入中三分之一（SM_2）和下三分之一（SM_3）黏膜下层的肿瘤是有争议的，因为淋巴结转移的风险高。为了减少 T_1 结直肠癌不必要的手术，无淋巴结转移，即使 SM 侵入深度为 T_{1b}（>1 000 μm），也可进行切除活检；切除后进行详细的组织病理学检查后，再确定是否需要行结肠切除术。

当在经内镜切除后的标本病理证实为 pT_1 癌时，后续的治疗建议应参考 2014 年日本结直肠癌学会（Japanese Society for Cancer of the Colon and Rectum，JSCCR）的结直肠癌治疗指南。对于切缘阳性病变应行结直肠切除术，因为这表明内镜下切除不完整。在完全内镜切除的情况下，当满足以下所有条件时，可以认为 pT_{1b} 癌是治愈的：①垂直肿瘤边缘阴性（组织学完全切除）；②乳头状腺癌或管状腺癌；③SM 浸润深度＜1 000 μm；④无血管浸润；⑤肿瘤出芽 1 级（低）。如果这五种情况中的任何一种都不满足，那么应该对患者淋巴结转移率和个体特征（即年龄、并发症、生活质量）进行综合评估考虑是否最终的手术切除。当切除的标本满足上述五个条件时，淋巴结转移和局部复发非常罕见。如果只有 SM 浸润深度不符合治疗标准，并且没有其他转移危险因素存在，则淋巴结转移率也极低。

许多专家认为，将来，ESD 将在很大程度上可以取代结肠切除术治疗结肠上皮性肿瘤。东京国家癌症中心的一个大型回顾性研究比较了 589 例 T_1 型结直肠癌患者的结果，这些患者接受了表面黏膜或浅表黏膜下肿瘤的 ESD（$n=297$）治疗，或接受了腹腔镜辅助的结直肠癌切除（包括淋巴结切除术（LCS，$n=292$）治疗表面深层黏膜下肿瘤。虽然本研究包括了大量结肠病变患者，185 名患者接受了 ESD 治疗，243 名患者接受了 LCS 治疗，但报告的大部分结果数据适用于所有患者，包括直肠癌患者。在这项研究中，与 LCS 相比，ESD 手术时间更短、住院时间更短。ESD 整块切除率和治愈率分别为 87% 和 80%，非治愈性 ESD 切除患者应转诊外科手术治疗。ESD 组和 LCS 组的 3 年总生存率均超过 99%，因此得出结论：对于淋巴结转移风险较小的早期癌症，ESD 并发症发生率较低，并且具有良好的整块切除率和治愈率。

八、结论

ESD 是一种针对浅表胃肠道肿瘤的创新、先进的内镜治疗方法，已迅速发展成为一种标准治疗选择，尤其是在亚洲医疗中心有可能彻底改变美国早期消化道肿瘤的治疗。鉴于结直肠癌的发病率，在美国，结直肠肿瘤是 ESD 临床应用的一个重要潜在机遇。为了进行安全有效的 ESD，准确的术前目标病变评估至关重要。即使是技术高超的内镜医师也必须接受特殊训练，以减少并发症的发生。必须制定模拟和活体操作培训计划，以确定学习曲线，培训内镜医师。同时配套补偿措施，以解决所需的时间、专家和技能培训开支。

最后，仔细的术前 ESD 肿瘤分析是最重要的，并且需要在色素内镜和术前肿瘤分类方面进行训练和探索。为了使结直肠 ESD 在美国成为标准手术，必须进一步明确美国早期结直肠癌的患病率，并建立治疗中心，为患者提供最安全、最有效的治疗。一个重要的问题是，亚洲的结肠癌生物学特点（在世界上具有最广泛的 ESD 经验的地区）在横向扩展癌（lateral spreading cancers）的发病率方面和美国是否存在差异，也需要进一步的研究来阐明早期结直肠癌的流行病学，以便更好地定义 ESD 这种治疗手段在美国的作用。

九、经验与教训

对于明确良性的息肉和肿瘤，结直肠切除术治疗是过度的，因此自 2011 年以来，我们开始采取先进的息肉切除技术。

为了开始学习 ESD，应具备良好的结肠镜检查技能，每年至少进行 200～300 次结肠镜检查，这是实践的一部分。

强烈建议在开展首次 ESD 之前，参加 ESD 教学培训课程。

在早期学习节段，外科医生应选择合适的病例（2～3 cm 大的结肠、位于降结肠），如果不能成功完成 ESD，则应建议患者进行可能的腹腔镜辅助（如有穿孔，则应使用腹腔镜进行缝合）和肠切除。

为了安全地行 ESD 技术，有必要抬举黏膜下平面，以形成黏膜和肌肉之间潜在的分离空间。

切除过程中发生的任何出血应立即止血，任何可能的小穿孔应使用金属夹闭合。

在 ESD 过程中，最重要的是识别潜在恶性肿瘤的迹象，如发现肿瘤组织直接穿透黏膜下平面进入肌层等情况。

强烈建议在术后对患者进行隔夜留观，利于尽早发现任何潜在的早期手术相关并发症。

为了证明息肉完全切除和腺瘤无复发，应在术后 6 个月复查结肠镜。

（代震波　译）

参考文献

［1］ Zauber AG，Winawer SJ，O'Brien MJ，et al. Colonoscopic polypec-tomy and long-term prevention of colorectal—cancer deaths［J］. N Engl J Med，2012，366（8）：687-696.

［2］ Zhang M，Shin EJ. Successful endoscopic strategies for difficult polypectomy［J］. Curr Opin Gastroenterol，2013，29（5）：489-894.

［3］ Gorgun E，Benlice C. Church J. Risk of cancer in endoscopically benign polyps unsuitable for endoscopic removal［J］. Int J Colorectal Dis，2014，57（5）：E271-E272.

［4］ Saito Y，Sakamoto T，Nakajima T，et al. Colorectal ESD：cur-rent indications and latest technical advances［J］. Gastrointest Endosc Clin N Am，2014，24（2）：245-255.

［5］ Gotoda T，Ho K，Soetikno R，et al. Gastric ESD：current status and future directions of devices and training［J］. Gastrointest Endosc Clin N Am，2014，24（2）：213-233.

［6］ Draganov PV，Gotoda T，Chavalitdhamrong D，et al. Techniques of endoscopic submucosal dissection：application for the western endoscopist？［J］. Gastrointest Endosc，2013，78（5）：677-688.

［7］ Sanchez-Yague A，Kaltenbach T，Raju G，et al. Advanced endoscopic resection of colorectal lesions［J］. Gastroenterol Clin North Am，2013，42（3）：459-477.

［8］ Cohen J. A novel opportunity in minimally invasive colorectal cancer therapy：defining a role for endoscopic submucosal dissection in the United States［J］. Diagn Ther Endosc，2013，2013：681783.

［9］ Gorgun IE. Endoscopic instruments. In：Advanced colonoscopy［J］. New York：Springer，2014，1-16.

［10］ Toyonaga T，Man M，Morita Y，et al. Endoscopic submucosal dissection（ESD）versus simplified/hybrid ESD［J］. Gastrointest Endosc Clin N Am，2014，24（2）：191-199.

［11］ Repici A，Hassan C，Paula PD，et al. Efficacy and safety of endo-scopic submucosal dissection for colorectal neoplasia：a systematic review［J］. Endoscopy，2012，44（2）：137-150.

［12］ Tanaka S，Terasaki M，Kanao H，et al. Current status and future perspectives of endoscopic submucosal dissection for colorectal tumors［J］. Dig Endosc，2012；24（s1）：73-79.

［13］ Lee E，Lee JB，Lee SH，et al. Endoscopic submucosal dissection for colorectal tumors—1 000 colorectal ESD cases：one specialized institute's experiences［J］. Surg Endosc，2013，27（1）：31-39.

［14］ Oka S，Tanaka S，Saito Y，et al. Local recurrence after endoscopic resection for large colorectal neoplasia：a multicenter prospective study in Japan［J］. Am J Gastroenterol，2015，110：697-707.

［15］ Repici A，Pellicano R，Strangio G，et al. Endoscopic mucosal resection for early colorectal neoplasia：pathologic basis，procedures，and outcomes［J］. Dis Colon Rectum，2009，52（8）：1502-1515.

［16］ Tanaka S，Kashida H，Saito Y，et al. JGES guidelines for colorectal endoscopic submucosal dissection/endoscopic mucosal resection［J］. Dig Endosc，2015，27（4）：417-434.

［17］ Tanaka S，Asayama N，Shigita K，et al. Towards safer and appropriate application of endoscopic submucosal dissection for T1 colorectal carcinoma as total excisional biopsy：future perspectives［J］. Dig Endosc，2015，27（2）：216-222.

［18］ Kobayashi H，Mochizuki H，Morita T，et al. Characteristics of recurrence after curative resection for T1 colorectal cancer：Japanese multicenter study［J］. J Gastroenterol，2011，46（2）：203-211.

［19］ Kiriyama S，Saito Y，Yamamoto S，et al. Comparison of endoscopic submucosal dissection with laparoscopic-assisted colorectal sur-gery for early-stage colorectal cancer：a retrospective analysis［J］. Endoscopy，2012，44（11）：1024-1030.

第十七章　术中内镜的应用

本章要点

◎对于术前定位失败的结直肠肿瘤，可通过术中结肠镜检查定位。

◎CO_2给气下，柔性乙状结肠镜术中排除存在吻合口瘘、明确新的左侧结肠吻合口完整性，并可评价灌肠情况。

◎内镜下治疗术前或术后的吻合出血是安全可行的。

一、前言

术中内镜是结直肠手术中的一个重要步骤，开始时，肠镜主要用于结直肠切除术中肿瘤定位。由于腹腔镜手术触觉反馈有限，术中难以对肿瘤进行扪诊，因此术中肠镜定位尤其重要。CO_2给气结肠镜的引入，是对空气注入的重大改进，扩大了术中结肠镜的实用性和适用性。肠腔内CO_2被快速吸收，可防止不必要的肠胀气。而如果采用空气持续给气，可能影响腹腔镜手术的实施。Gorgun等比较了30例腹腔镜结直肠切除术中行结肠镜检查的患者与对照组的手术结果，发现在肠梗阻、吻合口瘘等围手术期并发症方面无差异，这说明腹腔镜结直肠切除术中行结肠镜检查是安全的。在过去的20年里，结肠镜检查在结直肠手术中的应用稳步增加。术中结肠镜检查是从肠镜诊断模式或简单的治疗逐渐演变而来的，并使内镜－腹腔镜联合手术（combined endoscopic-laparoscopic surgery，CELS）成为现实。随着更先进的内镜手术器械和平台的上市，术中结肠镜的作用有望扩大。

二、设备及安装

在光纤摄像机出现之前，硬质直肠镜检查是术中唯一的内镜检查方法。柔性视频内镜以其改良的视觉效果和多用途的治疗应用取代了这一技术。就术前准备而言，预期进行术中肿瘤定位时，手术室配备内镜设备是很重要的。患者置于加垫改良的截石位或分腿位，便于术中结肠镜检查。

理想情况下，外科医生可以进入专门的综合手术室进行结肠镜检查。另一种选择是，便携式的独立内镜允许外科医生进行各种诊断和治疗（图17.1）。典型的房间摆放内镜设备的方式应使内镜操作医生和外科医生都能看到内镜图像（图17.2）。

如前所述，术中内镜的一个关键组成部分是二氧化碳给气的能力，这需要一个注入泵和二氧化碳气罐。结肠CO_2的吸收速度可达氮气吸收速度的160倍，CO_2对全身的影响极小，是术中的理想选择。重要的是，应该监测呼气末二氧化碳水平并调整呼吸机的设置，以解决任何瞬态高碳酸血症。独立的内镜设备还包括光源、视频辅助设备、监视器、储水设备和外科能量平台。

常用的设备应随时可用，包括活检钳、夹子、圈套、标本收集网和用于染色、肾上腺素或黏膜下息肉切除的注射针。必要时，应准备内镜缝合设备。

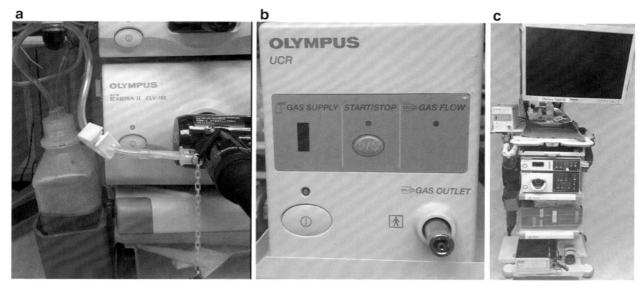

图 17.1　二氧化碳给气结肠镜设备的典型设备

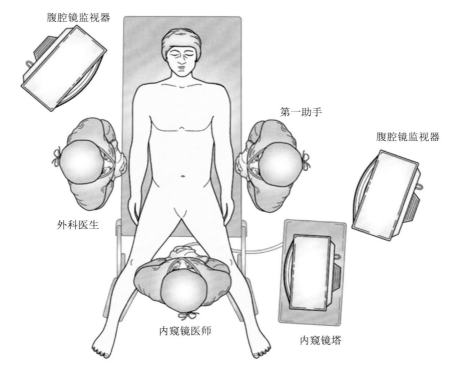

图 17.2　手术室设备摆放示例

三、术中内镜定位

一般来说，除非肿瘤位于盲肠内或与回盲瓣位置关系明确，术前都应将肿瘤用染色剂标记具体位置。在缺乏足够的术前定位时，一些较小的病变需要术中内镜定位。巨大肿瘤和在横断面成像上清晰可见的肿瘤，通常在手术中很容易定位，而不需要术前定位染色。自肿瘤远端三象限向肿瘤方向黏膜下注射油墨能提高肿瘤定位的成功率。由于有时候肠系膜或网膜会遮挡住染色定位区域，或由于在黏膜内或腹腔内注射失败使得一些术前实施了染色定位的肿瘤在手术时不易看到。应该以切向方式注射到黏膜下，并提高黏膜下注射的最好效果。如果没有进行术前定位，应在结扎血管根部前进行术中结肠镜检查。例如，仅凭术前结肠镜检查报告就盲目切除升结肠，存在切除肠段错误的风险，这种情况是绝对不应该发生的。术中结肠镜检查过程中，一旦内镜明确了肿瘤部位，腹腔镜操作组应该用金属夹或缝线在网膜上进行标记，以方便随后的解剖和切除。

除肿瘤定位外，直肠癌直肠系膜切除和直肠闭合切割前，应用术中结肠镜检查来确定具有足够的直肠远端也很有帮助。在这种情况下，通过术中结肠镜定位远切缘，切割缝合器就可以准确放置于预定切除线上。

四、结肠术中肠镜检查

如果术前没有做过结肠镜检查（如由于肿瘤或狭窄无法完成术前肠镜），可以在术中对同期病变进行评估。其原因是，在术前评估不完全的患者中，有 3.5%～6.7% 的患者发现了更多的近端同时性癌。虽然结肠近端未评估结肠息肉的检出率可高达 24%，但由于 18%～47% 的患者从未接受随访检查，因此很难测量其真实发生率。外科医生决定不实施术中肠镜的可能原因包括：费用问题、担心肠镜检查会损伤新鲜吻合口或由于肠镜检查技术不足和相关设备配套不足。术中肠镜检查特别是对那些需要接受术后肠镜检查的患者获益。虽然需要提前准备结肠，但术中结肠镜检查不会影响腹腔镜手术的结果，可以安全进行。结肠镜检查也可以在门诊肛肠手术中进行，这取决于患者的情况和外科医生的选择。

五、术中评估左半结肠吻合口

验证左侧吻合的完整性是结直肠手术的一个重要步骤，可以通过向腹腔灌注生理盐水，向肠腔内注入气体，暂时阻断肠管并使其浸没于水中，然后使用球形注射器、刚性直肠镜或柔性乙状结肠镜进行渗漏试验（leak test）。Riccardi 等人证明术中渗漏检测不会增加术后吻合口渗漏的风险，渗漏检测阳性是术后临床渗漏的重要预测因子。

常规的二氧化碳给气柔性乙状结肠镜渗漏试验比其他试验方法有很多优点。第一，可以直接观察吻合口周围组织的健康状况和血流灌注情况，并且可以使用窄带成像（NBI）进一步评估黏膜毛细血管血液供应情况（图 17.3）。在某些病例中，可以在内镜下进一步应用吲哚菁绿荧光来评估吻合口灌注。第二，如果吻合口出血，可以通过各种内镜操作来发现和止血。第三，如果发现渗漏，这种方式有助于进行合理决策，如修复、重新吻合或转移吻合口位置。

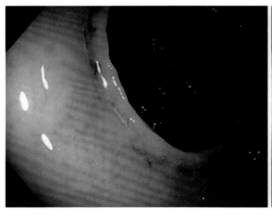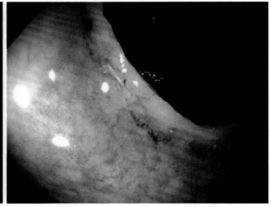

图 17.3 吻合口白光和 NBI 显像

六、术后吻合口瘘的处理

当诊断结直肠吻合口瘘并需要手术干预时，术中结肠镜检查在决策和治疗中起着关键作用。当吻合口裂开面积小、吻合口灌注良好时，近端放置肛管引流并冲洗往往可以自愈。而如果发生吻合口大面积裂开或吻合口缺血，通常需要切除吻合口，重新吻合或行吻合近端结肠造口术。当吻合基本正常但存在微小缺损时（图17.4），如果有必要，应行一期修复并在吻合口近端放置腹腔或盆腔引流管。当缺损较大且吻合口位置较远时（图17.5），通常可采用乙状结肠镜引导下放置肛门引流管，如果吻合口瘘在肛门镜下可见，则应将肛门引流管头经瘘口放置于肠壁外感染腔内。引流管放置后，应进行妥善调整和固定，避免引流管脱出。当肛门旁脓腔缩小时，应反复更换成直径更小的引流管，直到脓腔消失。当脓腔明确、患者稳定的情况下（典型的术后吻合口瘘），仅须行脓腔引流，不需要另行经肛门直肠引流。

吻合口出血通常由吻合口钉合高度相较于肠壁及其微血管过高所致。如果术中发现，这个问题可以在内镜下处理。吻合口出血发生率为0.6%～9.6%，机械吻合较手工缝合更为常见。吻合口出血最常见的原因是钉线内留存肠系膜。由于绝大多数吻合口出血是自限性的，或者可以在内镜下控制，只有一小部分患者（1.8%）需要再次手术或输血。吻合口出血进行电凝止血时应谨慎，以免造成吻合口破裂。这种情况下在内镜下应用金属夹止血，损害小且操作简便。术后早期内镜控制吻合口出血安全有效，吻合口并发症发生率低。

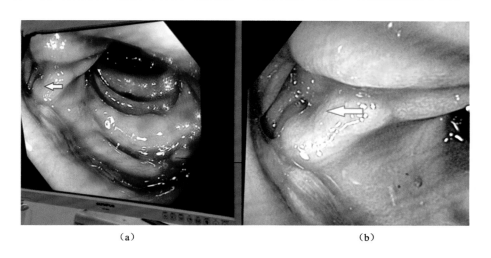

（a） （b）

图17.4 可补救的微小吻合口瘘

（a）吻合口瘘图像；（b）关闭吻合口缺陷后图像（箭头所指）

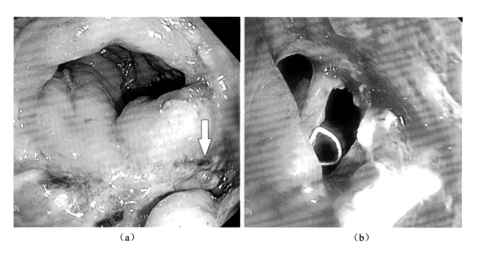

（a） （b）

图17.5 吻合口瘘后期形成脓腔

七、经验和教训

如果没有合适的设备和人员，术中肠镜检查可能是一种令人沮丧的经历。在手术室里有一个专门的技术人员来协助安装设备并排除故障肿是非常有帮助的。此外，所需必要设备（金属夹、注射针等）应随时可用。预先包装一套标准化的内镜下治疗工具，以确保所需的设备随时可用。如果计划行术中内镜检查，还必须评估肠镜操作技术难度；术中盲肠病变的定位或切除，比仅检查左半结肠吻合需要更高的操作水平。拥有一名具备熟练内镜技能的外科医生是非常宝贵的。

八、结论

内镜是一种多功能的工具，可以增强外科医生诊断和管理患者的能力。除了具有合适的内镜设备外，外科医生应掌握常规的定位目标病灶、进行结肠镜检查和左半结肠吻合口瘘检查、控制吻合口出血等内镜下操作技能。这些经验将使外科医生能够利用先进的内镜平台进行更复杂的术中内镜操作，如 CELS 和其他新的术式，如 NOTES 等。

（荣万水　曾庆敏　译）

参考文献

［1］ Louis M，Nandipati K，Astorga R，et al. Correlation between preop-erative endoscopic and intraoperative findings in localizing colorec-tal lesions［J］. World J Surg，2010，34：1587-1591.

［2］ Gorgun I，Aytac E，Manilic E，et al. Intraoperative colonoscopy does not worsen the outcome of laparoscopic colorectal surgery：a case-matched study［J］. Surg Endosc，2013，27：3572-3576.

［3］ Lee SW，Garrett KA，Shin JH，et al. Dynamic article：long-term outcomes of patients undergoing combinedendolaparoscopic sur-gery for benign colon polyps［J］. Dis Colon Rectum，2013，56（7）：869-873.

［4］ Nakajima N，Lee SW，Sonoda T，et al. Intraoperative car-bon dioxide colonoscopy：a safe insufflation alternative for locating colonic lesions during laparoscopic surgery［J］. Surg Endosc，2005，19：321-325.

［5］ Wexner SD，Cohen SM，Ulrich A，et al. Laparoscopic color-ectal surgery-are we being honest with our patients？［J］. Dis Colon Rectum，1995，38（7）：723-727.

［6］ Neerincx M，Terhaar sive Droste JS，Mulder CJ，et al. Colonic work-up after incomplete colonoscopy：significant new findings during follow-up［J］. Endoscopy，2010，42（9）：730-735.

［7］ Ridolfi TJ，Valente MA，Church JM. Achieving a complete colonic evaluation in patients with incomplete colonoscopy is worth the effort［J］. Dis Colon Rectum，2014，57：383-387.

［8］ Rex DK，Kahi CJ，Levin B. Guidelines for colonoscopy surveil-lance after cancer resection：a consensus update by the American Cancer Society and US Multi-Society Task Force on Colorectal Cancer［J］. Gastroenterology，2006，130（6）：1865-1871.

［9］ Clark BT，Rustagi T，Laine L. What level of bowel prep quality requires early repeat colonoscopy：systematic review and meta-analysis of the impact of preparation quality on adenoma detection rate［J］. Am J Gastroenterol，2014，109（11）：1714-1723.

［10］ Davies AH，Bartolo DC，Richards AE，et al. Intraoperative air testing：an audit on rectal anasto-mosis［J］. Ann R Coll Surg Engl，1988，70（6）：345-347.

［11］ Gilbert JM，Trapnell JE. Intraoperative testing of the in-tegrity of left-sided colorectal anastomoses：a technique of value to the sur-geon in training［J］. Ann R CollSurg Engl，1988，70（3）：158-160.

［12］ Ricciardi R，Roberts PL，Marcello PW，et al. Anastomotic testing after colorectal resection；what are the data？［J］Arch Surg，2009，144（5）：407-411.

［13］ Jafari MD，Wexner SD，Martz JE，et al. Perfusion assess-ment in laparoscopic left-sided/anterior resection（PIL-LAR Ⅱ）：a multi-institutional study［J］. J Am Coll Surg，2015，220（1）：82-92.

［14］ Ishihara S，Watanabe T，Nagawa H. Intraoperative colonoscopy for stapled anastomosis in colorectal surgery［J］. Surg Today，2008，38，1063-1065.

［15］ Shamiyeh A，Szabo K，Wayand WU，et al. Intraoperative

endoscopy for the assessment of circular-stapled anasto-mosis in laparoscopic colorectal surgery[J]. Surg Lapa-rosc Endosc Percutan Tech,2012,22(1):65-67.

[16] Matos D,Atallah ÁN,Castro AA,et al. Stapled versus hand-sewn methods for colorectal anastomosis surgery [J]. Cochrane Database Syst Rev,2001,(3). Art. No.:CD003144.

[17] Cirocco WC,Golub RW. Endoscopic treatment of postop-erative hemorrhage from a stapled colorectal anastomosis [J]. Am Surg,1995,61,460-463.

[18] Perez RO,Sousa Jr A,Bresciani C,et al. Endoscopic man-agement of postoperative stapled colorectal anastomosis hemorrhage[J]. Tech Coloproctol,2007,11:64-66.

[19] Shamiyeh A,Szabo K,Ulf WW,et al. Intraoperative en-doscopy for the assessment of circular-stapled anastomo-sis in laparoscopic colon surgery[J]. Surg Laparosc Per-cutan Tech,2012,22(1):65-67.

第十八章 内镜-腹腔镜联合手术（CELS）

本章要点

◇在术前评估过程中，确保所要切除的息肉是趋于良性的。应该考虑在自己所在医院与病理专家再次检查病理切片。肠镜报告和病理图片都应该再次仔细审阅。

◇操作尽可能在同时配备有肠镜和腹腔镜设备的手术室中进行，这一点很重要，因为有时息肉有可能在肠镜下便完成切除。

◇CELS在技术上要求很高，外科医生必须既精通腹腔镜手术，又精通内镜技术。对于初步开展此技术的机构，拥有一名熟练掌握这两种技术的外科医师辅助手术是很有用的。

◇在 CELS 过程中，甄别潜在恶性肿瘤的迹象非常重要，在怀疑为恶性肿瘤的情况下，应该进行腹腔镜结肠切除术。

◇在术后较短的间隔期内，应对这些患者进行结肠镜随访。

一、前言

内镜切除较大的宽基结肠息肉和在黏膜皱褶内的结肠息肉是具有相当难度的。虽然内镜下黏膜切除术（endoscopic mucosal resection，EMR）和内镜下黏膜剥离术（submucosal dissection，ESD）可以开展这结肠息肉的切除，但是内镜下切除仍有其局限性。对于不能通过内镜手段切除的患者，常被建议行传统节段性结肠切除术。虽然许多研究表明，腹腔镜结肠切除术与开放性结肠切除术相比，具有肠功能恢复更快和更早恢复正常活动的优势。然而，在美国仍有相当比例的结肠手术不是通过腹腔镜进行的。此外，即使采用腹腔镜方法，仍然存在中转开腹手术的可能性。那么，此类患者除了进行肠节段切除外，腹腔镜联合内镜双镜联合手术（CELS）切除结肠息肉是另一种可选方案。

为了避免某些疾病的大肠节段切除，腹腔镜辅助结肠息肉切除术最早于 1993 年被提出。此后出现了大量的回顾性研究报道，证实该技术是安全有效的。CELS 的优点包括：通过腹腔镜调整结肠壁的位置，使息肉更加利于肠镜下切除；同时，能够直接观察结肠壁，以确保没有全层缺损，如果结肠壁存在损伤，腹腔镜可以予以修补；此外，当内镜下仍无法切除或术中怀疑为恶性病变时，可以转为腹腔镜下切除。目前，包括腹腔镜辅助结肠镜切除术、内镜辅助腹腔镜结肠楔形切除术和内镜辅助腹腔镜结肠切除术等不同的技术和方法已被提出。Franklin 等人开展了一项迄今为止最大规模的研究，其中包括 160 名患者（共 209 个息肉）的长期随访，中位随访期 65 个月（6～196 个月），完全切除息肉后未发现复发病例。

二、适应证

当前，CELS 的适应证包括：①结肠大息肉，以及息肉所在位置难以通过肠镜下切除的良性结肠息肉。②结肠镜下未完全切除的息肉。③一些术前活检病理报告为可能存在高度不典型增生的良性病变。④如果患者同时合并其他结肠息肉，也应该能够通过结肠镜或 CELS 技术进行切除。通常，不应对大肠息肉综合征患者进行 CELS。最后，CELS 的相对禁忌证应包括既往多次腹部手术史或息肉过于接近回盲瓣的病例。

三、术前计划

术前应进行完整的体格检查，包括既往治疗史和手术史的病史询问。如果患者有多次腹部手术史，那么 CELS 在技术上可能并不合适。术前结肠镜检查并获得病理报告非常重要，一般建议对病理切片进行再次审核。对于左侧结肠息肉，术前应用软式乙状结肠镜评估息肉的特点和确切位置，对于评估 CELS 的可行性很有价值。

同其他腹部手术一样，患者应进行常规术前检查：包括血液检查、心电图和胸部 X 光检查。患者应在手术前一天接受完全机械肠道准备，以利于息肉的观察。在术前谈话时，应告知患者如果息肉不能通过内镜切除或术中发现可疑病变为恶性，则进行腹腔镜结肠切除术。此外，应该让患者知晓即使 CELS 完全切除了息肉，而最终所切除标本的病理报告可能是恶性肿瘤，这种情况有可能需要在以后进行结肠切除术。

四、操作过程

（一）开始

开启双下肢间歇压力充气泵并全身麻醉后，放置胃管和 Foley 导尿管。患者取改良截石位，并使用带衬垫的下肢支撑托架将双腿外展，以便于在手术期间的结肠镜操作。固定双臂，双臂和手腕周围用软物保护。根据需要，所有备用设备均应随时可用于结肠镜息肉切除术、腹腔镜和开腹结肠切除术（表18.1）。手术前应给予皮下肝素和静脉抗生素。

根据病变的位置放置腹腔镜监视器。切除右侧结肠息肉时，将监视器放在患者的右侧并朝向床头（图18.1）。切除左侧结肠病变时，将监视器放置在患者的左侧并朝向床尾。对于横向结肠或游离结肠的病变，监视器放置在床头部，因为内镜医师将站在患者的两腿之间。

表18.1　CELS 所需的设备

带监护仪的成人或儿童结肠镜（尽可能 CO_2 给气）
用白蛋白稀释的亚甲基蓝
内镜注射器针头
内镜圈套器
内镜 Roth 网篮（US Endoscopy，Mentor，OH）
吸引管路
Bovie 能量平台
腹腔镜监视器
高清柔性尖端腹腔镜
Trocars：5 mm × 4 个，10 mm × 1 个，12 mm × 1 个
腹腔镜肠道抓钳和剪刀
腹腔镜针头和注射器
腹腔镜能量装置（根据外科医生偏好配备）
微型腹腔镜（3 mm）仪器（如果有）
腹腔镜关节头直线型切割闭合器
腔镜取物袋（Covidien，Norwalk，CT）
切口保护器
可吸收缝线或针带线

有的外科医生可能更喜欢使用儿科结肠镜，当然也可能喜欢用成人结肠镜。此外，在手术室中进行结肠镜检查使用 CO_2 给气是必备的。在同一间手术室同时为腹腔镜和肠镜供给 CO_2 存在一定挑战，如果不能，可能会影响 CELS 的手术效果。如果使用室内空气进行结肠镜检查，腹腔镜操作容易被充气扩张的小肠影响。在没有将 CO_2 用于肠镜操作的机构中，他们使用腹腔镜肠钳临时夹闭回肠末端以避免小肠扩张，但是我们发现，尽管如此，全结肠的充气扩张也会对 CELS 操作形成障碍。自2003年以来，我们一直在腹腔镜检查中使用 CO_2 给气进行结肠镜检查。由于肠道吸收的 CO_2 比空气快约150倍，CO_2 给气时结肠也不会显著扩张，这对腹腔镜操作是有利的。我们之前已经证明术中 CO_2 给气结肠镜操作可以避免 CELS 手术过程中的结肠过度扩张。因此，如果可能的话，结肠镜操作尽可能使用 CO_2 给气。

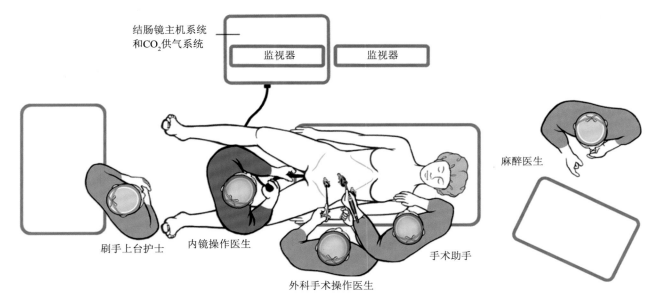

图 18.1　CELS 技术切除右结肠息肉时 Troca 和监视器的推荐布置示意图

（二）腹腔镜辅助内镜操作步骤

1. 内镜操作

在腹部消毒并覆盖无菌巾后，进行 CO_2 结肠镜检查以定位病变（图 18.2）。然后使用 10 mL 的 1% 亚甲蓝与 100 mL 的 25% 白蛋白的混合液来标记息肉的位置。在息肉下方进行黏膜下注射以使其抬高。

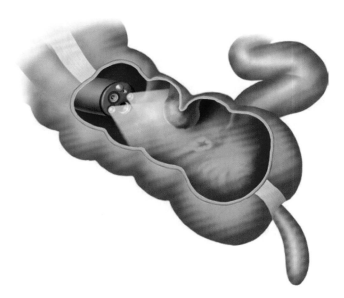

图 18.2　右侧结肠息肉的内镜下观察示意图

如果息肉有可能进行单纯内镜下切除，那么应该在放置套管针之前尝试内镜下切除。如果患者病

史表明可能存在粘连或固定的环型结肠皱褶等难以内镜下切除的情况，那么单纯圈套切除息肉常常是不可行的。

2. 套管针的位置

观察孔：常规在脐周放置一个 5 mm 套管针，并建立气腹。5 mm 高清柔性尖端腹腔镜是增强术中可视性的首选。腹腔镜探查腹部并根据肠镜在肠壁上的标记点对息肉进行定位。

辅助孔：根据病变的位置，通常可放置两个 5 mm 套管针。对于右侧结肠病变，套管针可放置在腹壁左下象限和耻骨上。对于左侧结肠病变，套管针可以放置在右下象限和耻骨上。对于横结肠病变，套管针可以双侧放置在下象限和上象限中。当然，如果有可能，也可以使用微型腹腔镜（3 mm）器械。

可选套管针位置：如果预计须行结肠镜辅助下的腹腔镜肠壁楔形切除术，则需要一个 12 mm 辅助孔用于放置腹腔镜切割闭合器。

3. 游离

对于腹腔镜辅助结肠镜息肉切除术，内镜先对病变部位进行定位，然后通过腹腔镜观察确认，使用"透照"和/或通过同步观察内镜进行腹腔镜手术（图 18.3）。这样还可以暴露位于结肠的皱褶或因肠管扭结之前无法观察的黏膜。明确息肉相对于腹膜的位置很重要，如果息肉位于腹膜后侧或肠系膜侧，则需要对相应结肠进行充分游离暴露。

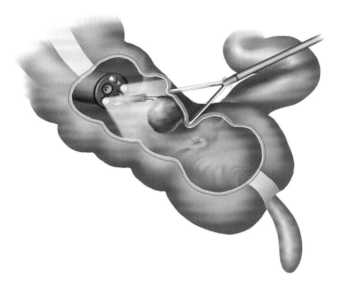

图 18.3 腹腔镜推挤息肉利于肠镜观察的手术示意图

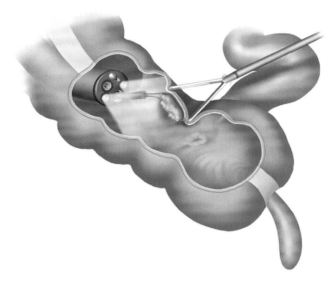

图 18.4 在内镜息肉切除术中通过腹腔镜将息肉推送到圈套中的手术示意图

如果息肉处于结肠较难游离的位置（结肠转角处或在结肠的肠系膜边缘附近），则需要像在普通腹腔镜结肠切除术中那样充分游离结肠。我们更喜欢应用能量平台沿着 Toldt 线和胚胎组织平面进行游离，该段结肠被充分游离后，就可以进行该区域的 CELS 息肉切除术了。

4. 息肉

如前所述，用亚甲蓝和白蛋白的混合物注射后息肉可得到抬举。有助于息肉与周围正常的黏膜区分开，并且还有助于通过腹腔镜观察息肉的位置。它还提供"缓冲"区域，以便于内镜切除时不造成全层损伤。

如果息肉由于先前的活检形成瘢痕而不能抬起，可以考虑行结肠切除或 CELS 下全层切除。当出现这种情况时，应该考虑到恶性肿瘤的可能。

用圈套器进行行息肉切除术时，可以通过单一套管针置入相应器械辅助操作或进行分片切除。对于扁平或位于较难切除部位的息肉，在圈套息肉切除过程中应用腹腔镜辅助有助于将息肉推向圈套器内（图 18.4）。

在内镜息肉切除术中，应通过腹腔镜严密监测结肠浆膜。如果有任何可疑之处，应立即仔细检查，必要时在腔镜下进行缝合（图 18.5），通过全层、浆肌层双层缝合解决全层热损伤或穿孔。如果发现

肌肉层变白或变质的证据，该区域也应该进行缝合加固，以免术后部分受损肠壁发生穿孔。正是因为有腹腔镜修复潜在损伤的保障，才得以让我们更加积极地进行息肉切除。

（三）内镜辅助腹腔镜手术

对于位于结肠壁最薄处的盲肠息肉，可以通过肠镜定位后在腹腔镜下行袖状切除。

结肠镜定位病变并检查手术切缘。应特别注意切缘相对回盲瓣的位置，避免对回盲瓣造成损伤。

通过 12 mm 的套管针使用腹腔镜直线切割吻合器切除（图 18.6）。可将标本置于 Endo-Catch 腔镜用取物袋（Covidien，Norwalk，CT）内，并通过 12 mm 端口位置取出。应在手术室评估标本以确认切缘。

必要时可以在腔镜下将钉合线加固缝合。

（四）CELS 全层切除技术

传统 CELS 技术在处理先前活检造成疤痕的锯齿状腺瘤或息肉时可能效果不理想。

全层 CELS 是传统 CELS 的延伸和发展，应用标准内镜和腹腔镜技术进行全层结肠壁切除，这拓展了肠息肉切除的适应证，将使因良性息肉而行结肠节段切除的病例显著降低。

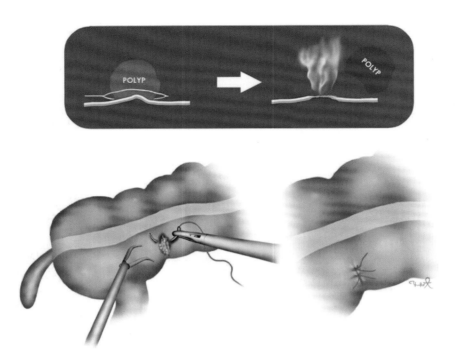

图 18.5　在部分肠壁损伤区域行缝合加固的手术示意图

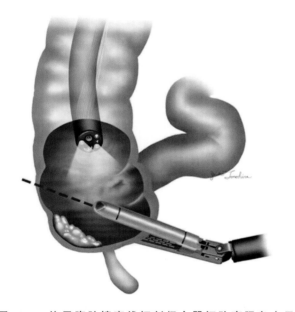

图 18.6　使用腹腔镜直线切割闭合器切除盲肠息肉示意图

如前所述，使用黏膜下注射抬举息肉。将整个息肉环周都从黏膜下层抬举起来是至关重要的（图18.7）。在内镜指引下，通过腹腔镜用单极电凝在结肠浆膜面标记息肉的边缘。在腹腔镜下用电刀和/或电剪沿着浆膜标记在内镜下注射造成的浆肌层间隙内切开结肠浆膜（图18.8）。注意不要进入黏膜造成

全层损伤。

息肉周围结肠壁的肌层完全断开时，用腹腔镜下肠抓钳将此区域的黏膜层推向肠腔内。此时，息肉在内镜监视器上会变得非常明显。置入圈套器并围绕理想范围将息肉完整套进圈套器，但这时不要切断，只是收紧圈套器即可（图18.9）。

现在检查浆膜表面，用 3-0 可吸收缝合线缝合结肠浆肌层缺损，将结肠浆肌层缺损闭合（图18.10）。

然后将圈套器通电并切取息肉（图18.11）。如果发现切缘存在息肉或游离的结肠浆肌层残留，应使用内镜 Roth 网（US Endoscopy，Mentor，OH）去除，并通过内镜检查和腹腔镜检查仔细检查切除部位。

（五）泄漏测试

通过肠镜向结肠内吹入 CO_2，同时将肠段浸入盐水（使用水平面的方向来判断正确的区域）进行泄漏测试。

（六）切除息肉

对于息肉切除，如果整块切除息肉，可以使用内镜 Roth 网（US Endoscopy，Mentor，OH）。对于分片逐个切除的息肉，可以在抽吸装置中添加捕集网，用吸引装置抽吸息肉。

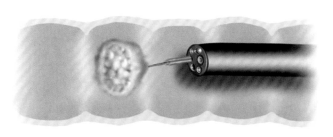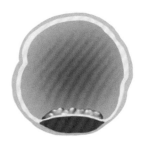

图 18.7　黏膜下注射将息肉及其周围的黏膜层抬离肌层

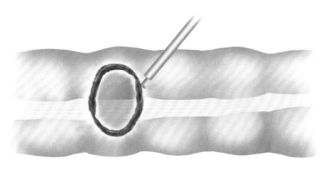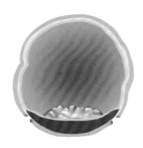

图 18.8　腹腔镜下将与息肉对应的浆膜侧浆肌层切开

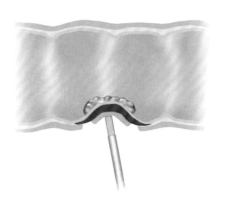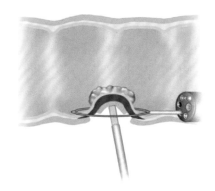

图 18.9　内镜下圈套连同息肉及内陷的全层肠壁

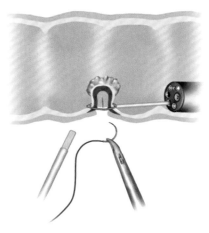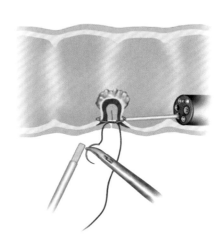

图 18.10　腹腔镜修复缺损的结肠壁

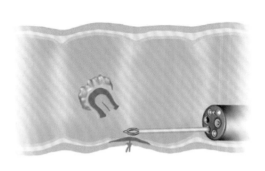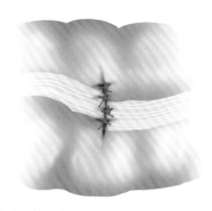

图 18.11　圈套器切割包含息肉的全层结肠壁

五、术后护理

接受标准的圈套息肉切除术且术中过程顺利的患者住院时间常常非常短，甚至可以在手术当天回家。大多数研究组报告的住院时间在 1~2 d，也有一些研究报告平均住院时间为 4~8 d。存在部分或全层损伤或接受结肠镜辅助腹腔镜肠壁切除的患者应该住院观察，并像其他腹腔镜手术患者一样接受治疗，直到肠功能恢复。患者通常在 2 周内进行随访，根据病理情况确定是否需要进一步治疗。

六、并发症

术中并发症可能与手术的内镜操作、腹腔镜套管针放置和结肠的游离有关。

在一项超过 80 000 例结肠镜检查的回顾性研究中，每个队列中患者的穿孔风险均低于 1%。腹腔镜和内镜联合方法的好处是可以立即识别并修补因电灼、压伤、创面损伤所造成的全层损伤。Franklin 等人报道的浆膜缝合率是 10%。我们小组的报告浆膜缝合率高达 43%，虽然这组患者中并没有发生全层损伤的病例。我们之所以对这些患者进行了浆膜缝合修补，是因为担心肠壁部分厚度的损伤会造成术后并发症，而当时很容易通过缝合来杜绝此类事件的发生。进行 CELS 的另一个好处是可以进行泄漏测试以评估修补效果。

CELS 的并发症发生风险与其他腹腔镜手术相似，如果不需要游离结肠，则并发症发生率更少。在套管针放置、肠抓钳相关损伤，或使用能量装置

时对诸如肠、输尿管、性腺或髂血管等周围脏器存在腹壁和腹内损伤的风险。对于成功接受 CELS 手术的患者，术后并发症发生率很低。Franklin 报告术后并发症发生率为 9%，且所有并发症均轻微，主要包括肠梗阻、肺不张和血清肿。我们的小组报告总体并发症发生率为 4.2%，主要是尿潴留和伤口血肿。

七、结果

很少有关于肠镜－腹腔镜联合切除息肉的大型研究报道。我们组和 Franklin 组报告了目前最长随访时间的研究，中位数都是 65 个月。总体而言，接受 CELS 的患者的长期结果非常好。对于使用 CELS 技术成功切除的良性息肉患者，文献中有不同的复发率。我们小组报告的 5 例患者复发（10%）病例，其中 4 例患者再次接受了结肠镜息肉切除术，1 例患者接受了腹腔镜下节段性结肠切除术，这些复发均为良性病变。Franklin 的研究小组报告中位随访 65 个月没有复发，但有 3 名患者在不同位置再次切除了息肉。

有人担心，最终的术后病理诊断为癌的 CELS 患者可能具有潜在复发风险。然而，实际情况是，在所有报道中最终病理诊断为癌的患者都进行了再次手术正式切除，没有关于局部恶性肿瘤复发的报道。

八、经验和教训

对于术前有良性息肉病理报告的患者，CELS 外

科医生应该意识到病理专家之间可能存在观点不一致的情况。根据具体情况，由医院的病理专家再次审查病理切片可能会有所帮助。此外，应详细过目结肠镜检查报告及息肉图片，以确定息肉是否适合CELS。

在手术室内放置套管针之前，务必先进行结肠镜检查。有时，先前被认为无法切除的息肉实际上可以进行单纯结肠镜息肉切除术。

这种双镜联合手术在技术上要求很高，外科医生必须精通腹腔镜和内镜技术。对于初期开展的CELS手术病例，拥有一名熟练掌握这两种技术的外科医生是很有必要的。

在CELS期间，要始终警惕潜在的隐匿性恶性肿瘤的迹象。对于曾经有过息肉活检或息肉切除的病例，通常存在疤痕并且难以通过黏膜下注射抬举。这些情况必须与可能的癌性息肉进行鉴别如中央脐状凹陷、溃疡、僵硬和在窄带显像中观察到的血管征。如果存在这些发现，外科医生可继续进行CELS并进行行术中冰冻切片，或转为结肠切除术。我们认为没有必要对所有CELS切除的息肉进行冷冻切片，因为这会增加手术时间和手术费用。根据我们的经验，被认为是良性息肉的癌症发病率仅为2%（1/48）。因此，冰冻切片只需对可疑恶性的患者进行。根据我们的经验，12名患者因术中疑似恶性肿瘤而进行了结肠切除术，这些患者中只有4名（33%）证实为癌，虽然如此，但它反映了我们的谨慎态度，既要避免对潜在恶性肿瘤进行CELS，又要避免对无恶性风险的息肉行肠切除。

应在CELS后短期内对患者进行结肠镜随访，通常建议在3个月时进行。在我们的CELS患者的长期随访中，5名患者（10%）患有复发性息肉。其中4例再次接受了结肠镜息肉切除术，1例患者接受了腹腔镜节段性结肠切除术。所有这些患者都是良性病变。

（曾庆敏　译）

九、结论

内镜—腹腔镜联合手术（CELS）对于治疗良性结肠息肉是安全有效的，并且在大多数情况下可能有助于避免腹腔镜结肠节段切除。

参考文献

[1] Fujishiro M,Goto O,Kakushima N,et al. Endoscopic submucosal dissection of stomach neoplasms after unsuccessful endoscopic resection[J]. Dig Liver Dis,2007,39（6）：566-571.

[2] Zhou PH,Yao LQ,Qin XY. Endoscopic submucosal dissection for colorectal epithelial neoplasm[J]. Surg Endosc,2009,23（7）：1546-1551.

[3] Franklin Jr ME,Diaz-E JA,Abrego D,et al. Laparoscopic-assisted colonoscopic polypectomy：the Texas endosurgery institute experience[J]. Dis Colon Rectum,2000,43（9）：1246-1249.

[4] Beck DE,Karulf RE. Laparoscopic-assisted full-thickness endoscopic polypectomy[J]. Dis Colon Rectum,1993,36（7）：693-695.

[5] Guller U,Jain N,Hervey S,et al. Laparoscopic vs open colectomy：outcomes comparison based on large nationwide databases[J]. Arch Surg,2003,138（11）：1179-1186.

[6] Ommer A,Limmer J,Mollenberg H,et al. Laparoscopic-assisted colonoscopic polypectomy—indications and results[J]. Zentralbl Chir,2003,128（3）：195-198.

[7] Lee SW,Garrett KA,Shin JH,et al. Dynamic article：long-term outcomes of patients undergoing combined endolaparoscopic surgery for benign colon polyps[J]. Dis Colon Rectum,2013,56（7）：869-873.

[8] Lee MK,Chen F,Esrailian E,et al. Combined endoscopic and laparoscopic surgery may be an alternative to bowel resection for the management of colon polyps not removable by standard colonoscopy[J]. Surg Endosc,2013,27（6）：2082-2086.

[9] Yan J,Trencheva K,Lee SW,et al. Treatment for right colon polyps not removable using standard colonoscopy：combined laparoscopic-colonoscopic approach[J]. Dis Colon Rectum,2011,54（6）：753-758.

[10] Wilhelm D,von Delius S,Weber L,et al. Combined laparoscopic-endoscopic resections of colorectal polyps：10-year experience and follow-up[J]. Surg Endosc,2009,23（4）：688-693.

[11] Franklin Jr ME,Leyva-Alvizo A,Abrego-Medina D,et al. Laparoscopically monitored colonoscopic polypectomy：an established form of endoluminal therapy for colorectal polyps[J]. Surg Endosc,2007,21（9）：1650-1653.

[12] Winter H,Lang RA,Spelsberg FW,et al. Laparoscopic

colonoscopic rendezvous procedures for the treatment of polyps and early stage carcinomas of the colon[J]. Int J Colorectal Dis,2007,22(11):1377-1381.

[13] Feussner H,Wilhelm D,Dotzel V,et al. Combined endoluminal and endocavitary approaches to colonic lesions [J]. Surg Technol Int,2003,11:97-101.

[14] Mal F,Perniceni T,Levard H,et al. Colonic polyps considered unresectable by endoscopy. Removal by combinations of laparoscopy and endoscopy in 65 patients[J]. Gastroenterol Clin Biol,1998,22(4),425-430.

[15] Le Picard P,Vacher B,Pouliquen X. Laparoscopy-assisted colonic polypectomy or how to be helped by laparoscopy to prevent colectomy in benign colonic polyps considered to be unresectable by colonoscopy[J]. Ann Chir,1997,51 (9):986-989.

[16] Franklin Jr ME,Portillo G. Laparoscopic monitored colonoscopic polypectomy: long-term follow-up [J]. World J Surg,2009,33(6): 1306-1309.

[17] Nakajima K,Lee SW,Sonoda T,et al. Intraoperative carbon dioxide colonoscopy: a safe insufflation alternative for locating colonic lesions during laparoscopic surgery[J]. Surg Endosc, 2005,19(3):321-325.

[18] Hamdani U,Naeem R,Haider F,et al. Risk factors for colonoscopic perforation: a population-based study of 80118 cases[J]. World J Gastroenterol,2013,19(23): 3596-3601.

第十九章　结直肠腔内支架置入术

本章要点

◇自膨式金属支架(self-expanding metal stents,SEMS)可有效缓解恶性结肠梗阻。

◇结肠支架置入术可用于姑息治疗或手术的过渡。

◇SEMS 的肿瘤学安全性仍然不确定。

◇结肠支架最常见的并发症包括穿孔和梗阻。

◇使用 SEMS 治疗良性结肠梗阻仍存在争议。

◇生物可降解支架和药物洗脱支架正在开发中。

一、前言

因结直肠恶性肿瘤而引起的结肠梗阻的发生率为 80%,结直肠癌患者中有 25% 存在急性大肠梗阻,这在许多情况下会造成外科急症。患有急性恶性结肠梗阻的患者的 5 年生存率低于 20%,这远低于未梗阻的患者。如果没有迅速减压解除梗阻,患者可能会出现严重的并发症,如肠缺血和穿孔。急诊结肠切除术在技术上具有挑战性,死亡率高达 15%～20%,并发症发生率高达 40%～50%。

结肠梗阻的急诊手术通常需要多步骤手术,包括切除、吻合、近端肠管转流造口及后期造口还纳。偶尔也会不予造口。在左侧结肠梗阻的情况下,手术方法由患者个体因素、手术相关因素和外科医生偏好决定。右侧结肠梗阻通常可以通过切除原发灶治疗,无须造口术。由于多种因素,有超过 40% 的造口最终变成永久性的。

结肠支架置入术已成为结肠梗阻的重要替代治疗方法,可以是姑息治疗或未来手术干预的一个过渡治疗。1991 年 Dohomoto 将结肠支架置入术描述为缓解梗阻和避免造口的有效方法。Tejero 等首先报道了使用自膨式金属支架(SEMS)进行"过渡性治疗(bridge-to-surgery)",以便在择期外科手术前减轻肠道压力。急性结肠梗阻的支架肠减压能使患者在治疗上获益,能够得到更准确的肿瘤影像学分期,能够更好地弄清楚患者的伴随疾病。在直肠癌患者中,支架置入术不仅可以缓解梗阻,还能提供在手术治疗前进行新辅助放化疗的机会。

急性结肠梗阻的结肠支架置入并不能避免那些潜在的如穿孔、梗阻和肿瘤转移等并发症的风险。而且,如果在支架放置期间或之后发生了穿孔,那么肿瘤种植的风险就成为影响患者长期生存的主要问题,而这些患者本有可能达到临床治愈。腔内支架置入治疗的其他限制包括其对一些患者的治疗效果有限、肿瘤可能继续生长及放置过程的技术难度高等。

尽管存在上述限制和顾虑,但腔内支架的使用仍在增长。许多当代专著证实了结肠支架的安全性和有效性,并介绍了新型的支架技术。最近由 Sagar 进行的 Cochrane 评价比较了结肠支架与急诊手术治疗结肠癌梗阻患者的情况。在这项荟萃分析中,相较于支架置入术,急诊手术组的临床成功率更高,但结直肠支架的应用总体是安全的,并具有住院时间短、择期手术时间短和失血少的优点。

二、结肠恶性肿瘤肠梗阻的支架置入术

虽然大多数结肠恶性肿瘤肠梗阻是由原发性结直肠癌引起的内在梗阻,但也可能是非结直肠恶性肿瘤的外在压迫引起的。结肠外病变的病因包括妇科癌症、上消化道恶性肿瘤,以及在极少数情况下的转移性病变,如乳腺癌。重要的是我们要考虑到,这些外在压迫引起梗阻的患者大多数都属于难以治愈的疾病。

大多数内镜支架置入术的经验都来自左半结肠癌相关的数据。但右侧病变的支架置入也是可行的,尽管大多数近端梗阻的患者都可通过一期手术切除进行治疗,无须行肠道准备或造口。一些研究表明,SEMS 是近端结肠梗阻的合理治疗选择,其成功率与远端结肠支架置入术相当。值得注意的是,一些研究报道了相反的结果,认为其成功率较低。目前,外科手术干预被认为是右侧结肠癌梗阻的首选治疗方法;然而,SEMS 植入仍是老年人和患有复杂并发症的患者的替代治疗选择(图 19.1)。

(一)姑息性支架置入术

急性结肠梗阻同时伴有远处转移的患者对治疗提出了挑战。这些患者通常处于衰弱状态并且预期寿命有限。虽然这种情况下可以进行外科手术,但在这组患者中,微创治疗可能是有益的(表 19.1)。Lee 和同事回顾了他们使用 SEMS 的经验,发现支架置入

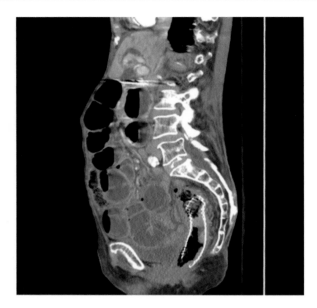

图 19.1　一名 97 岁女性的植入直肠支架

的临床成功率与外科手术干预相当;然而,与姑息性手术相比,SEMS 置入有着更少的并发症。尽管支架置入治疗使得短期发病率和死亡率得到改善,而且缩短了住院时间,避免了造口形成,并提高了患者的生活质量。但一些研究还是表明,与手术治疗的患者相比,接受 SEMS 治疗的患者没有长期生存优势。但值得注意的是,Súarez 等的一项研究报道了用 SEMS 治疗无法治愈的结直肠癌患者有显著的生存优势。

结肠穿孔是一种众所周知的支架并发症,也发生在少数接受化疗的患者中,特别是基于贝伐单抗的化疗。因此,对接受姑息性化疗的患者进行支架置入仍存在争议,应就患者穿孔的潜在风险进行讨论。

表 19.1　内镜下结肠支架置入成功率

作者	年份	国家	例次	操作成功率(%)	临床成功率(%)
Khot	2002	UK	598	92	95
Sebastian	2004	International	1 198	94	91
Tilney	2007	International	451	92.6	—
Tominaga	2012	Japan	24	100	83
Kim	2014	Korea	68	97.1	88.2
Gürbulak	2015	Turkey	82	93.9	90.9
Boyle	2015	UK	126	86	70
Bayraktar	2015	Turkey	49	95.9	100

尽管应用 SEMS 具有短期优势,但 SEMS 对缓解的长期效益尚未得到很好的证实。Lee 等将放置 SEMS 的长期结果与姑息性手术的长期结果进行比较,并证明第一次支架置入后保持通畅和减压持续时间较短暂,但第二次支架置入后的减压效果与手术相当。在 Small 等的另一项研究中,24.4% 的 SEMS 减压患者出现了穿孔、梗阻和支架移位等长期并发症。

Fernández-Esparrach 等显示支架置入的长期临床失败率为 51%,平均支架通畅时间仅为 145 d。

考虑到其有限的预期寿命,无法治愈的结直肠癌患者通过 SEMS 治疗可以提高生活质量,并且早期并发症的风险相对较低(表 19.2)。然而,对于身体一般状况较好、预期寿命较长且未来需要继续化疗的患者,应考虑手术治疗。

表 19.2　姑息性支架置入术后阻塞结肠癌的总生存期

作者	年份	国家	例次	总生存期(d)
Camunez	2000	西班牙	35	103
Lee	2010	美国	46	106
Suh	2010	韩国	55	211
Mackay	2011	英国	71	103

(二)支架植入作为"过渡性治疗"方法

在具有潜在治愈可能的结直肠恶性肿瘤的患者中可以考虑将结肠支架置入术作为"过渡性治疗"方法。高达 30% 的结直肠癌患者存在急性结肠梗阻,如不行支架置入,则需要进行急诊手术治疗。急诊减压手术在并发症发生率(30%～60%)和死亡率(15%～35%)上有着明显的高风险。

据报道,以"过渡性治疗"为目的的临时性 SEMS 置入术的技术成功率在 46.7%～100%,临床成功率为 40%～100%(表 19.3)。对于没有适当的癌症分期及营养不良的梗阻患者,SEMS 置入是一个很不错的选择。使用支架进行腔内减压还允许治疗者进行术前的医学评估和优化决策。使用 SEMS 进行急诊减压后可以完成肠道准备,增加一期选择性切除的可能性。Brehant 等的系统评价比较了急诊手术和 SEMS 置入术作为外科手术的两种过渡治疗方案,指出 SEMS 组的大肠一期吻合率更高、住院时间更短、肠造口率更低。Tilney 等的另一项荟萃分析将结直肠支架置入术与急诊手术进行比较,显示出了相似的结果:过渡性治疗组的临床并发症较少。同样,Tan 及其同事回顾了随机对照试验,报告指出接受 SEMS 置入术的患者的大肠一期吻合率较高、穿孔率较低。然而,与接受手术治疗的患者相比,接受 SEMS 置入术的患者的永久性造口率、发病率和死亡率没有显著差异。

SEMS 置入术对肿瘤学结果的可能影响在一些研究中受到质疑,其中支架置入作为手术过渡,导致其与急诊切除相比具有更高的复发率、长期预后更差。在 Kim 等的一项研究中,多例支架置入术被认为是随后的外科手术失败的危险因素。也许最令人担忧的是,如若干研究所示:支架穿孔可导致腹膜肿瘤种植转移,从而使患者临床分期上升,并将潜在可治愈的病例变为无法治愈的病例。

虽然几项研究的总生存率未显示支架置入术或手术治疗组之间的显著差异,但因为担心肿瘤学安全性的问题,欧洲胃肠内镜学会最近的指南并未建议使用金属支架作为手术桥接。该建议得到了美国胃肠内镜学会理事会的认可。因此,对于左半结肠和可能治愈的恶性梗阻中的那些高危患者来讲,因为急诊手术可能增加其死亡风险,故急诊支架术可以作为急诊手术的替代方案。而在右侧结肠梗阻中,通常可以通过一期吻合切除而不需要造口。在这样的患者亚组中,急诊手术优于作为手术桥接过渡的支架置入术。

SEMS 置入术后手术干预的最佳时机取决于几个患者因素,如减压的程度或成功情况,以及临床决策优化和肿瘤分期的需要。应避免支架和手术之间过长延期,因为这可能会增加支架相关并发症的风险。Sirikurnpiboon 等的一项研究建议手术的最佳桥接时间应在 5 d 内,其他研究建议在支架插入后 5～10 d 进行切除。具有一些特殊因素和接受新辅助化疗的局部晚期直肠癌患者间隔其可能稍长,手术可能会延迟至数周后。

表 19.3 金属支架在急性左半结肠癌梗阻中作为过渡性治疗与急诊手术的比较

作者	年份	国家	例次	研究中心	SEMS 操作成功率(%)	SEMS 临床成功率(%)	人工造口率(SEMS:急诊手术率)	吻合口瘘发生率(SEMS:急诊手术)	术后总并发症发生率(SEMS:急诊手术)	住院天数比	推荐
Cheung	2009	中国	48	1	83.3	83.3	83.6%:54%	0%:8.3%	8.3%:70.8%	13.5:14	SEMS
VanHooft	2011	荷兰	98	25	70.2	70.2	44.7%:23.5%	10.6%:1.9%	25%:23%	NA	急诊手术
White	2011	澳大利亚	56	1	96.7	90	100%:13.8%	0%:26.9%	6.6%:23.1%	8.5:17.7	SEMS
Pirlet	2011	法国	60	9	46.7	40	73.3%:46.7%	6.6%:6.6%	26.7%:33.3%	23:17	急诊手术
Alcántara	2011	西班牙	28	1	100	100	100%:100%	5%:30.7%	13.3%:53.8%	13:10	SEMS
Guo	2011	中国	92	1	91.2	91.2	79%:47%	2.9%:5.2%	相似	19:14	SEMS
Ho	2012	新加坡	39	1	75	70	75%:70%	5%:0%	35%:58%	14:13	SEMS

三、外压性结肠梗阻的支架置入术

结肠梗阻的大多数病例是由结直肠癌憩室炎或吻合口良性狭窄等引起的。然而，结肠外病变也可能会因为外在压迫而发生梗阻。在这些患者中，SEMS 置入术可被视为外科手术干预的替代方案；据报道，支架置入术治疗由外在恶性肿瘤引起的结直肠梗阻的技术成功率为 42%～100%，临床成功率为 25%～87%。

Luigiano 等研究显示：与肠道内恶性肿瘤相比，外压性梗阻患者的通畅率较低。Trompetas 等报道了 11 例结肠梗阻患者的支架手术，技术和临床成功率分别为 42% 和 25%。重要的是，在这项研究中，SEMS 置入术后 30 d 死亡率为 36%，结肠造口术率为 45%，中位生存率仅为 2 个月。目前的临床数据表明，应用 SEMS 治疗外压性肠梗阻临床效果不如结直肠肿瘤导致的梗阻。尽管如此，如果技术上可行，外压性肠梗阻也可以使用 SEMS 暂时缓解病情，因为转移性癌症导致外压性肠梗阻患者的预期寿命非常有限。

关于在良性结肠狭窄情况下使用 SEMS 的大多数数据来自病例报告或病例分析。良性狭窄的病因包括憩室炎、盆腔脓肿后直肠狭窄、放射相关性狭窄、炎症性肠病和缺血。SEMS 置入术也被报道用于治疗结肠瘘和吻合口并发症。

Small 等的病例分析指出用 SEMS 置入术治疗的良性结直肠狭窄的技术成功率为 95%，但主要并发症发生率为 38%，包括支架移位、梗阻和穿孔。Keränen 等的另一个案例系列报告 SEMS 置入术用于吻合口狭窄、憩室病和放射相关性狭窄的临床成功率为 76%，其并发症发生率为 43%，其中大多数并发症发生于憩室病患者。Pommergaard 等的回顾性研究报道了 SEMS 置入术在恶性和良性结肠梗阻中的结果。在此研究中，恶性狭窄患者的技术成功率为 97%，并发症发生率为 21%，死亡率为 2.6%；而良性组患者的 SEMS 置入技术成功率为 86%，并发症发生率为 71%，死亡率为 28%。

结肠膀胱瘘通常进行手术治疗；然而，在高风险患者中，结肠覆膜支架的放置也可以控制症状。Ahmad 等报道了一例继发于恶性肿瘤的肠瘘，用 SEMS 置入术成功治疗。同样，SEMS 置入技术也被报道用于治疗直肠阴道瘘。

结肠直肠切除术后的吻合口漏和并发症是具有挑战性的临床问题，这些问题通常需要再次手术解决，并且可能需要行肠转流并造口。关于使用结肠支架治疗此类适应证的数据很少。Abbas 首先报道了两名患有吻合口并发症的患者使用覆膜支架治疗的情况。最近，Lamazza 等报告了 22 例结直肠切除术后症状性吻合口漏患者置入支架后的长期结果。其技术成功率为 100%，其中的 15 名患者（62%）再次接受了转移回肠造口术，而共有 19 名患者（86%）吻合口瘘得到了治愈。在两名患有复发性直肠阴道瘘的患者中，支架置入控制了肠瘘的症状，允许外科医师随后进行转移皮瓣手术，其中一名患者需要永久性造口。

四、支架类型

现代结直支架由不透射线的、编织的、无覆盖的金属网制成，并且是具有自膨性的圆柱形状。共有两种主要的 SEMS 置入系统，分别是通过内镜植入的支架（TTS）和直视下植入的支架（OTW）。TTS 支架足够小，可以穿过成人内镜的工作通道；而 OTW 支架则与内镜一起进入结直肠，OTW 支架放置好后，支架将继续持续扩张，并在几天内缓慢达到完全扩张直径。支架规格说明主要包括长度、直径和近端张开程度。临床最常用的支架长度为 8～11 cm，最常用的直径为 18～25 mm，最大近端张开程度为 30 mm。部分腹膜或完全腹膜结肠支架目前在美国还不可用。

（一）金属支架

目前使用最广泛的支架材质是镍钛合金，镍钛合金具有特征形状记忆和超弹性。这种材料比不锈钢或其他合金支架更灵活。Elgiloy 支架由钴、铬和镍合金制成，放置后对磁共振成像（MRI）检查无影响。金属支架的网丝可以做得很薄，支架具有良好的弹性和柔韧性。

（二）可生物降解的支架

最近，人们越来越关注开发由聚合物和可生物降解金属（镁合金）制成的可生物降解的支架。虽然这类支架适合于放置于暂时无须切除的肠道梗阻部位，支架无须取出，但是该领域中的现有数据仍然是有限的。Rejchrt 等发表了一篇 3 例克罗恩病肠狭窄患者的病例报道，在经过可生物降解支架治疗后，还进行了狭窄部位的球囊扩张。所有 3 例患者支架均植入成功，支架平均降解时间为 4 个月，未发现严重并发症。Rodrigues 等报道了一例结肠克罗恩病的狭窄病例，由于狭窄长度过长，该病例不适合球囊扩张。4 个月后通过腹部平片确认支架完全降解，并且在 16 个月的随访期间没有梗阻性症状的复发。

虽然可生物降解的聚合物支架已经成功地用于治疗食道良性和恶性狭窄、穿孔和吻合口瘘，但是这种类型的支架在胃肠道中的使用受到限制。一些病例系列报道了患有术后结肠狭窄和瘘管的患者应用可生物降解支架的结果，认为其具有良好的前期结果，临床成功率高达 50%，同其时支架移位率为 0～30%。可生物降解支架的开发仍处于起步阶段，预计未来将有改进设计和移位率更低的支架。

（三）药物洗脱支架

通常用于冠状动脉的药物洗脱支架可能会减少肿瘤向腔内生长引起的支架梗阻，从而使它在胃肠道中具有好的疗效。药物洗脱支架目前正在开发中，大部分可用数据来自动物研究。药物洗脱胃肠道支架可能会扩大支架置入的适应证，并可能改善临床结果。

五、放置支架的准备工作和技术步骤

结直肠肿瘤梗阻患者植入支架的前提条件是肿瘤的远端部分和阻塞管腔有良好的视野。术前对恶性狭窄部位和形态进行评估可能非常有帮助（图 19.2）。逆行灌肠造影检查可以进一步评估病变，有助于评估近端同时性肿瘤的存在。对于完全阻塞的患者，特别是那些左侧远端梗阻的患者，在放置支架之前通常已经将肠内容物排空了。在近端梗阻的患者中，远端结肠可被粪便遮挡，这会阻碍支架的放置。除了显示解剖结构之外，逆行造影剂灌肠有利于疏松存留的粪便。在逆行灌肠剂中加入水溶性溶剂更有利于清洁远端结肠。经口机械性肠道准备在结肠梗阻的患者中通常是禁忌的，应该避免。

预防性静脉注射抗生素不是常规给药，但对于存在近端结肠扩张的完全性阻塞的患者，则可以考虑，因为在操作过程中给气可能导致微穿孔和菌血症。通常将患者置于左侧卧位，直至支架到达梗阻部位。在放置支架之前将患者旋转到仰卧位置可以在透视

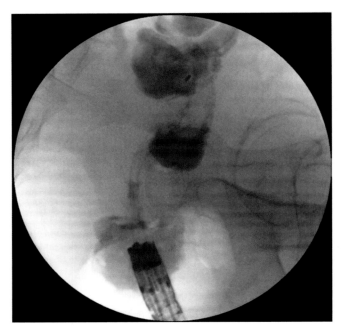

图 19.2　通过狭窄注入水溶性造影剂以确定肿瘤特征

下更好地观察（图 19.3），但当然，旋转透视镜也可以实现相同的视图。该过程通常在内镜检查室或手术室中的静脉镇静下进行。

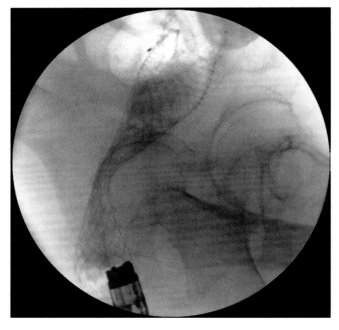

图 19.3　展开支架的透视图

（一）操作步骤说明

结肠直肠支架置入术可以在内镜屏幕、透视引导或在两者同时指引下进行。透视和内镜结合是支架

置入术的首选方法(图 19.4)。TTS 支架通常用于更靠近近端的阻塞,OTW 支架近远端病变均可用。在支架置入术之前应避免扩张狭窄处,因为术前扩张会增加穿孔的风险。当引导管难以放置成功时,适当扩张病变远端肠管能够帮助识别管腔。

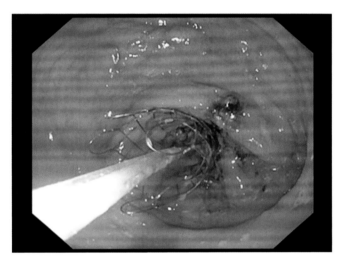

图 19.4　植入支架的内镜视图

1. 无透视检查的内镜支架置入

如果狭窄的远端足够宽,内镜可以通过,则可以用这个方法,逐步扩张远端。如果狭窄腔直径过小,也可以尝试使用胃镜。鉴于这种方法的局限性,其最适用于左侧结肠远端的病变。

(1)TTS 支架放置。在内镜进入狭窄的远端之后,通过内镜放置导丝并且使前方导丝植入到病变的近侧。术前造影剂对比灌肠对估计出狭的长度很有帮助的。使支架通过内镜通道,将内镜缩回到狭窄的远端水平,然后在直视下展开支架,确保支架在病变部位的近端和远端都有足够的余地。

(2)OTW 支架放置。在狭窄远端的范围内,先通过内镜放置导丝,随后导线靠近并穿过病变。当导丝保持在适当位置时,退出内镜。导丝全部退出内镜后,重新插入内镜,在导丝旁边观察,将支架系统通过导丝并穿过狭窄部分。在直视下展开支架,保证在病变远端有至少 1～2 cm 的支架长度。

2. 无内镜辅助的 X 光透视下的支架置入

透视下支架置入的一个问题是患者和操作者都需要暴露于辐射中;适当的培训和谨慎使用透视对于减少这种暴露是很重要的。虽然研究报告单纯应用 X 线透视和联合透视-内镜技术置入支架成功率相似,然而透视联合内镜技术通常会减少辐射暴露的总体剂量。

在远端结肠,展开支架的操作可以仅在透视引导下进行。在近端结肠中,透视-内镜组合或内镜单独引导下的支架置入方法具有优势,因为近端结肠的特殊性使得单纯使用透视引导技术较为复杂。在透视引导下支架置入术中并不总是需要远端肠道准备,但远端肠道准备则有助于内镜引导下的支架的展开。

应该在手术前或手术台上进行水溶性造影剂灌肠造影,用来定位肠道狭窄并评估狭窄长度。在透视引导下,将导丝推进到阻塞段近端,送入造影导管,然后注入水溶性造影剂以实时评估狭窄情况,同时,还可以判断是否存在穿孔。从新置入导丝后,抽出造影导管,然后通过导丝送入适当型号的支架,支架放置于阻塞性病变位置。在整个过程用透视观察引导。在放置支架后,可以再次应用水溶性灌肠造影检查评估支架通畅情况和定位。

3. 内镜联合透视引导支架置入

内镜-透视联合引导下支架置入是首选的支架置入技术。ERCP用水滑软尖导丝可用于穿过狭窄部。一旦导丝穿过狭窄部,就可以通过 X 线透视评估、定位。ERCP 导管在导丝上前进通过狭窄部位,并注入水溶性对比剂以确认定位(图 19.6)。通过在近端和狭窄水平注射造影剂,可以看到病变的长度并选择合适长度的支架。此时,移除 ERCP 导管,并且在内镜和透视显示镜引导下,TTS 支架通过导丝并穿过病变部位。选择适当长度的支架是很重要的。支架应足够长以覆盖整个阻塞段,并延伸至病变的近端和远端外至少 1～2 cm(图 19.7)。一项对 82 名患者的回顾性研究显示,对称放置的支架会得到更高的临床成功率。如果支架覆盖不充分,可以置入额外的支架与第一个支架串联,以完全覆盖病变及近端和远端方面("搭载")。操作过程中注意将导丝保持在适当的位置,直至支架放置成功,因为有时再次置入新的引导导丝在技术上很困难,同时会增加穿孔的风险。

(二)手术相关的并发症

结肠支架置入术中的并发症发生率为 5%～7%(表 19.4)。后期并发症比早期并发症更常见,并且在高达 20% 的病例中发生。在 Sebastian 等的一项检查 SEMS 置入术的安全性研究中,支架置入术总体并发症发生率为 25%。

表 19.4 结肠支架置入术后的短期和长期并发症

短期内并发症			后期并发症
术中腹痛	术后腹痛	粪便堵塞	支架闭塞
术中出血	术后出血	隐性出血	支架内肿瘤生长
术中穿孔	术后穿孔	隐性穿孔	肿瘤进展
支架未完全展开	早期支架移位	—	粪便堵塞
—	—	—	支架移位
—	—	—	支架断裂
—	—	—	肠瘘
—	—	—	穿孔(特别是贝伐单抗治疗者)

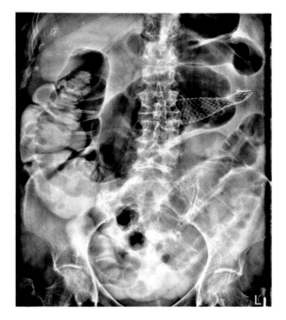

图 19.5 横结肠支架部分移位

1. 早期并发症

最常见的早期并发症是出血和穿孔。出血通常是自限性的,很少需要干预。由于导线或导管放置失误或其他损伤在操作过程中可能发生穿孔;或者由于支架扩张导致肿瘤破裂穿孔甚至肠壁穿孔,这种情况通常在手术后不久发生穿孔,且更常见于质量不过关的肠道支架。在这种穿孔内镜下治疗是非常困难的,也可以说几乎是不可能的。通常需要急诊手术或造口,但对于微穿孔的患者,最初可以尝试禁食和抗生素保守治疗。

一项对 2005—2011 年间发表的 86 项研究进行的荟萃分析显示,SEMS 置入术总穿孔率为 7.4%。支架设计、良性病因(良性疾病穿孔率 18.4%,恶性狭窄穿孔率 7.5%)和贝伐单抗治疗(穿孔率 12.5%,而没有贝伐单抗的化疗为 7.0%)被确定为穿孔的危险因素。在 Khot 等的系统评价中,SEMS 置入术总穿孔率穿孔率为 4%。在 478 例手术的回顾性研究中,Samper Wamba 等报道的技术成功率为 92%,临床成功率为 78%。18.5% 的患者出现并发症,使用不锈钢支架的患者比镍钛合金支架并发症发生率更高。

在某些情况下,支架置入未能成功解决梗阻,这可能是由于支架未能覆盖狭窄的整个长度。临床失败的其他原因包括存在其他部位的结肠梗阻、早期支架移位(图 19.5)、早期粪便嵌塞(图 19.6)或支架不完全扩张。病例报告和回顾性研究描述了在第一次支架失败后放置第二个 SEMS 的成功案例。放置第二个支架在技术上更具挑战性(图 19.7)。

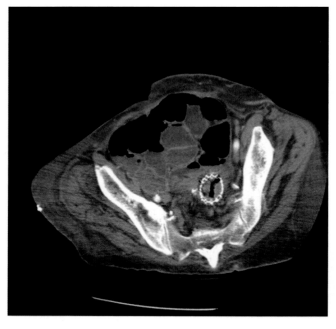

图 19.6 由于粪便嵌塞致支架闭塞

远端直肠支架置入术(肛门边缘 5 cm 内)后可能出现里急后重和肛门直肠疼痛。这些并发症通常是短暂的,可以进一步观察和/或止痛药治疗。在一项研究中,肛门边缘 5 cm 内的支架展开引起疼痛,其中 10 例患者中有 3 例自发消退,而其余患者需要止痛药。对于症状重且难以缓解的患者,可能需要移除支架。当支架放置靠近肛管时,有时可能会发生尿失

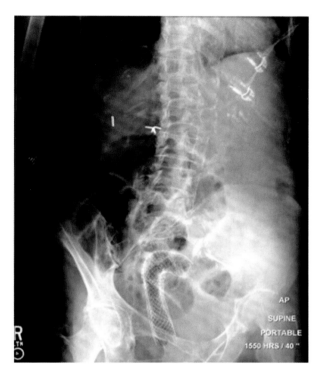

图 19.7 由于堵塞行第二次支架置入

禁。可能的话,支架远端展开位置应该至少距肛肠环2 cm处以上。对于支架的移位或发现支架不位于病变部位,通常可通过内镜移除支架。

2. 后期并发症

最常见的后期并发症是支架移位和肿瘤向腔内生长阻塞支架(图19.8、图19.9)或粪便嵌塞。在一项研究中,支架置入术后肿瘤向内生长导致15%的患者出现支架闭塞。从这个数据可以得出这一结论,即大多数通过支架来缓解梗阻的患者,是死于转移性疾病,而不是死于肿瘤局部生长再次阻塞肠管。肿瘤向内生长引起的支架闭塞通常可以通过再次放置支架解决。可以通过内镜在肠腔内将支架压紧,但切忌移动原支架(图19.10)。

支架移位的发生率取决于支架类型、狭窄程度、支架扩展后直径及支架近端和远端与病变的间隙等因素。金属网支架可能由于无法固定于肿瘤组织而导致移位,这种现象在覆膜支架中更常见,支架与肿瘤间存在大量间隙令支架难以固定。直径较小和较短的支架,发生支架移位会更频繁。放置支架时由于肠道狭窄支架难以移位,但化疗或放疗后由于肿瘤退缩肠腔变宽,支架容易移位(图19.12)。

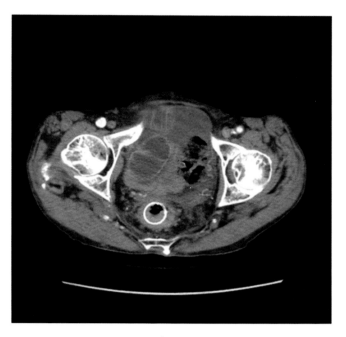

图 19.8 肿瘤向腔内生长

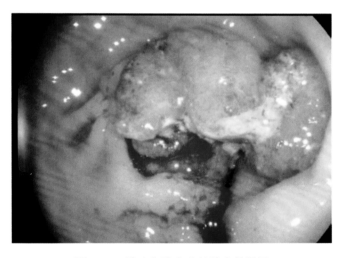

图 19.9 肿瘤向腔内生长的内镜视图

(三)支架术后护理和检测

一旦患者在支架置入术后肠道得到减压,他们的饮食可以不限于少渣饮食。温和的泻剂有助于避免粪便嵌塞,可以长期服用。

在随访方面,对阻塞性结直肠癌的姑息性支架置入术后的监测尚无共识指南。根据Im等对49例SEMS置入术患者的前瞻性研究,中位支架通畅持续时间是204 d,30 d,90 d和180 d的通畅率分别为91.2%、81.0%和53.3%。虽然大多数支架置入后缓

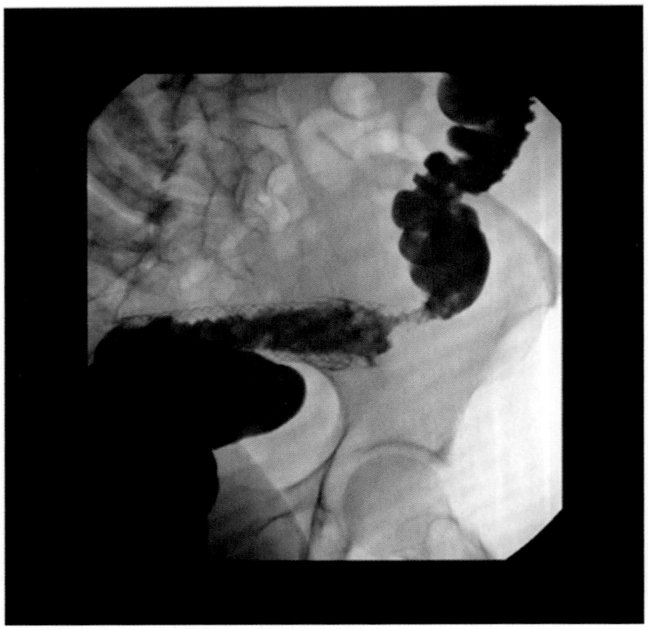

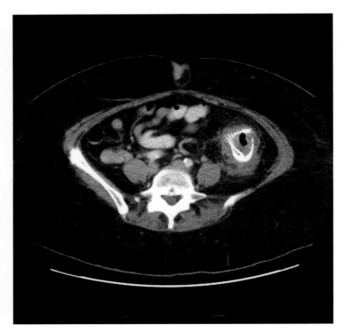

图 19.10　支架向结肠远端移位

图 19.12　支架置入术后 6 个月 CT

解的患者最终死于转移性疾病,而不是肿瘤向腔内生长导致再次梗阻而死亡,但对于正在实施全身化疗、肿瘤进展缓慢的患者,每 4～6 个月对支架进行一次内镜复查可能是较为谨慎的做法(图 19.11)。当然,在某些情况下,复查 CT 也很有用(图 19.12)。

治疗具有更高的一期吻合率和更低的造口率,其不会增加术后吻合口瘘的风险。使用结直肠支架的适应证将继续扩大,包括良性疾病、肠瘘、吻合口并发症等。未来引入新的支架平台,如可降解支架和药物洗脱支架,可进一步扩大支架的应用。

(赵鸿宇　曾庆敏　译)

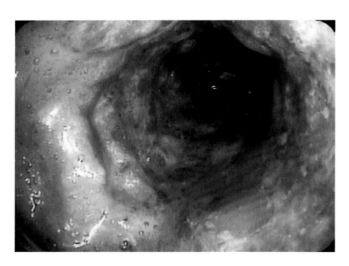

图 19.11　SEMS 置入术后 4 个月内镜视图

六、结论

金属支架目前被广泛用于治疗结直肠梗阻,如姑息疗法或过渡性治疗。作为过渡性治疗的支架置入

参考文献

[1] Dohomoto M. New method-endoscopic implantation of rectal stent in palliative treatment of malignant stenosis[J]. Endosc Dig,1991,3:1507-1512.

[2] Tejero E,Mainar A,Fernandez L,et al. New procedure for the treatment of colorectal neoplastic obstructions[J]. Dis Colon Rectum,1994,37(11):1158-1159.

[3] Sagar J. Colorectal stents for the management of malignant colonic obstructions[J]. Cochrane Database Syst Rev, 2011,11:CD0007378.

[4] Lee HJ,Hong SP,Cheon JH,et al. Long-term outcome of palliative therapy for malignant colorectal obstruction in patients with unresectable metastatic colorectal can-cers: endoscopic stenting versus surgery[J]. Gastrointest Endosc,2011,73(3):535-542.

[5] Súarez J,Jiménez J,Vera R,et al. Stent or surgery for incurable obstructive colorectal cancer: an individual decision[J]. Int J Colorectal Dis,2010,25(1):91-96.

［6］ Small AJ，Coelho-Prabhu N，Baron TH. Endoscopic place-ment of self-expandable metal stents for malignant colonic obstruction：long-term outcomes and complication factors ［J］. Gastrointest Endosc，2010，71（3）：560-572.

［7］ Fernández-Esparrach G，Bordas JM，Giráldez MD，et al. Severe com-plications limit long-term clinical success of self-expanding metal stents in patients with obstructive colorectal cancer［J］. Am J Gastro enterol，2010，105（5）：1087-1093.

［8］ Brehant O，Fuks D，Bartoli E，et al. Elective（planned）co-lectomy in patients with colorectal obstruction after place-ment of a self-expanding metallic stent as a bridge to sur-gery：the results of a prospective study［J］. Colorectal Dis，2009，11（2）：178-183.

［9］ Tilney HS，Lovegrove RE，Purkayastha S，et al. Compari-son of colonic stenting and open surgery for malignant large bowel obstruction［J］. Surg Endosc，2007，21（2）：225-233.

［10］ Tan CJ，Dasari BV，Gardiner K. Systematic review and meta-analysis of randomized clinical trials of self-expan-ding metallic stents as a bridge to surgery versus emer-gency surgery for malig-nant left-sided large bowel ob-struction［J］. Br J Surg，2012，99（4）：469-476.

［11］ Kim JH，Kwon KA，Lee JJ，et al. Surgical failure after co-lonicstenting as a bridge to surgery［J］. World J Gastro-enterol，2014，20（33）：11826-11834.

［12］ VanHooft JE，van Halsema EE，Vanbiervliet G，et al. Self-expandable metal stents for obstructing colonic and extracolonic cancer：European Society of Gastrointestinal Endoscopy（ESGE）Clinical Guideline［J］. Endoscopy，2014，46（11）：990-1053.

［13］ Sirikurnpiboon S，Awapittaya B，Jivapaisarnpong P，et al. Bridging metallic stent place-ment in acute obstructed left sided malignant colorectal cancer：optimal time for surgery［J］. J Med Assoc Thai，2014，97（Suppl 11）：S81-S86.

［14］ Shin SJ，Kim TI，Kim BC，et al. Clinical application of self-expandable metallic stent for treatment of colorectal obstruction caused by extrinsic invasive tumors［J］. Dis Colon Rectum，2008，51（5）：578-583.

［15］ Keränen I，Lepistö A，Udd M，et al. Outcome of patients after endoluminal stent placement for benign colorectal obstruction［J］. Scand J Gastroenterol，2010，45（6）：725-731.

［16］ Luigiano C，Ferrara F，Fabbri C，et al. Through-the-scope large diameter self-expanding metal stent placement as a safe effective technique for palliation of malignant color-ectal obstruction a single center experience with a long-

term follow-up［J］. Scand J Gastroenterol，2011，46（5）：591-596.

［17］ Trompetas V，Saunders M，Gossage J，et al. Shortcomings in colonic stenting to palliate large bowel obstruction from extraco-lonic malignancies［J］. Int J Colorectal Dis，2010，25（7）：851-854.

［18］ Small AJ，Young-Fadok TM，Baron TH. Expandable met-al stent placement for benign colorectal obstruction：out-comes for 23 cases［J］. Surg Endosc，2008，22（2）：454-462.

［19］ Pommergaard HC，Vilmann P，Jacobsen HL，et al. A cli-ni-cal evaluation of endoscopically placed self-expanding metallic stents in patients with acute large bowel ob-struction［J］. Scand J Surg，2009，98（3）：143-147.

［20］ Ahmad M，Nice C，Katory M. Covered metallic stent for the pallia-tion of colovesical fistula［J］. Ann R Coll Surg Engl，2010；92（6）：43-45.

［21］ Abbas MA. Endoscopic management of acute colorectal anasto-motic complications with temporary stent［J］. JSLS，2009，13（3）：420-424.

［22］ Lamazza A，Sterpetti AV，De Cesare A，et al. Endoscopic placement of self-expanding stents in patients with symp-tomatic anastomotic leakage after colorectal resection for cancer：long-term results［J］. Endoscopy，2015，47（3）：270-272.

［23］ Rejchrt S，Kopáčcová M，Bártová J，et al. Intestinal biode-gradable Stents［J］. Folia Gastroenterol Hepatol，2009，7（1）：7-11.

［24］ Rodrigues C，Oliveira A，Santos L，et al. Biodegradable stent for the treatment of a colonic stricture in Crohn's disease［J］. World J Gastrointest Endosc，2013，5（5）：265-269.

［25］ VanHalsema EE，van Hooft JE，Small AJ，et al. Perfora-tion in colorectal stenting：a meta-analysis and a search for risk factors［J］. Gastrointest Endosc，2014，79（6）：970-982.

［26］ Van der Berg EH，Bargmann JF，Ledeboer M，et al. Ra-diological position and clinical outcome of pre-operative self-expanding metal stents for obstructing colonic can-cer：a single center cohort study［J］. Dig Surg，2015，32（4）：262-268.

［27］ Sebastian S，Johnston S，Geoghegan T，et al. Pooled anal-ysis of the efficacy and safety of self-expanding metal stenting in malignant colorectal obstruction［J］. Am J Gastro enterol，2004，99（10）：2051-2057.

［28］ Khot UP，Wenk L，Murali K，et al. Systematic review of the efficacy and safety of colorectal stents［J］. Br J Surg，2002，89（9）：1096-1102.

［29］ Samper Wamba JD, Fernández Martínez A, López González L, et al. Efficacy and complications in the use of self-expanding colonic stents: analysis of 15 years' experience[J]. Radiologia,2015,57(5):402-411.

［30］ Im JP, Kim SG, Kang HW, et al. Clinical outcomes and patency of self-expanding metal stents in patients with malignant colorectal obstruction: a prospective single center study [J]. Int J Colorectal Dis, 2008, 23 (8): 789-794.

［31］ Gürbulak B, Gürbulak EK, Akgün E, et al. Endoscopic stent placement in the management of malignant colonic obstruction: Experiences from two centers[J]. Ulus Cerrahi Derg,2015,31(3):132-137.

［32］ Boyle DJ, Thorn C, Saini A, et al. Predictive factors for successful colonic stenting in acute large-bowel obstruction: a 15-year cohort analysis[J]. Dis Colon Rectum, 2015,58(3):358-362.

［33］ Tominaga K, Maetani I, Sato K, et al. Favorable long-term clinical outcome of uncovered D-weave stent placement as definitive palliative treatment for malignant colorectal obstruction[J]. Dis Colon Rectum,2012,55(9):983-989.

［34］ Bayraktar B, Ozemir IA, Kefeli U, et al. Colorectal stenting for palliation and as a bridge to surgery: a 5-year follow-up study [J]. World J Gastroenterol, 2015, 21 (31):9373.

［35］ Camúñez F, Echenagusia A, Simó G, et al. Malignant colorectal obstruction treated by means of self-expanding metallic stents: effectiveness before sur-gery and in palliation[J]. Radiology,2000;216(2):492-497.

［36］ Lee JH, Ross WA, Davila R, et al. Self-expandable metal stents(SEMS) can serve as a bridge to surgery or as a definitive therapy in patients with an advanced stage of cancer: clinical experience of a tertiary cancer center[J]. Dig Dis Sci,2010,55(12):3530-3536.

［37］ Suh JP, Kim SW, Cho YK, et al. Effectiveness of stent placement for palliative treatment in malignant colorectal obstruction and pre-dictive factors for stent occlusion [J]. Surg Endosc,2010,24(2): 400-406.

［38］ Mackay CD, Craig W, Hussey JK, et al. Self-expanding metallic stents for large bowel obstruction[J]. Br J Surg, 2011,98(11):1625-1629.

［39］ Cheung HY, Chung CC, Tsang WW, et al. Endolaparoscopic approach vs conventional open surgery in the treatment of obstructing left-sided colon cancer: a randomized con-trolled trial[J]. Arch Surg,2009,144(12): 1127-1132.

［40］ White SI, Abdool SI, Frenkiel B, et al. Management of malignant left-sided large bowel obstruction: a comparison between colonic stents and surgery[J]. ANZ J Surg, 2011,81(4):257-260.

［41］ Pirlet IA, Slim K, Kwiatkowski F, et al. Emergency preoperative stenting versus surgery for acute left-sided malignant colonic obstruction: a multicenter randomized controlled trial [J]. Surg Endosc, 2011, 25 (6): 1814-1821.

［42］ Alcántara M, Serra-Aracil X, Falcó J, et al. Prospective, controlled, randomized study of intraoperative colonic lavage versus stent placement in obstructive left-sided colonic cancer[J]. World J Surg,2011,35(8):1904-1910.

［43］ Guo MG, Feng Y, Zheng Q, et al. Comparison of self-expanding metal stents and urgent surgery for left-sided malignant colonic obstruction in elderly patients[J]. Dig Dis Sci,2011,56(9):2706-2710.

［44］ Ho KS, Quah HM, Lim JF, et al. Endoscopic stenting and elective surgery versus emergency surgery for left-sided malig-nant colonic obstruction: a prospective randomized trial[J]. Int J Colorectal Dis,2012,27(3):355-362.

第二十章　如何避免和处理内镜相关并发症

本章要点

◎黏膜下注射盐水使病变抬高及缩短电凝时间可以最大限度减少与电凝相关的出血和息肉切除后综合征等并发症。

◎降低肠镜检查穿孔率的关键是减少结袢和避免盲目进境。

◎息肉切除后综合征继发于全层电凝损伤而直接穿孔，需要结合影像学检查判断选择保守治疗还是手术干预。

◎对于肠穿孔选择保守治疗还是手术干预，需要考虑穿孔时间、结肠情况及做肠镜检查的目的（诊断性与治疗性）。

◎当出现粪性腹膜炎时病情逐渐加重，此时不应选择微创治疗，最好选用保守的转流（造口）手术。

一、如何预防并发症

要想预防与肠镜相关的并发症，首先要了解其常见的并发症及其发生率。尽管肠镜检查是有创操作，但发生严重并发症死亡的风险很低。Whitlock等人系统分析了12项关于肠镜相关并发症的文献，结果显示严重并发症的发生率为2.8/1 000。严重并发症是指严重的肠道、心脏并发症或死亡。此外，在该项研究中，85%的并发症发生在经肠镜息肉切除术过程中。Chukmaitov等人在对200多万例结肠镜检查的研究中发现，需要住院治疗的并发症发生率为1.98/1 000。在结肠镜检查中，死亡率为0.007%。

增加肠镜相关并发症的因素：患者年龄、基础疾病、内镜医师团队的规模、息肉切除术的复杂程度、镇静方式，以及是否门诊手术。要想避免肠镜相关并发症就要降低以上因素对操作的影响。避免出现肠镜相关并发症的操作技术将在本章分为如下几个部分介绍：消化道出血、息肉切除后综合征和消化道穿孔。

（一）如何预防出血

冷圈套器息肉切除术优于"热"圈套器电凝术，特别是在使用抗凝剂或抗血小板治疗的患者中。因为在切除术后5～7 d内，电凝相关的痂皮会脱落，可能会暴露易出血的血管，而患者通常在此期间重新开始抗凝治疗，因此可能出现大量出血。如果考虑到出血风险，可用冷圈套技术放置一个或多个金属夹。图20.1展示了一个较大的息肉和用圈套切除后用金属夹止血的过程。

（二）如何预防内镜下息肉切除后综合征

电凝至肠壁全层可能会导致息肉切除后综合征或穿孔，本章后续将对此展开详细讨论，因此不建议使用"热"活检钳进行活检，以避免热扩散至肠壁全层。此外，当需要使用"热"圈套切除时，应该将息肉拉至肠腔内使之远离肠壁，并使黏膜下和浆膜的距离最大化。另外，在息肉切除前将盐水注入黏膜下层使息肉抬举，通过扩大黏膜下层防止热能扩散。

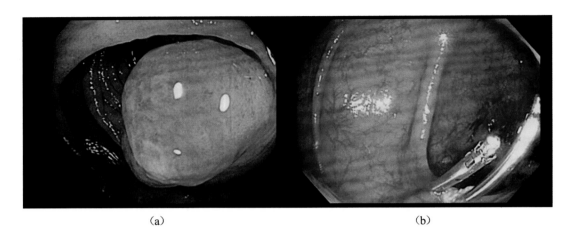

（a）　　　　　　　　　　　　　　　　　（b）

图 20.1　内镜下金属夹夹闭息肉切除部位
（a）即将用圈套器切除的大息肉；（b）在息肉切除部位放置金属夹

（三）如何预防肠穿孔

乙状结肠和横结肠的肠系膜较游离，易导致肠镜起袢，阻碍操作顺利完成，可并发肠穿孔。当起袢时，肠镜会发生矛盾运动，即内镜医师向前推进肠镜时，内镜尖端会向后移动。以下几种操作可以避免或减轻起袢，操作开始时，内镜医师尽量顺时针旋转肠镜，使活动的乙状结肠靠近骨盆侧壁，最大限度地降低迂曲的乙状结肠和游离的肠系膜结袢的风险；此外，自第二个直肠瓣开始，顺时针旋转内镜，同时吸引、退镜，将结肠拉直，避免形成 Ω 袢，将此操作每 10～20 cm 肠段重复一次，直到肝曲为止。顺时针旋转内镜，同时吸引并退镜还能减少已形成的袢，消除内镜的矛盾运动，改善内镜自由度，使内镜自由前进。为了解袢，退镜的距离往往很大，为了避免上述情况，就要减少起袢。此外应该注意，由于操作过程中旋转镜身，直肠内的肠镜镜身也可能会起袢。

另一种减少结袢的方法是将乙状结肠灌水充盈，结肠充满水后不易结袢；施加腹部压力可以稳定已经形成的袢，并能使肠镜顺利前进，尤其在右结肠，助手在患者的左侧腹部向床和骨盆方向施加压力，通过外力"固定"乙状结肠，防止活动的肠系膜发生扭转，必要时，助手可以用另一只手施加向上的压力来稳定横结肠。当结袢时会使未完全镇静的患者感到疼痛或不适，操作者可以通过观察患者的状态，尽量减少结袢。但是，对于充分镇静的患者，这种疼痛和不适感不明显，使操作者易忽视结袢，

因此，基于患者安全角度考虑，疼痛反馈是有益的，应该找到在肠镜检查中患者可耐受性与过度镇静之间的平衡。

进镜时要始终保持肠腔视野良好，在转弯时不要盲目进镜，避免穿孔，当遇到困难的急弯时，要退镜使肠腔处于视野中间，然后再安全地进镜。对于困难的结肠急弯，儿童结肠镜要比成人结肠镜有优势。当通过困难的急弯或远端结肠时，尽量少注气，避免近端结肠的气压性损伤。此外，肠镜转弯困难往往是由腹腔内粘连引起的，因此，改变患者的位置往往可以使肠镜顺利通过，根据进镜困难的部位，可以将患者的体位改为仰卧位、俯卧位或右侧卧位。肠镜不容易过肝曲是由于结袢或因结袢使肠镜不够长导致不能前进。肠镜检查常用左侧卧位，进镜时不仅面临肠镜长度的问题还要对抗重力，因此，有时改变为仰卧位可以缓解上述问题。在某些情况下，可采用俯卧位，利用患者自身重力来防止结袢。但是若以上尝试都失败，就要及时终止肠镜检查，避免穿孔，并进行 CT 结肠检查评估肠道情况。

存在肠憩室的患者检查时穿孔风险较高，当内镜进入憩室时将憩室腔误认为结肠腔，或者误入倒置的憩室并进行结肠壁全层活检。特别注意，无典型外观的腔或息肉应高度怀疑憩室。

二、出血的治疗

出血往往与治疗性结肠镜检查相关，在诊断性检查中少见。在 1%～2% 的息肉切除术中可能发生出

血，对于较大且较难切除的息肉，出血率会增加。已知有凝血功能障碍、血小板减少症病史、抗凝或抗血小板治疗的患者，出血的风险也更高。

按出血的时间可分为术中出血和迟发性出血。立即出血通常在息肉切除时即可发现，常继发于活检或圈套器切除后没有使用灼烧或混合电凝进行创面止血。若在结肠镜检查中发现出血，可以立即注射肾上腺素或用金属夹夹闭，如果在复苏室或手术当天发现出血，可以再次行肠镜下金属夹止血。图20.2显示了一个与憩室相关的血管及置入金属夹后的血管。

迟发性出血通常发生在肠镜检查后数天到1周，甚至1个月，通常与内镜下电凝治疗有关。息肉切除术约1周后，焦痂脱落，可能导致出血，尤其是那些在术前使用抗凝药、术后又继续用药的患者；

有人提出出血的另一种机制可能与电凝后的延迟性热损伤侵蚀到附近的血管有关。患者常有便血或黑粪、贫血、低血压等症状，如果患者血流动力学稳定，并且出血停止，可以收到住院病房，密切监测生命体征，关注出血指征及复查血红蛋白；对于血流动力学不稳定的患者，应立即进行复苏治疗。如果患者血流动力学稳定，但仍有持续出血的迹象，若可大致确定出血部位，可以通过肠镜下放置金属夹或注射肾上腺素止血。与不明原因鲜血便的肠镜检查患者不同，内镜医师知道息肉切除术后患者息肉切除的具体位置，并会特别注意及确定活检部位有无出血，如果肠道中积累了大量的血凝块，要用大量盐水冲洗肠道来明确出血部位。图20.3为息肉切除后出血的治疗流程。

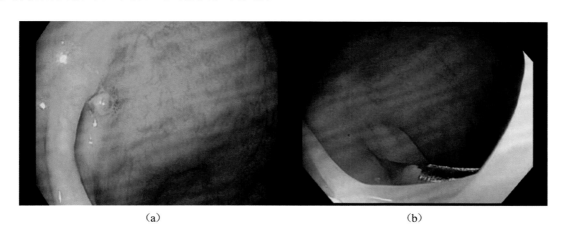

（a）   （b）

图20.2 镜下血管夹闭

（a）可见与憩室相关的血管；（b）置入金属夹后的血管

三、息肉切除后综合征

息肉切除后综合征（postpolypectomy syndrome 或 postpolypectomy anticoagula-tion syndrome）是一组以腹痛、发热、白细胞增多和局限性腹膜炎为特征的病症。息肉切除后综合征继发于全层电凝损伤而当时无直接穿孔或气体漏入腹腔的气腹证据，但其与穿孔的症状极为相似，临床医师应注意区分，以避免不必要的急诊手术。

文献中记载的息肉切除后综合征的发生率为0.3/10 000～50/10 000。与出血一样，当切除更大、更复杂的息肉时，其发生率会增加。事实上，据报

道，多达40%的内镜黏膜下剥离术后患者会发生息肉切除后综合征。

息肉切除后综合征的发病机制：电凝时电流扩散到黏膜外，进入固有肌层和浆膜，这种全层电损伤可引起炎症和腹膜炎，但无穿孔。通常在12～24 h内出现症状，也可在术后5 d内的任何时间发生。最典型的症状是息肉切除部位的腹部疼痛和压痛，还有心动过速、局限性腹部压痛或腹膜炎、发热和（或）白细胞增多等，不易与穿孔相鉴别。我们应在正确的临床证据下进行诊断，即通过影像学检查鉴别息肉切除后综合征和穿孔，口服或静脉注射对比剂的腹部增强CT是首选，典型表现是结肠壁增厚、在没有气腹或腹膜后积气的情况下肠周脂肪增厚。

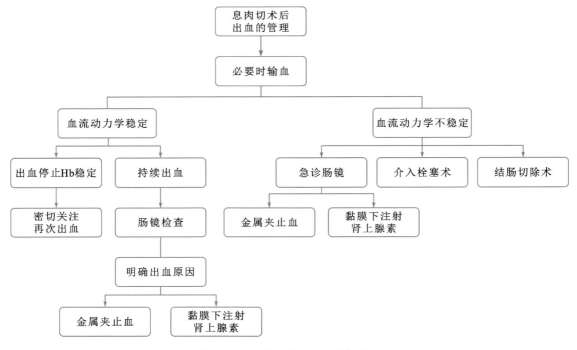

图 20.3　息肉切除术后出血的处理

　　说明：对于血流动力学不稳定的患者，建议按照下列流程进行治疗：①急诊结肠镜检查；②介入栓塞术；③结肠节段切除术

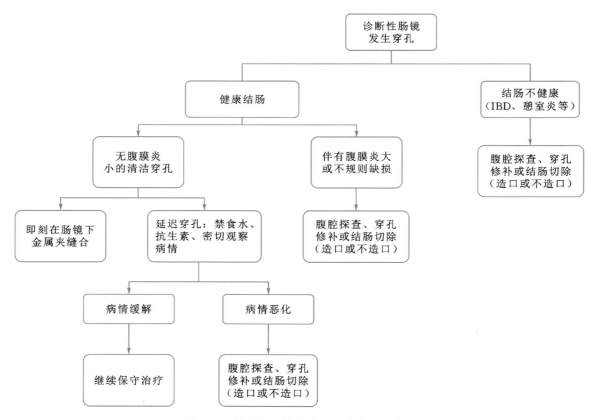

图 20.4　诊断性肠镜检查中穿孔的处理流程

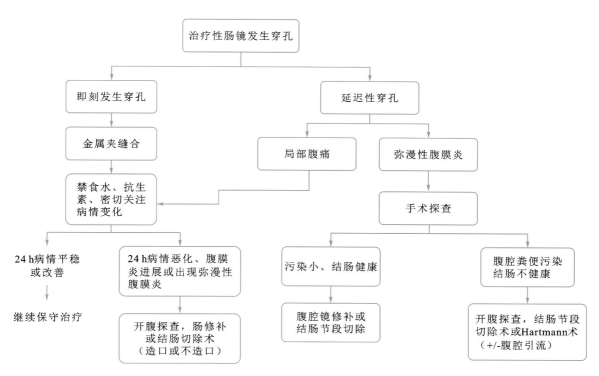

图 20.5　治疗性肠镜操作中穿孔的处理流程

首选保守治疗，包括禁食水使肠道得到休息、静脉补液支持、应用抗生素等。症状严重的患者，应收住院，密切监测患者生命体征并静脉应用抗生素；症状轻的患者，如果能耐受流食并保持水电解质平衡，可以在门诊口服抗生素治疗。Waye 等人的研究显示，息肉切除后综合征住院率为 20%。

四、穿孔的治疗

肠镜检查相关的穿孔有 3 种可能的机制：过度对肠镜施压而引起的机械损伤，如盲目进镜通过困难的弯时；结肠过度注气引起的气压伤，常发生在盲肠；电凝引起的热损伤，最终形成肠壁全层损伤。在结肠镜检查过程中根据干预方式的不同，穿孔率也有很大差异。

穿孔是结肠镜检查中最令人担心的并发症，诊断性检查中发生率为 0.016% ～ 0.8%，治疗性检查中发生率高达 5%。在大多数情况下，如果患者肠道准备充分，能及时识别穿孔，则能降低穿孔的发病率。随着穿孔诊断时间的延长，腹膜粪便污染和感染性并发症的发生率增加。

五、诊断性或治疗性肠镜检查的管理

诊断性和治疗性结肠镜检查的穿孔病因不同，治疗方法也不同。图 20.4 和图 20.5 介绍了对诊断性和治疗性结肠镜检查相关穿孔的处理流程。

对于诊断性肠镜检查导致的穿孔，可根据穿孔时结肠的情况分为两组：如果患有炎症性肠病或憩室炎等，不能只保守治疗，应手术探查修复或结肠节段切除（造瘘或不造瘘）；如果结肠健康，根据有无腹膜炎决定下一步治疗方案，如果是合并腹膜炎的较大穿孔，应行腹腔探查，修补或结肠节段切除（造瘘或不造瘘）。根据穿孔时间、结肠是否健康、有无腹膜炎等因素，对穿孔患者进一步治疗进行决策。在检查过程中可根据肠道气体消失、发现腹腔内容物或腹胀迅速加重等表现诊断为穿孔，对于小的、破裂形态规则的穿孔可以内镜下放置金属夹缝合治疗，金属夹夹闭可有效控制穿孔并预防脓毒症。治疗后应密切关注患者病情变化，并维持禁食水令肠道休息、静脉应用抗生素、支持治疗并完善相关检查。对于围手术期后发现穿孔但无腹膜炎症状的患者，也可通过口服或静脉造影剂的盆腹部增强 CT

检查密切关注患者病情变化、持续进行腹部查体、禁食及静脉使用抗生素等保守治疗。

根据症状发生的时间对治疗性肠镜检查中发生的穿孔进行分类。与诊断性结肠镜检查中发生的穿孔一样，如果在操作中发现穿孔首选内镜下金属夹夹闭，如果夹闭成功则行保守治疗，如果未进行内镜下夹闭且无腹膜炎的症状，密切观察 24 h；如果患者病情稳定，则继续保守治疗；如果患者病情恶化或进展为腹膜炎，应手术探查；如果患者表现为迟发性局部压痛或腹膜炎，可尝试保守治疗 24 h。

既位有过结肠穿孔引发气胸的报道，即在肠系膜和腹膜后有腹膜外穿孔时，可在纵隔和胸膜腔发现气体，腹膜外穿孔可以保守治疗。

六、保守治疗和外科手术治疗的决策原则

如前一节所述，无弥漫性腹膜炎和结肠健康的穿孔患者可以通过短期经验性保守治疗，包括肠道休息、补液、静脉应用抗生素等。

七、手术选择

Iqbal 等人回顾分析了 258 248 例结肠镜检查，有 180 例发生穿孔（发生率为 0.07%）。在穿孔患者中，165 例接受了手术治疗，其中 29% 的患者接受了肠修补术，33% 的患者接受了一期结肠切除吻合术，38% 的患者接受了粪便分流造口术。结果显示，24 h 内出现的穿孔，可进行肠修补术、结肠切除吻合术（64 例比 6 例，$p=0.01$）；24 h 后出现的穿孔，粪便污染机会大（16 例比 4 例，$p=0.02$），更倾向于仅行造口术（23 例比 43 例，$p=0.02$）。结果显示，穿孔后粪便污染的发病率为 36%，危险因素包括：钝挫伤、肠道准备不充分、使用皮质类固醇和年龄小于 67 岁等；穿孔后发生粪便污染有 7% 的死亡率，但目前尚无确定的独立影响因子。本研究还强化了前一节中给出的穿孔治疗流程，在污染最小的情况下，使用腹腔镜一期修补和结肠切除吻合的微创手术是安全的。Haas 等人报道了 5 例肠镜穿孔患者接受腹腔镜一期修补术，无一例需要进一步手术治疗，且无并发症的发生。然而，在粪便性腹膜炎中，最安全的选择仍然是分流性造口或 Hartmann 术。

本章前几节已叙述过内镜下金属夹夹闭和腹腔镜修补术，本书中也已描述过内镜与腹腔镜联合息肉切除术，内镜辅助腹腔镜修补肠镜相关穿孔也是一项新技术，它能更好地治疗并发症并推进急诊微创手术的发展。然而，需要注意的是，微创手术主要适用于病情稳定且没有粪便污染的腹膜炎患者。

八、经验和教训

在结肠镜检查中，避免出现并发症的最好方法是严格遵守本章所述的操作规范，如尽量减少结袢、避免盲目进镜、注意患者的疼痛程度、避免过度镇静等。

内镜下金属夹夹闭是治疗出血的最好方法，与所有出血患者一样首先应立即进行复苏治疗，只有在复苏开始后才能更安全地进行侵入性手术。

息肉切除后综合征不是真正的穿孔引起的，可以保守治疗，但要与电凝息肉切除术后局部腹膜炎相鉴别。

对于结肠镜检查或治疗并发的穿孔，要按照图 20.4 和图 20.5 的流程规范治疗，对于无粪便性腹膜炎的穿孔患者，可选取微创手术和保守治疗。

（曾庆敏　译）

参考文献

[1] Whitlock EP,Lin JS,Liles E,et al. Screening for colorectal cancer: a targeted,updated systematic review for the U. S. Preventive Services Task Force[J]. Ann Intern Med,2008, 149(9):638-658.

[2] Chukmaitov A,Bradley CJ,Dahman B,et al. Association of polypectomy techniques, endoscopist volume, and facility type with colonoscopy complications[J]. Gastrointest Endosc,2013,77(3):436-446.

[3] Fisher DA, Maple JT, Ben-Menachem T,et al. Complications of colonoscopy[J]. Gastrointest Endosc, 2011, 74 (4):745-752.

[4] Warren JL,Klabunde CN,Mariotto AB,et al. Adverse events after outpatient colonoscopy in the Medicare population[J]. Ann Intern Med,2009,150(12):849-857.

[5] Adeyemo A,Bannazadeh M,Riggs T,et al. Does sedation type affect colonoscopy perforation rates? [J]. Dis Colon Rectum,2014,57(1):110-114.

[6] Kedia P,Waye JD. Colon polypectomy: a review of routine

and advanced techniques[J]. J Clin Gastroenterol,2013,47(8):657-665.

[7] Ferrara F,Luigiano C,Ghersi S,et al. Efficacy,safety and outcomes of "inject and cut" endoscopic muco-sal resection for large sessile and flat colorectal polyps[J]. Digestion,2010,82(4):213-220.

[8] Frühmorgen P,Demling L. Complications of diagnostic and thera-peutic colonoscopy in the Federal Republic of Germany. Results of an inquiry[J]. Endoscopy,1979,11(2):146-150.

[9] Silvis SE,Nebel O,Rogers G,et al. Endoscopic complications. Results of the 1974 American Society for Gastrointestinal Endoscopy Survey[J]. JAMA,1976,235(9):928-930.

[10] Waye JD,Lewis BS,Yessayan S. Colonoscopy: a prospective report of complications[J]. J Clin Gastroenterol,1992,15(4):347-351.

[11] Nivatvongs S. Complications in colonoscopic polypectomy. An experience with 1 555 polypectomies[J]. Dis Colon Rectum,1986,29(12):825-830.

[12] Hurlstone DP. Colonoscopic resection of lateral spreading tumours:a prospective analysis of endoscopic mucosal resection[J]. Gut,2004,53(9):1334-1339.

[13] Church J. Complications of colonoscopy[J]. Gastroenterol Clin North Am,2013,42(3):639-657.

[14] Ko CW,Dominitz JA. Complications of colonoscopy: magnitude and management[J]. Gastrointest Endosc Clin North Am,2010,20(4):659-671.

[15] Christie JP,Marrazzo J. "Mini-perforation" of the colon—not all postpolypectomy perforations require laparotomy[J]. Dis Colon Rectum,1991,34(2):132-135.

[16] Choo WK,Subhani J. Complication rates of colonic polypectomy in relation to polyp characteristics and techniques: a district hospi-tal experience[J]. J Interv Gastroenterol,2012,2(1):8-11.

[17] Yamashina T,Takeuchi Y,Uedo N,et al. Features of electrocoagulation syndrome after endoscopic submucosal dissection for colorectal neoplasm[J]. J Gastroenterol Hepatol,2015:n/a-a.

[18] Jung D,Youn Y,Jahng J,et al. Risk of electrocoagula-tion syndrome after endoscopic submucosal dissection in the colon and rectum[J]. Endoscopy,2013,45(9):714-717.

[19] Lüning TH,Keemers-Gels ME,Barendregt WB,et al. Colonoscopic perforations: a review of 30 366 patients[J]. Surg Endosc,2007,21(6):994-997.

[20] Lohsiriwat V. Colonoscopic perforation: incidence,risk factors,man-agement and outcome[J]. World J Gastroenterol,2010,16(4):425-426.

[21] Iqbal CW,Cullinane DC,Schiller HJ,et al. Surgical management and outcomes of 165 colonoscopic perforations from a single institution[J]. Arch Surg,2008,143(7):701-706.

[22] Haas EM,Pedraza R,Ragupathi M,et al. Laparoscopic primary colorrhaphy for acute iatrogenic perfo-rations during colonoscopy[J]. Minim Invasive Surg,2013,2013(11):1-5.

第二十一章　可选择的结直肠影像检查

本章要点

◎在进行肠道影像学检查前需要进行肠道准备，详细询问病史、进行全面查体，耐心指导，以排除检查禁忌证。

◎以往，钡剂灌肠是最常见的肠道检查方法，但其需要专业的技术培训和影像解读，如今已被磁共振结肠成像、虚拟结肠镜和结肠胶囊内镜等更先进的成像技术取代。

◎结肠 CT 和 MR 检查安全有效，已成为不耐受结肠镜检查患者的良好选择，然而放射科医生认为 CT 仿真肠镜（computed tomography colonography，CTC）比磁共振结肠成像（magnetic resonance colonography，MRC）更可靠更方便。

◎胶囊内镜作为小肠检查领域的一项重大技术创新，无疑是小肠疾病的首选检查，随着结肠胶囊内镜的发展，其应用领域在不断扩大。

◎尽管已有数种肠道检查方法与肠镜有着相似的诊断率和准确率，但结肠镜仍然是诊断和治疗肠道疾病的唯一方法，因为如需获得组织学诊断必须进行肠镜检查。

一、前言

尽管传统结肠镜检查具有治疗和组织活检功能的优势，但随着医疗技术的不断发展，放射、内镜等无创影像学检查的应用已拓展到肠道疾病的诊断，无创影像学检查的适应证很广泛，包括疑似肿瘤、急慢性肠梗阻、憩室炎、炎症性肠病，以及累及胃肠道的其他疾病。本章，我们将讨论四种主要的无创影像学检查方法及其优缺点。

二、传统结肠镜检查

组织学诊断是各种结直肠疾病（如炎症性肠病和肿瘤）的金标准，而结肠镜及活检是结直肠疾病诊断及治疗的金标准。尽管大部分患者认可肠镜检查，但在检查过程中仍存在许多困难，如肠镜属于有创检查、患者依从性差、存在焦虑、肠道准备不充分、有穿孔风险等。不完全结肠镜检查指肠镜未到达盲肠或由于肠道某些位置看不清而使肠镜检查受限。随着肠镜检查数量的增加，不完全肠镜检查的数量也在增加，据报道目前不完全肠镜检查率高达 25％，其原因包括肠道准备不充分、肠道梗阻、结肠弯曲、严重憩室病、狭窄及结肠起袢或固定等。在这种情况下，内镜医师可以选择其他影像学检查方法。在美国癌症协会（ACS）、结直肠癌多协会工作组（MSTFCC）和美国放射学院（ACR）联合编制的最新指南中认为双重对比钡剂灌肠（double contrast barium enema，DCBE）、结肠镜检查和 CT 虚拟结肠镜检查（CTC）在美国和加拿大可用于结直肠癌筛查。在本章中，我们将描述诊断结直肠病变的各种影像学检查方法。

三、虚拟结肠镜检查

虚拟结肠镜检查（virtual colonoscopy，VC），也被称为 CT 虚拟结肠镜（computed tomography colonography，CTC），属于无创操作，在结直肠病变特别是癌症筛查方面，可以作为传统结肠镜的替代方法。虚拟结肠镜是一种大肠成像的放射学技术，其主要作用有两个：筛查和诊断。在美国，虚拟结肠镜是一种有效、成本低、患者依从性好的结直肠癌筛查方法，因此 2008 年美国癌症协会（ACS）推荐虚拟结肠镜作为结直肠癌筛查的一种可靠方法。虚拟结肠镜属于无创检查且无需镇静剂，还能检测

表现为肠道症状的肠外疾病。然而，与肠镜检查一样，虚拟结肠镜检查后仍可能需要继续进行其他检查，最终可能不会给患者带来临床益处，而且虚拟结肠镜不能进行治疗和活检，也可能由于结肠膨胀不充分或肠道准备不充分导致图像质量不满意。

Vining 和他的同事在 1994 年首次描述了虚拟结肠镜技术，该技术利用先进的计算机成像软件将标准的腹部 CT 图像重新格式化为结肠的二维和三维图像。通常由放射科医生进行肠扩张的准备，偶尔也会静注肌松药来使平滑肌麻痹，注射造影剂并使肠壁可视化。患者肠道准备充分后，仰卧和俯卧在一个多排扫描仪面前，在整个腹部扫描过程中要保持平稳的呼吸（图 21.1）。

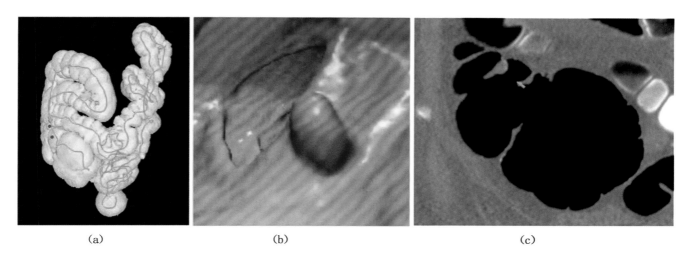

(a)　　　　　　　(b)　　　　　　　(c)

图 21.1　不完全结肠镜检查后行 CT 虚拟结肠镜检查（CTC）

（a）CTC 的三维成像显示结肠明显的冗余和迂曲；（b）沿中心线测量结肠长度为 261 cm；（c）右侧两个红点代表两个息肉的位置

虚拟结肠镜的适应证很广泛，包括既往有不完全肠镜检查史（最主要）、CRCs 家族史、良性息肉史、患者依从性差、恶性病变风险低的个体，对于接受抗凝治疗和有镇静剂不良反应史的患者也适用。对于虚拟结肠镜是否适用于非特异性胃肠道疾病如出血和缺铁性贫血等疾病的筛查还有待进一步商榷，但临床上已有虚拟结肠镜与粪便潜血联合进行检测。对于虚拟结肠镜检查后需要当天进行息肉切除术的患者不用再进行额外的肠道准备。虚拟结肠镜并不能替代结肠镜检查，因为它不能进行活检。

早期研究显示，息肉的大小影响虚拟结肠镜诊断的敏感性和特异性。随着越来越多的临床医生对虚拟结肠镜检查感兴趣并接受正规培训，使得诊断

敏感性有所提高，有人推荐虚拟结肠镜作为较大息肉（>10 mm）的一种高度敏感和特异性的诊断工具，其敏感性与结肠镜检测 CRCs 的敏感性（高达 92%～100%）相似。对于较小病变（小于 10 mm），其敏感性低达 48%～63%，因此，有人认为虚拟结肠镜不如结肠镜检查，同时提醒临床医生避免将 VC 作为唯一的诊断方法。据文献报道，随着息肉直径的增大，虚拟结肠镜对 CRCs 和大息肉的诊断具有更高的敏感性和特异性。MulHall 等人的 Meta 分析认为，对小于 6 mm 的息肉，虚拟结肠镜的敏感性为 48%；对于 6～9 mm 的病变，敏感性提高到 70%；对于 >9 mm 的息肉，敏感性达 85%。以上数据表明，关于是否推荐虚拟结肠镜作为初始诊断检查，患者的选择、

病史及结肠病变的危险因素起着关键的作用。

在虚拟结肠镜检查后如果仍需要其他的影像学检查或有创操作不仅会浪费时间、资源而且增加成本，但是由于虚拟结肠镜检查不能取代活检，这也意味着需要进行其他检查，结肠镜检查也是如此。Atkin 及其同事的一项研究表明，虚拟结肠镜和结肠镜检查对发现 CRCs 或大息肉（＞10 mm）后再进行其他结肠检查的比率有显著差异（分别为 30% 和 8.2%，$p<0.001$），尽管两者比率差异大，但有人认为促进额外检查的因素没有改变，研究显示超过 50% 的 CTC 后进行额外检查是由于小息肉（＜10 mm）或临床不确定因素等。此外，发现癌症或息肉是男性进行第二次检查的原因，而女性则是由于先前不完全结肠镜检查导致不耐受。

总而言之，与传统结肠镜检查相比，虚拟结肠镜特别适用于低风险筛查者、高龄、有基础疾病和既往有不全结肠镜检查史的患者，并且对于结直肠肿瘤的检出率可与肠镜检查相媲美。根据相关规定和指南，可对具备指征的患者广泛使用虚拟结肠镜从而替代结肠镜检查。

四、钡剂灌肠

双重对比钡剂灌肠（double contrast barium enema，DCBE）作为 CRCs 筛查的方法，已经存在了几十年，但随着虚拟结肠镜等影像学替代方法的出现，提高了 CRCs 的检出率，使人们对 DCBE 的兴趣逐渐减退。传统的钡剂和双重钡剂灌肠造影检查适用于诊断肠道疾病和鉴别渗漏、瘘管及肠套叠等复杂疾病，但其对操作技术要求高且费时。

单对比钡剂灌肠（single contrast barium enema，SCBE）使用的造影剂是一种从直肠逆行给药、低密度、低黏度的固体柱，要在透视下完成，需要放射科医生亲自将钡剂稀释，逆行灌入大肠，与潜在的病变进行对比，该过程相当具有挑战性，需要大量的专业培训和操作。与之相比，DCBE 同时使用高密度、高黏度钡剂，以及注入空气或二氧化碳来观察黏膜，将上述两种对比剂注入直肠后，黏膜会覆盖一层薄薄的钡膜，气体将肠腔扩张，从而产生双重对比效果。虽然 SCBE 在操作上比 DCBE 简单，但由于结肠环与残留钡池重叠，形成一系列显示为斑块状的"钡池"，因此需要对这些部位多次拍摄图片进行对比观察，因此通常不是在一张 X 线片上对整个结肠进行成像。有文献报道 DCBE 在结肠息肉的常规筛查和监测方面优于 SCBE。

有人对 DCBE 筛查的准确性存在质疑，因此将 DCBE 与传统结肠镜检查和其他影像方法在诊断 CRCs 的分期和结果方面进行了对比研究。在 Kao 等人的一项研究中，一年内进行了 2.2 万次结肠镜检查，其中 67% 的患者首次进行了不完全肠镜检查，随后进行 DCBE 检查，其中 13% 的 DCBE 检查结果质量不佳，且无法解释上述原因。对于先行 DCBE 后再次接受肠镜检查的患者，50% 示出不一样的结果。不完全结肠镜检查的主要原因为肠道准备不充分或患者不耐受，由于上述原因进行其他检查是可以接受的。也有其他相关研究有类似结果，DCBE 对 CRCs 筛查的敏感性为 33%～89.8%，对腺瘤的检测敏感性 20%～50%。Toma 等人在加拿大的一项研究中发现，高龄、女性、腹部或盆腔手术史、憩室、右侧结肠肿瘤等因素可能与 DCBE 检查漏诊结直肠癌有关，上述人群约占研究人群的 22%。不同的研究者的数据 CRCs 漏诊率为 15%～22%。基于这样的数据，应该认真告知患者，DCBE 有五分之一的 CRCs 漏诊率。同时，这一数据也为改进 DCBE 成像方式、提高疾病检测灵敏性的方面提供了更大的动力（图 21.2）。

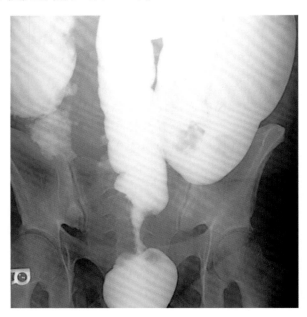

图 21.2　对直肠出血患者进行单对比钡剂灌肠造影
钡灌肠造影显示直肠内有不规则环状缩窄，经证实为浸润性癌

五、磁共振结肠成像

在医学影像应用日益广泛的时代，未来放射性肿瘤的潜在风险促进磁共振成像（magnetic resonance imaging，MRI）应用范围逐渐扩大。据报道，磁共振结肠成像（magnetic resonance enterography，MRE）对远端回肠和结肠炎症有较高的诊断准确性，并已成为炎症性肠病首选的无创检查方法，也特别适合 IBD 及癌症患者的频繁复查，其优点很多，无须肠道准备，较好地显示软组织。整个结肠的可视化，包括腔内、腔外和肠壁，还可以检测瘘管和脓肿等并发症。然而，磁共振结肠成像（magnetic resonance colonography，MRC）的适应证比较局限，因此大多数放射科医生认为 CTC 是一种更可靠并且总体上更容易使用的技术。

目前有两种主要的 MR 技术，肠腔低信号和肠腔高信号。适当的结肠扩张是准确评估的条件，注入 2 L 生理盐水扩张结肠，使肠腔呈低信号，注入空气和二氧化碳也有类似的效果。静脉注射造影剂钆（Gadolinium，Gd），使肠壁呈高信号，从而将源于肠壁的异常与粪便区分开，因为粪便未强化。相比之下，MRI 造影剂和水灌肠混合使用使肠腔呈现高信号。此外，T$_2$ 加权图像也能通过水灌肠增强肠腔（图 21.3）。Lauenstein 和他的同事研究比较了肠腔的两种信号发现，与水灌肠的肠腔高信号相比，肠腔低信号合并少量造影剂静脉注射，使其总成本比在肠腔内注射大量水造成高信号的方法低。肠壁的充盈缺损或肠壁黏膜增厚使肠腔呈高信号，因此，注入空气可能存在缺点，因为肠腔暗信号法仅能对强化的肠黏膜进行评估。

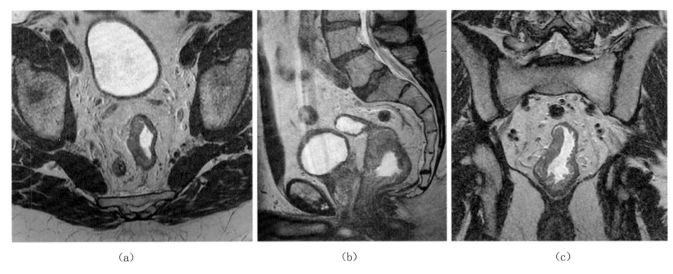

(a)　　　　　　　　(b)　　　　　　　　(c)

图 21.3　直肠癌分期的磁共振成像

轴位：（a）矢状面；（b）冠状面；（c）T$_2$ 加权。MR 成像显示右侧直肠壁增厚，这是一个体积较大的 T$_2$ 期直肠癌。注意直肠周围异常肿大的淋巴结，转移淋巴结的存在将使Ⅰ期肿瘤变为Ⅲ期。肠腔呈现高信号，是因为检查时向直肠内灌注了凝胶对比剂

在进行 MRC 前应确认患者有无起搏器或金属植入物，考虑患者是否有幽闭恐惧症，检查肾功能是否受损，否则在注射造影剂钆后可能会增加肾纤维化的风险。因为粪便的存在可能干扰影像结果，如可能出现充盈缺损，使肠腔高信号假阳性率增加。因此在进行 MRC 前需要进行标准肠道准备，即在检查前一天口服 2～3 L 聚乙二醇溶液或其他导泻剂口服导泻。

由于粪便会干扰检查结果，促进了各种粪便标记技术的发展，这些技术能够改变粪便的信号，使之不在影像中出现。粪便标记技术可避免进行肠道准备，使患者具有较好的依从性。当粪便与灌肠剂混合后，无论使用肠腔高信号法还是肠腔低信号法行 MR 检查，都是适用的。这种方法在假阳性和错误率方面有所改善，但不充分的标记也会导致诊断性失误。理想的粪便标记应该是廉价的、患者有良

好的耐受性，在不产生伪影的情况下生成统一的标记信号。在进行 MRC 之前，标记物应与低纤维和低锰膳食一起服用 2 d。富含锰的食物，如巧克力和某些水果，有可能在低信号的 MRC 上引起高信号的粪便伪影。另一种较便宜的钡造影剂，会使粪便在 MRC 上呈深色，因此可以应用于低信号的 MRC。非莫西尔是一种由小颗粒铁组成的低信号对比剂，也可用于低信号的 MRC。

MRC 检测的准确性非常重要，因为它直接影响治疗决策和患者预后。有许多研究对 MRC 的性能进行了评估，与传统结肠镜检查相比，其总体敏感性和特异性分别为 91%～92.1% 和 71%～72.0%。一般都是通过节段特异性检测来进行评估的，独立评估不同节段的结肠，包括末端回肠、升结肠、降结肠、横结肠、乙状结肠和直肠。据报道，基于节段检查的敏感性为 55.1%～79.1%，特异性为 93.6%～98.2%。在 Jiang 和同事的一项研究中发现，与传统的结肠镜检查相比，MRC 对已知或疑似 IBD 患者的回肠远端瘘管和相关脓肿的总体检出率较高。在特定情况下，如轻度-中度炎症、结肠镜检查随后行 MRC 时，MRC 结果不及结肠镜检查，因为结肠镜检查随后行 MRC 检查常常显示黏膜增厚，T_2 加权像上的信号明显增强，类似于活动性炎症，这被认为是在结肠镜检查期间仪器经过的区域。因此，不建议在结肠镜检查后同一天进行 MRC 检查。

MRC 是一种可靠、有效、低风险的结肠疾病和并发症的检查方法，可作为标准结肠镜检查的替代方法，也可作为不完全结肠镜检查后的一种补救方式。Ajaj 等人对 37 例未完成结肠镜检查的患者进行了评估，成功识别出 35 个病灶。在另一项纳入了 51 例不完全结肠镜检查患者的研究中，并在没有粪便标记的情况下使用空气作为阴性对比剂，进行 MRC 检查，成功完成了 50 例检查。总的来说，在避免暴露于电离辐射而导致癌变风险升高方面，MRC 可与传统结肠镜检查媲美。对怀疑有结肠病变（无论有无症状）的，是否推荐 MRC，仍需要大型、前瞻性的随机试验来验证。

六、胶囊内镜

胶囊内镜（capsule endoscopy，CE）是一种较新的评估小肠的胃肠道成像技术，最早于 2000 年在美国和欧洲应用。15 年后，胶囊内镜作为具有革命

性意义的直接内镜成像方法和小肠疾病的一线检查方法，在世界范围内被广泛应用。其最常见的适应证有不明原因小肠出血、克罗恩病、脂肪泻、小肠肿瘤等。目前已存在多种胶囊内镜，其在大小、视野、额外的光学增强和图像采集方面各不相同。目前胶囊内镜主要有以下品牌：以色列 Given Imaging 公司的 PillCam，美国 Center Valley 奥林巴斯公司生产的 EndoCapsule，韩国 IntroMedic 公司的 MicroCam，中国重庆金山科技的 OMOM 胶囊内镜。目前市场上出现了新一代的小肠胶囊内镜，适用范围更广泛，已扩大到食管和结肠病变的检测。

胶囊内镜操作总体上相对简单，但也存在缺陷，如胶囊内镜肠道滞留、导致穿孔等。胶囊内镜的禁忌证包括已知或可疑的胃肠道狭窄、胃瘫、吞咽障碍、梗阻和瘘管。理论上，心脏的电磁装置可能会干扰胶囊内镜视频的分辨率和质量，但目前还未出现过上述事件。据报道，胶囊内镜肠道滞留率为 1.4%～2%，如果胶囊内镜发生肠道滞留，通常需要内镜或手术干预。因此，以色列约克南姆的 Given Imaging 公司创造了"能自溶的探路胶囊"，形状和大小与胶囊内镜相似，能够溶解，其由乳糖和硫酸钡组成，周围环绕一层不可溶的玻璃纸膜。在进行正式的胶囊内镜检查之前，先通过"探路胶囊"判断有无消化道狭窄，探路胶囊有一个信号发射器，可以通过 X 线或扫描仪来定位胶囊的位置，一旦定位成功，在充满液体的环境中 30 h 后胶囊开始溶解，溶解后，外层玻璃纸膜很容易通过任何狭窄。目前认为，如果在 30 h 后仍未检测到完整的胶囊排出，继续行胶囊内镜检查也是安全的。与前面讲述的影像学替代方法一样，胶囊内镜目前也无治疗功能。

七、结肠胶囊内镜

结肠胶囊内镜（colon capsule endoscopy，CCE）是一种较新的、无创的全结肠成像技术，目前对其的研究有限。结直肠癌筛查是 CCE 的最佳适应证，尤其是那些不耐受并且恐惧肠镜检查的患者，CCE 可能为这部分患者的筛查和诊断提供新的途径，然而在推荐 CCE 作为肠道疾病筛查与诊断方法之前，还需要更多关于检查适应证、肠道准备情况和评分系统的数据。

以色列 Given Imaging 公司研发的胶囊内镜有两

种型号，最早在文献中记载的 PillCam 结肠胶囊内镜是大小为 31 mm×11 mm 的可口服的胶囊，配有双摄像头，能从胶囊两端拍摄图像，每个摄像头提供 156°的视角，并配有灯光控制选项，以实现结肠黏膜的最佳视觉效果。为了使操作更简单并提高敏感性，Given Imaging 公司已经研发了第二代胶囊内镜 Pill-Cam PCCE-2，大小为 31.5 mm×11.6 mm，配套软件和视频数据记录器配合使用，每个摄像头几乎可以实现 360°的视觉效果，捕捉到更大的视角。PCCE-2 系统有一个数据记录器 DR3，它在整个操作过程中能提醒患者和临床医师，一旦其识别出小肠黏膜后，便提醒患者服用泻剂，使胶囊进入结肠。在 Adler 和同事的一系列研究中，DR3 确保了 98.3%的患者在正确的时间服用泻药。

CCE 在透明液体中采集的图像效果最好，因此，患者在接受 CCE 前必须进行肠道准备，这既有助于肠道视图效果，又可促进胶囊进入结肠。患者在检查前一天流质饮食，检查前一天晚上口服 2～3 L 聚乙二醇电解质溶液（polyethylene glycol，PEG），在检查当日早晨，再口服 1 L PEG。在服用胶囊前患者要服用多巴胺拮抗剂，2 h 后，再口服 45 ml 磷酸钠溶液，以促进胶囊前进。为了减少肠道准备时间，有人比较了不同肠道准备方法，然而结果未见明显差异。

关于 CCE 的有效性和实用性的研究较少。在欧洲的一项前瞻性、多中心的研究中，对 328 名已知或疑似结直肠息肉的成年人进行了调查，结果显示，胶囊排泄率（第一代 PCCE）在 6 h 后为 69%，10 h 后提高到 92.8%。在本研究中，CCE 检测大于 6 mm 息肉的敏感性和特异性分别为 64%和 84%；对于较大的晚期腺瘤，其敏感性略高于 73%，特异性为 79%。另一项对第二代 PCCE-2 的多中心研究发现，对大于 6 mm 息肉的敏感性和特异性分别为 84%和 88%，对大于 10 mm 息肉的敏感性和特异性分别为 64%和 95%。Spada 及其同事的一项研究报告显示大于 6 mm 的息肉检测敏感性为 84%～89%，这些研究结果相近（图 21.4）。

相机功能障碍、肠道准备和视频评估耗时可能是 CCE 的缺点，但其在胃肠病学领域显示出巨大的潜力，如果想要证明在诊断和成本效益方面优于传统结肠镜检查，仍需要大量的研究。

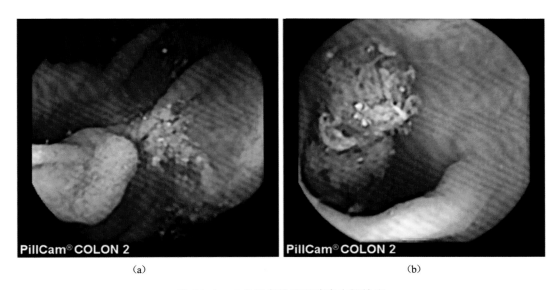

图 21.4　2 名患者的结肠胶囊内镜检查
（a）图像显示褶皱处有一个很小的盲肠息肉；（b）图像显示一个 15 mm 的带蒂管状绒毛状腺瘤（TVA）

八、结论

已出现数种结直肠疾病筛查的替代方法。近年来，虚拟结肠镜检查已成为与传统结肠镜最具可比性的检查方式，钡剂灌肠也逐渐受到医生的青睐。当有结肠镜检查禁忌证，或当需要进行连续成像以监测疾病时，磁共振结肠镜检查是一种风险较低且相对准确的选择。随着更多的对比研究和技术改进，结肠胶囊内镜的作用和诊断能力将会显著提高。因此，应向患者提供个体化医疗，要根据每种检查方法的适应证、禁忌证及患者情况，权衡利弊，选择合适的检查方法。

（曾庆敏　译）

参考文献

[1] Atkin W,Dadswell E,Wooldrage K,et al. Computed tomographic colonography versus colonoscopy for investigation of patients with symptoms suggestive of colorectal cancer (SIGGAR)：a multicentre randomised trial[J]. Lancet,2013,381(9873):1194-1202.

[2] White TJ,Avery GR,Kennan N,et al. Virtual colonoscopy vs conventional colonoscopy in patients at high risk of colorectal cancer—a prospective trial of 150 patients[J]. Colorectal Dis,2009,11(2):138-145.

[3] Tudyka V,Blomqvist L,Beets-Tan RG,et al. EURECCA consensus conference highlights about colon & rectal cancer multidisciplinary management：the radiology experts review[J]. Eur J Surg Oncol,2014,40(4):469-475.

[4] Rabeneck L,Paszat LF,Hilsden RJ,et al. Bleeding and perforation after outpatient colonoscopy and their risk factors in usual clinical practice[J]. Gastroenterology,2008,135(6):1899-906.

[5] Levin B,Lieberman DA,McFarland B,et al. Screening and surveillance for the early detection of colorectal cancer and adenomatous polyps,2008：a joint guideline from the American Cancer Society,the US Multi-Society Task Force on Colorectal Cancer,and the American College of Radiology[J]. Gastroenterology,2008,134(5):1570-1595.

[6] Levin TR, Zhao W, Conell C, et al. Complications of colonoscopy in an integrated health care delivery system [J]. Ann Intern Med,2006,145(12):880-886.

[7] Levine MS,Yee J. History,evolution,and current status of radio-logic imaging tests for colorectal cancer screening [J]. Radiology,2014,273(2):S160-S180.

[8] Rex DK,Johnson DA,Anderson JC,et al. American College of Gastroenterology guidelines for colorectal cancer screening 2009[J]. Am J Gastroenterol,2009,104(3):739-750.

[9] Vining DJ. Virtual endoscopy：is it reality? [J]Radiology,1996,200(1)：30-31.

[10] Vella M,MacKenzie S,Young IE,et al. Impact of video colonoscopy on stage and outcome of patients with symptomatic colorectal cancer[J]. Surg Endosc,2004,18(8):1268-1271.

[11] Rosman AS,Korsten MA. Meta-analysis comparing CT colonogra-phy,air contrast barium enema,and colonoscopy[J]. Am J Med,2007,120(3):203-210.

[12] Fletcher JG,Chen MH,Herman BA,et al. Can radiologist training and testing ensure high performance in CT colonography? Lessons From the National CT Colonography Trial[J]. AJR Am J Roentgenol,2010,195(1):117-125.

[13] Pickhardt PJ,Hassan C,Halligan S,et al. Colorectal cancer：CT colonography and colonoscopy for detection—systematic review and meta-analysis[J]. Radiology,2011,259(2):393-405.

[14] Halligan S,Altman DG,Taylor SA,et al. CT colonography in the detection of colorectal polyps and can-cer：systematic review,meta-analysis,and proposed minimum data set for study level reporting[J]. Radiology,2005,237(3):893-904.

[15] Johnson CD,Chen MH,Toledano AY,et al. Accuracy of CT colonography for detection of large adenomas and cancers[J]. N Engl J Med,2008,359(12):1207-1217.

[16] Kim DH,Pickhardt PJ,Taylor AJ,et al. CT colonography versus colonoscopy for the detection of advanced neoplasia[J]. N Engl J Med,2007,357(14):1403-1412.

[17] Pickhardt PJ,Choi JR,Hwang I,et al. Computed tomographic virtual colonoscopy to screen for colorectal neoplasia in asymptomatic adults[J]. N Engl J Med,2003,349(23):2191-2200.

[18] Mulhall BP,Veerappan GR,Jackson JL. Meta-analysis：computed tomographic colonography[J]. Ann Intern Med,2005,142(8):635-650.

[19] Kao KT,Tam M,Sekhon H,et al. Should barium enema be the next step following an incom-plete colonoscopy? [J]. Int J Colorectal Dis,2010,25(11):1353-1357.

[20] Kewenter J,Brevinge H,Engaras B,et al. The yield of flexi-ble sigmoidoscopy and double-contrast barium enema in the diag-nosis of neoplasms in the large bowel in patients with a positive Hemoccult test[J]. Endoscopy,1995,27(2):159-163.

[21] Winawer SJ,Flehinger BJ,Schottenfeld D,et al. Screening

for colorectal cancer with fecal occult blood testing and sigmoidos-copy[J]. J Natl Cancer Inst,1993,85（16）:1311-1318.

[22] Culpan DG,Mitchell AJ,Hughes S,et al. Double contrast barium enema sensitivity: a comparison of studies by radiographers and radiologists[J]. Clin Radiol,2002,57（7）:604-607.

[23] Toma J,Paszat LF,Gunraj N,et al. Rates of new or missed colorectal cancer after barium enema and their risk factors: a population-based study[J]. Am J Gastroenterol,2008,103（12）: 3142-3148.

[24] Jiang X,Asbach P,Hamm B,et al. MR imaging of distal ileal and colorectal chronic inflammatory bowel disease—diagnos-tic accuracy of 1. 5 T and 3 T MRI compared to colonoscopy[J]. Int J Colorectal Dis,2014,29（12）:1541-1550.

[25] Ajaj W,Lauenstein TC,Pelster G,et al. MR colonography in patients with incomplete conventional colonoscopy[J]. Radiology,2005,234（2）:452-459.

[26] Morrin MM,Hochman MG,Farrell RJ,et al. MR colonography using colonic distention with air as the contrast material: work in progress[J]. AJR Am J Roentgenol,2001,176（1）:144-146.

[27] Lauenstein T,Holtmann G,Schoenfelder D,et al. MR colonography without colonic cleansing: a new strategy to improve patient acceptance[J]. AJR Am J Roentgenol,2001,177（4）:823-827.

[28] Lauenstein TC,Goehde SC,Debatin JF. Fecal tagging: MR colo-nography without colonic cleansing[J]. Abdom Imaging,2002,27（4）:410-417.

[29] Weinreb JC,Kuo PH. Nephrogenic systemic fibrosis[J]. Magn Reson Imaging Clin N Am,2009,17（1）:159-167.

[30] Shin LK,Poullos P,Jeffrey RB. MR colonography and MR enterog-raphy[J]. Gastrointest Endosc Clin N Am,2010,20（2）:323-346.

[31] Florie J,Birnie E,van Gelder RE,et al. MR colonography with limited bowel prepara-tion: patient acceptance compared with that of full-preparation colonoscopy[J]. Radiology,2007,245（1）:150-159.

[32] Rodriguez Gomez S,PagesLlinas M,Castells Garangou A,et al. Dark-lumen MR colonography with fecal tagging: a comparison of water enema and air methods of colonic distension for detecting colonic neoplasms[J]. Eur Radiol,2008,18（7）:1396-1405.

[33] Kuehle CA,Langhorst J,Ladd SC,et al. Magnetic resonance colonography without bowel cleansing: a prospective cross sectional study in a screening population[J]. Gut,2007,56（8）:1079-1085.

[34] Achiam MP,Chabanova E,Logager VB,et al. MR colonography with fecal tagging: barium vs. barium ferumoxsil[J]. Acad Radiol,2008,15（5）:576-583.

[35] Koh DM,Miao Y,Chinn RJ,et al. MR imaging evaluation of the activity of Crohn's disease[J]. AJR Am J Roentgenol,2001,177（6）:1325-1332.

[36] Schreyer AG,Rath HC,Kikinis R,et al. Comparison of magnetic resonance imaging colonography with conventional colonoscopy for the assessment of intestinal inflammation in patients with inflammatory bowel dis-ease: a feasibility study[J]. Gut,2005,54（2）:250-256.

[37] Schreyer AG,Scheibl K,Heiss P,et al. MR colonography in inflammatory bowel disease[J]. Abdom Imaging,2006,31（3）:302-307.

[38] Ajaj W,Pelster G,Treichel U,et al. Dark lumen magnetic resonance colonography: comparison with conventional colonoscopy for the detection of colorectal pathology[J]. Gut,2003,52（12）:1738-1743.

[39] Wong TY,Lam WW,So NM,et al. Air-inflated magnetic resonancecolonography in patients with incomplete conventional colonoscopy: comparison with intraoperative findings,pathology specimens,and follow-up conventional colonoscopy[J]. Am J Gastroenterol,2007,102（1）:56-63.

[40] Bouchard S,Ibrahim M,Van Gossum A. Video capsule endoscopy: perspectives of a revolutionary technique[J]. World J Gastroenterol,2014,20（46）:17330-17344.

[41] Hale MF,Sidhu R,McAlindon ME. Capsule endoscopy: current practice and future directions[J]. World J Gastroenterol,2014,20（24）:7752-7759.

[42] Committee AT,Wang A,Banerjee S,et al. Wireless capsule endoscopy[J]. Gastrointest Endosc,2013,78（6）:805-815.

[43] Liao Z,Gao R,Xu C,et al. Indications and detection,completion,and retention rates of small-bowel capsule endoscopy: a systematic review[J]. Gastrointest Endosc,2010,71（2）:280-286.

[44] Bandorski D,Lotterer E,Hartmann D,et al. Capsule endoscopy in patients with cardiac pace-makers and implantable cardioverter-defibrillators a retrospective multi-

center investigation[J]. J Gastrointestin Liver Dis,2011, 20(1):33-37.

[45] Hassan C,Zullo A,Winn S,et al. Cost-effectiveness of capsule endoscopy in screening for colorectal cancer[J]. Endoscopy,2008,40(5):414-421.

[46] Adler S,Hassan C,Metzger Y,et al. Accuracy of automatic detection of small-bowel mucosa by second-generation colon capsule endoscopy[J]. Gastrointest Endosc, 2012,76(6):1170-1174.

[47] Ramos L,Alarcon O,Adrian Z,et al. One-day versus two-day cleansing for colon capsule endoscopy:a prospective randomized pilot study[J]. Gastroenterol Hepatol,2014, 37(3):101-106.

[48] Jensen MD,Nathan T,Rafaelsen SR,et al. Diagnostic ac-cu-racy of capsule endoscopy for small bowel Crohn's disease is supe-rior to that of MR enterography or CT enterography[J]. Clin Gastroenterol Hepatol,2011,9(2): 124-129.

[49] Ho KK,Joyce AM. Complications of capsule endoscopy [J]. Gastrointest Endosc Clin N Am,2007,17(1): 169-178.

[50] Caunedo-Alvarez A,Romero-Vazquez J,Herrerias-Gutier-rez JM. Patency and Agile capsules[J]. World J Gastroen-terol,2008,14(34):5269-5273.

[51] Spada C,DeVincentis F,Cesaro P,et al. Accuracy and safety of second-generation PillCam COLON capsule for colorectal polyp detection[J]. Therap Adv Gastroenterol, 2012,5(3):173-178.

第二十二章　直肠腔道内手术：
经肛门微创手术和经肛门全直肠系膜切除术

本章要点

◇ TES（TEM 和 TEO）的临床实践有超过 30 年的历史，通过刚性平台进行直肠病变的黏膜下和直肠全层内镜切除使直肠病变可以在直视下进行观察和暴露，因此较常规经肛门手术局部可控性更好。

◇根据大量文献中关于包括 TES 在内的直肠腺癌局部切除的长期随访结果表明，对于 T$_1$ 期肿瘤的治愈性治疗，需要对病例进行仔细筛选，TES 入选条件包括没有不良的组织病理学特征和局部复发风险。只有对病例经过仔细筛选后进行 TES 预后，疗效才会与 TME 相当。

◇TAMIS 应用一次性单孔肛门操作平台，插入标准腹腔镜器械进行手术操作，此方法降低了在狭窄的肛管直肠内进行操作的难度，利于缝合直肠全层创面，拓展了 TES 适应证，操作方便且可以缩短手术时间，但是可能不会缩短学习曲线。

◇相较于开腹手术、腹腔镜或机器人 TME，经肛全直肠系膜切除术（transanal total mesorectal excision，TaTME）通过"自下而上"地分离直肠系膜、同时联合腹腔组共同完成 TME 手术更具有优势，特别是对于肥胖的男性低位直肠癌病例。

◇基于目前已公布的病例数 16～140 例的 TaTME 队列研究显示，TME 完成率为 89%，环周切缘（circumferential resection margin CRM）阳性率为 0～13%。目前正在进行相关探索，将 TaTME 作为中低位直肠癌外科治疗新标准。

一、经肛门内镜手术（TES）与经肛门全直肠系膜切除术（TaTME）的进展

（一）TEM 和 TEO

在过去的几十年里，通过创新和技术改变了直肠病变的现代治疗模式。对于传统的息肉切除术来说太大、对于经肛门切除术（transanal excision，TAE）又过近的巨大良性病变，腹会阴联合切除术（abdominoperineal resection，APR）和低位前切除术（low anterior resection，LAR）被认为是这类良性直肠病变的标准确定性手术。而这两类根治性手术如果出现并发症，处理费用昂贵，并且存在不可忽视的死亡率和相关术后功能障碍，包括直肠前切除综合征，以及临时或永久性造口术的心理影响等。当 APR 术后发生吻合口相关并发症和排便障碍时，对性功能和泌尿功能也存在潜在影响，同时存在腹部和会阴伤口相关并发症。

经肛门内镜微创手术（transanal endoscopic microsurgery，TEM）（TEM，Richard Wolf Company，Tubingen，Germany）于 1983 年由 Buess 开创，此种手术方法用来治疗肛门无法暴露的近端直肠肿瘤，进行内镜下局部切除术。TEM 和经肛门内镜手术（transanal endoscopic operations，TEO）（TEO，Karl Storz GmbH，Tuttlingen，Germany）（图 22.1）是目前市售的两种刚性经肛门内镜手术（transanal endoscopic surgery，TES）平台。两者都包括一个直径 4 cm 的斜面直肠镜，面板密封，具有多通道和气密封性。直肠镜有各种长度（TEM 为12 cm、13.7 cm 和20 cm，TEO 为 7.5 cm、15 cm 和 20 cm）以适应病变位置，20 cm 直肠镜可以达到直肠上段甚至直乙交界进行手术。TEM 和 TEO 套件包括带角度的专用通道，旨在改善人体工程学，最大限度地减少仪器之间的碰撞，并有利于全层解剖和直肠缺损的缝合。TEO 平台为直肠镜配备了高清镜（HD），TEM 平台为直肠镜配备了三维（3D）摄像头，直肠镜又通过关节臂固定于手术台上，这样提高了手术操作的稳定性，并且可以由单个术者轻松完成操作。TEM 和 TEO 平台也兼容标准腹腔镜。TEM 平台配备了自动压力控制的 CO_2 吹入系统，该系统可以清除在操作过程中产生的烟雾，同时令经肛手术过程中的气压保持稳定。

相对于根治性直肠切除术，TEM 和 TEO 与较短的手术时间、较短的住院时间和较快的恢复、可忽略的并发症发生率和可忽略的死亡率相关。在纳入病例数最多的 TEM 队列研究中，出血、尿潴留、伤口裂开和感染的累积发生率为 3％～23％，破入腹腔率为 4.3％～13.3％。在 Clancy 最近的一项经肛切除与 TEM 对比的 Meta 分析中，对包括 927 个局部切除的 6 项研究进行了肿瘤学结果和术后并发症的比较，术后并发症发生率无差异（OR 1.018，95％CI：0.658～1.575，$p=0.937$），与经肛门切除相比，TEM 具有更高的切缘阴性率（OR 5.281，95％CI：3.201～8.712，$p<0.001$）。与经肛手术相比，TEM 手术标本破碎风险降低（OR 0.096，95％CI：0.044～0.209，$p<0.001$）、病变复发风险降低（OR 0.248，95％CI：0.154～0.401，$p<0.001$）。尽管外科医生的经验、病理和随访存在显著异质性，但以上数据仍清楚地表明，与传统经肛切除术（TAE）相比，TEM 和 TEO 平台提供了稳定的手术视野、稳定的操作支点，促进了操作精确度的提高，因而产生了更好的肿瘤学结果。

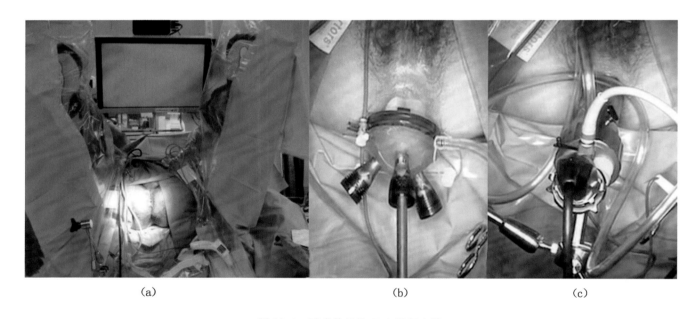

(a)　　　　　　　　　　(b)　　　　　　　　　　(c)

图 22.1　手术体位和 TES 设备安装

（a）患者最常位于高截石位；（b）使用铰接臂将 TEO 平台插入并固定到手术台上；（c）TEO 平台由单个术者操作，或者插入另一个 TAMIS平台，这时需要一名扶镜手

（二）TAMIS

直到最近，TES 的使用仍局限于少数大型结直肠专科和治疗中心。几十年来，TEM 和 TEO 未能得到广泛采用的原因主要是平台成本过高、训练基地不足及与掌握该项技术学习曲线较长等。在 2009 年，在单孔腹腔镜治疗的高峰时期，开始应用一次性单孔腹腔镜操作平台置入肛门，替代经肛门内镜平台，这类手术被命名为经肛门微创手术（transanal minimally invasive surgery，TAMIS）。TAMIS 迅速扩大了 TES 在各种适应证中的应用，同时，其疗效

并不劣于 TEM 或 TEO 平台手术。由于 TAMIS 操作平台不与手术台固定，因此手术需要术者与一名助手两人共同进行，助手的主要任务是扶镜。TAMIS 可以使用标准的腹腔镜设备通过各种单孔平台进行操作，相对于刚性平台和专用 TEM/TEO 设备，其投入成本更低、每个病例的使用成本也要低得多。目前，存在多种市售单孔装置可以用于 TAMIS 手术，如在美国，包括 SILS 端口（Medtronic，Mansfield，MA，USA）、GelPOINT Path 经肛治疗平台（Applied Medical，Rancho Santa Margarita，CA，USA，Fig. 22.1c）。Triport（Olympus，Center Valley，PA）和 SSL（single-site laparoscopic access system，Ethicon Endo-Surgery，Cincinnati，OH，USA），其结果大多在美国以外的地区小规模报道。可弯曲腹腔镜，如 Endoeye Flex（Olympus）和标准结肠镜也用于 TAMIS 平台手术，以便在经肛手术中达到更高的位置并克服仪器间的相互碰撞。然而，使用自动缝合装置、带倒刺缝合线、用于维持稳定的气压和清晰的手术区域的专用高流量送气和排烟系统增加了 TAMIS 的单例费用。高流量 CO_2 吹入装置如 UHI-4（腹内充气装置，Olympus）和 Airseal 送气系统（SurgiQuestInc，Milford，CT，USA）已与 TES 平台结合使用。Airseal 送气系统可以提供连续流动回路，在排出二氧化碳和烟雾的同时，通过快速再循环过滤二氧化碳，从而始终保持直肠内气压稳定。Airseal 送气系统让人想起 TEM 自动压力控制的 CO_2 送气系统，但它需要使用通过经肛平台插入的一次性专用插管。最后，TAMIS 也被报道与机器人平台结合进行手术，由于利用了机器人平台的放大 3D 光学镜头和机器人旋腕的优势，令操作具备更大的灵活性。

虽然使用传统的 TAMIS 腹腔镜设备可以实现更多功能并能节省成本，但它也具有局限性。笔直的镜头和操作器械进入肛门后，操作空间和可操作性仍然有限，为克服仪器之间的碰撞便令此类的 TAMIS 手术学习曲线很长。此外，这样的 TAMIS 平台由于操作支点距离肛门很近，这令近端直肠特别是直肠瓣近端切除很困难，这时，TAMIS 平台就不如支点距离肛门更远的 TEM 或 TEO 平台。相较而言，距离肛门相对较远的刚性平台更容易维持直肠腔的通畅，有利于经肛门修复创面，特别是破入腹腔后 CO_2 泄漏入腹腔的情况。这一点在 TEM 和 TEO 相关较大队列研究中得到印证，其一，TEM 和 TEO 平台手术中转为腹腔镜或剖腹手术概率相对较低，范围为 0～41.6%，平均为 10%；其二，TAMIS 操作过程中破入腹腔后中转通过腹腔镜闭合直肠创面的概率更高，为 0～86%，这反映了 TAMIS 平台下直肠内进行缝合等操作更困难。

（三）经肛 TME/TaTME

近年来，直肠癌疗效的提高可归因于 TME 技术的标准化和选择性应用化疗和放疗。直肠癌局部复发率从使用传统手术的 45% 降至采用 TME 后的 <10%，采用阴性环周切缘和远切缘操作流程并与放射治疗相结合后，复发率则将 <6%。包括腹腔镜和机器人技术在内的微创技术的引入并未改善开放式 TME 的负面影响，不论是否保留肛门括约肌，相较于传统开放手术后生活质量和并发症发病率并未见显著改善。在如 COLOR Ⅱ、ACOSOG 和 COREAN 等目前最大的随机对照试验中，在比较开放与腹腔镜 TME 时，伤口感染率范围为 5%～6.5%，吻合口瘘发生率为 1.2%～10%，并无统计学差异。各组之间，除 ACOSOG Z6051 和 AlaCart 试验外，所有上述试验均只是证实了腹腔镜 TME 的肿瘤学等效性或非劣效性。尽管在骨盆解剖期间腹腔镜手术组对骨盆神经观察得到改善，但新辅助放疗却增加了 30%～40% 的性功能、排尿功能和排便功能障碍，这些问题并未因使用腹腔镜或机器人手术而得到降低。然而，腹腔镜 TME 在技术上具有更大的难度，学习曲线更长。特别是在体重指数（BMI）高和骨盆狭窄的男性患者中，腹腔镜 TME 在解剖至直肠系膜最远处时极具技术挑战性。在 TME 手术中，腹腔镜中转开腹率从早期的 30% 逐渐下降到 COLOR Ⅱ 和 ACOSOG Z6051 试验的 16% 和 11%，但目前腹腔镜 TME 的总体采用率仍然保持在 30% 或更少。

近来，越来越多的 TME 采用机器人进行手术，这反映了达芬奇机器人系统（Da Vinci™，Intuitive Surgical，Sunnyvale，CA，USA）提供的卓越的 3D 视觉和增强人体工程学灵活性，这可能有助于克服深部骨盆剥离的困难、缩短学习曲线。尽管在几个大型病例队列研究中有人提出机器人手术可能会降低 TME 中转开腹率，但最近的一项前瞻性随机对照 ROLARR 试验，通过对比机器人辅助与腹腔镜 TME，尚无任何统计学证据表明腹腔镜和机器人

TME 在中转开腹率或其他围手术期结果之间存在显著差异。

鉴于实现保留括约肌的 TME 同时实现完整的直肠系膜标本及阴性切缘的持续性技术挑战，经肛门自然腔道内镜手术（natural orifice transluminal endoscopic surgery，NOTES）结肠直肠手术的概念迅速从实验室演变为临床应用。经肛 TME（transanal TME，TaTME）旨在克服一系列限制，经肛内镜途径进入直肠、直肠系膜，通过一系列复杂程序完成 TME。自从 2009 年第一例使用 TEO 平台在腹腔镜辅助下经肛门 TME 治疗患有 T_2N_1 中段直肠癌的女性患者以来，一些小型试验研究在随后证明了这种方法的安全性和可行性。这些试验性研究很快又发展到了从 16～140 名患者的中型队列研究，这些试验性研究应用 TaTME 方式针对对直肠良性和恶性肿瘤、结合 LAR 或 APR，使用多种经肛门平台和类型的经腹辅助（开放式、多孔、单孔和手助腹腔镜检查及机器人）方式，该系列报告显示，TME 样本完整率和近乎完整为 98%，环周切缘阳性率为 0～13%，与传统的开放和腹腔镜 TME 结果相当，同时具有极低中转开腹率的优势。

虽然 TaTME 的经验仍然是初步的、没有长期的肿瘤学或功能学研究结果，也没有随机试验，但这些初步结果强有力地支持 TaTME 作为可切除的中低位直肠癌外科治疗极具吸引力的替代和潜在的新标准。

二、TES（TEM 和 TEO）的适应证、禁忌证和患者选择

肛门内镜微创手术（TEM）最初用于标准息肉切除术或常规经肛门切除术（TAE）无法切除的大腺瘤。从此，经肛内镜手术（TES）成为标准低位前切除术（LAR）和经腹会阴联合切除术（APR）具有吸引力的替代方案，其临床数据支持其具备安全性、显著降低术后疼痛、缩短恢复时间。最重要的是，TES 为良性病变提供了更合适的选择，否则将通过 LAR 或 APR 进行过度治疗。使用 TES 进行局部切除的适应证已扩大到包括大腺瘤、未能完整切除的伴有高度不典型增生的腺瘤、小的低风险类

癌、其他良性直肠病变，以及经仔细筛选的 T_1 直肠肿瘤甚至分期更高的直肠肿瘤的治疗。

（一）直肠腺瘤

TES 和 TAE、EMR 对比

在迄今发表的纳入病例最多的 TES（TEM 和 TEO）回顾性队列研究中，纳入的病例为 91～353 例，结果表明使用黏膜下区段或全层切除术切除 ≤3 cm 直肠腺瘤，可获得良好的长期局部控制。局部复发率（local recurrence rates，LR）为 4%～10%，死亡率低于 1%，发病率为 3%～8%。关于局部控制，与 TAE 一样，几个大型 TEM 队列研究已经表明，TEM 预后的最强预测因素是切缘。几个 TEM 和 TAE 对比研究已经证明了 TEM 的局部控制能力，这可能与直肠 CO_2 给气、高清放大腹腔镜及通过经肛门内镜平台切除更精确有关。Clancy 等最近在 TAE 和 TEM/TEO 队列研究（$N=927$）的 Meta 分析中证实，TEM 在治疗良恶性直肠肿瘤时和 TAE 相比，TEM 组具有较高的切缘阴性率（OR 5.281，95% CI：3.201～8.712，$p<0.001$）、较低的标本破碎风险（OR 0.096，95% CI：0.044～0.209，$p<0.001$）和较低的复发率（OR 0.248，95% CI：0.154～0.401，$p<0.001$）。

TES 不是进行内镜下黏膜切除术（EMR）或内镜黏膜下剥离术（ESD）的治疗中心的常规重要辅助手段。相对于传统经肛息肉切除术和 EMR，TES 与较低的早期腺瘤复发率相关。此外，包括扁平的、大的、脱垂的腺瘤性病变、特别是在广泛的黏膜瘢痕形成的情况下，TES 有利于复杂腺瘤的整块切除。通过 TEM 或 EMR 对 292 例接受大于 2 cm 的腺瘤切除的患者进行回顾性分析，单次 EMR 后未完全切除的发生率较高，这导致 EMR 组早期复发的发生率高于 TEM 组（31.0% 对 10.2%），$p<0.001$。值得注意的是，如果在初次 EMR 术后 6 个月内，再次行 EMR 手术进行补救，那么，EMR 的长期疗效与 TEM 相当。

（二）复杂腺瘤

传统上，由于切缘阳性和复发概率较高，被称为巨大腺瘤的大于 3 cm 的腺瘤被认为是 TES 的相对禁忌证。TES 的其他相对禁忌证包括环周状腺瘤和接近完全环周的腺瘤，除了 R_1 切除风险增加外，这类腺瘤潜在恶性肿瘤的风险也增高，近端直肠壁的

缺损难以全层闭合，所以中转开腹或腹腔镜手术概率很高，特别是渡过学习曲线的早期阶段。几个具有丰富 TEM 经验的专科研究小组报告了他们对大于 5 cm 的直肠肿瘤进行 TEM 检查的结果。Allaix 等回顾性分析了 233 例中位直径为 5 cm（1～12 cm）的腺瘤，应用 TEM 行包括腺瘤在内的全层切除，报告的中位随访时间为 110 个月，切缘阳性率为 11.1%，整体复发率为 5.6%。但是，这组患者中，病灶 <5 cm 时，切缘阳性率为 8.9%，而 ≥5 cm 的病灶切缘阳性率为 20.9%（$p=0.047$）。总体而言，研究结果支持使用 TES 切除大直肠腺瘤，作为一种替代性微创治疗，可以避免直肠切除术；但是，大直肠病变切除后直肠壁全层缺损在技术上难以达到满意的缝合，这增加了潜在癌播散的机会和复发风险，同时，这样的病例进行 TES 切除是以更高的中转开腹或腹腔镜手术作为代价的。

迄今为止，已发表的关于 TAMIS 直肠腺瘤手术经验的文章仍然有限，但该技术近年发展迅速。在 2010—2015 年期间发表的 15 篇 TAMIS 队列研究中，共有 350 例病例，其中 163 例为腺瘤（表 22.1）。良性和恶性病变的整体 R_1 切除率范围为 0～17%，但在其中病例最多的一项 TAMIS 研究中低于 10%，这与 TEM/TEO 相似，范围为 0～25%。在 TAMIS 队列研究中值得注意的事实是，对于较大的直肠病灶（>3 cm）切除的相关数据很少或者可以说没有，并且上段直肠病灶切除的数据有限。TA-MIS 对全层切除较大和较高的上段直肠病变的经验很少，可能反映了较短的一次性经肛门平台本身的局限性，无法安全地到达、暴露并切除位于直肠褶皱内的病变，并且在破入腹腔后因 CO_2 气体严重丧失故无法保持直肠的扩张，这导致操作无法继续而被迫中转开腹或腹腔镜手术。

（三）T_1 直肠癌

单独使用 TES 治疗直肠癌仍然存在争议。虽然早期的 TEM 队列研究显示，对于未经选择的 T_1 直肠癌局部复发率（范围为 0～26%）高的令人无法接受，而经根治性切除术治疗的 T_1 直肠癌的局部复发率仅 ≤6%，然而目前更多的队列研究已经证实，经严格挑选的组织病理学具有低风险特征的 T_1 直肠癌选择进行 TES 手术是具备潜力的。局部切除 T_1 直肠癌后局部复发的风险与相关淋巴结转移的风险直接相关，任何局部切除技术都无法解决这一问题。虽然直肠癌的标准术前分期、CEA、增强 CT 扫描和盆腔 MRI 和/或直肠内超声（ERUS）可以排除 T_2 和更晚期的肿瘤患者，但挑战在于，如何选择淋巴结转移风险最低、单独使用 R_0 局部切除术即可以治愈的 T_1 肿瘤。

与局部切除 T_1 直肠肿瘤后局部复发风险增加相关的组织病理学因素包括黏膜下层受累深度、分化程度差、淋巴血管侵犯（lymphovascular invasion，LVI）、切缘阳性（R_1 切除）、肿瘤大小，以及肿瘤出芽的存在。局部切除 T_1 直肠癌后局部复发的最重要的独立预测因素之一是黏膜下侵犯的程度。在 Kikuchi 等的 182 例腺癌患者的纵行队列研究中，TEM 切除 T_1 肿瘤术后局部复发率确定肿瘤侵入黏膜下层的深度可以预测预后。黏膜下侵犯进一步分为 sm1、sm2 和 sm3，分别代表侵入黏膜下上、中及下三分之一深度。同时，较深的浸润深度与 LVI 和淋巴结转移风险增加相关。Kikuchi 和 Nascimbeni 从接受根治性切除的较大 T_1 结直肠癌中，作为独立风险，肿瘤浸润深度 sm1、sm2 和 sm3 依次与 0～3%、8%～10% 和 23%～25% 的淋巴结转移风险相关。因此，单独局部切除 sm3 和高风险 sm2 病变与淋巴结转移和局部复发的风险较高有关。

与局部复发和转移相关的另一个不良预后因素，也是结直肠癌的总体生存和无病生存率显著差异的因素，就是肿瘤出芽的存在。肿瘤出芽是指在侵袭性肿瘤边缘存在单个恶性细胞或一小群肿瘤细胞（常少于 5 个细胞）。Ueno 等人证明在 T_1 结直肠癌中，高级别肿瘤、LVI 和肿瘤出芽均与淋巴结转移独立相关。不具备这三个特征的患者淋巴结转移率低（1%，1/138）；在存在上述三个危险因素之中一个危险因素的情况下，淋巴结转移率增加至 21%（12/58）；当存在两个或三个因素时，淋巴结转移率为 36%（20/55），表明局部切除 TEM 阴性切除边缘足以治疗早期 T_1 结直肠癌。

根据美国国家综合癌症网络（NCCN）指南，经肛门切除直肠癌的适应证是没有淋巴血管或神经周围侵犯的影像学证据、小于 3 cm 的 T_1 肿瘤。预后不良的组织病理学特征包括肿瘤直径 >3 cm、LVI、切缘阳性或肿瘤浸润深度为 sm3（表 22.2）。

表 22.1 发表的 TAMIS 研究

文献	性别 （男，女）	病例数	BMI	手术时间 （min）	手术平台	术中中转	术后肿瘤分期 （例数）	阳性切缘	肿瘤与肛缘 的距离（cm）	复发率 （%）
Atallah	6,0	6	-	86	SILS	0	腺瘤(3) pT_{is}(1) pT_1(1) 良性肿瘤(1)	17	—	0
Van denBoezen	5,7	12	28	55	SILS	2	腺瘤(9) pT_1(1) pT_2(2)	0	7(3~20)	8.3(2改行TAE)
Barendse	7,8	15	-	57	SSL	2(TEM)	腺瘤(7) pT_1(1) pT_1(1) pT_2(3) 良性肿瘤(1) 纤维变性(1)	13	6±4.5	7.7
Lim	12,4	16	24	86	SILS	0	pT_1(3) $pT_{2~3}$(8) 粘液囊肿(1) 良性肿瘤(4)	0	7.5	0
Ragupathi	10,10	20	28.2	79.8	SILS	0	腺瘤(14) 未明确的恶性肿瘤(6)	5	10.6	5
Albert	33,17	50	27.4	74.9	SILS/Gelpoint	0	腺瘤(25) 增生(2)	6	8.2(3~14)	6
Seva-Periera	4,1	5	-	52	SSL	1	pT_{is}(2) pT_2(1) 纤维化(1)	0	4	25 （1改行低位前切除术）

续表

文献	性别 （男，女）	病例数	BMI	手术时间 （min）	手术平台	术中中转	术后肿瘤分期 （例数）	阳性切缘	肿瘤与肛缘 的距离（cm）	复发率 （%）
Bridoux	8，6	14	25	60	Endorec	0	腺瘤（10） pT_1（3） pT_2（1）	7.1	10（5～17）	21
Lee	17，8	25	22.7	45	SILS	0	腺瘤（6） pT_1（9） 良性肿瘤（9） 胃肠道间质瘤（1）	0	9（6～17）	0
Schiphorst	18，19	37	-	64	SILS	1	腺瘤（23） pT_{is}（7） pT_{is}（7） pT_1（4） $pT_{2～3}$（2）	16	7 （距齿状线）	8 （1 改行低位前切除术）
McLemore	18，14	32	28	132	Gelpoint/SILS	0	腺瘤（10） pT_{is}（1） pT_2（4） pT_1（6） pT_2（1） 良性肿瘤（2） 纤维化（9）	3	4＋/－3	25
Gorgun	10，2	12	28.8	79	Gelpoint	0	腺瘤（10） 良性肿瘤（1）	0	8（5～12）	25

续表

文献	性别 （男，女）	病例数	BMI	手术时间 （min）	手术平台	术中中转	术后肿瘤分期 （例数）	阳性切缘	肿瘤与肛缘 的距离（cm）	复发率 （%）
Hompes	8,8	16	26	108	Transanal glove port，Davinci robot	1	腺瘤(6) pT₁(2) pT₂(1) pT₃(1) 纤维化(5)	13	8(3～10)	13 (1 改行 Hartman's 术)
Hahnloser	51,24	75	-	77	SILS	0	腺瘤(35) pT_is(11) pT₁(13) pT₂(9) pT₃(1) 良性肿瘤(1) 错构瘤(1)	4	6.4±3	19
Mendes	5,6	11	-	53.73	SSL①	0	腺瘤(4) 良性肿瘤(3) pT₁(2) 黑色素瘤(1) 纤维化(1)	0	5.3(3～9)	9
Maglio	6,9	15	28	86	Gelpoint	0	腺瘤(5) pT₀(10)②	0	7	0

① SSL 单孔腹腔镜（SSL™）系统，爱惜康 Endo-Surgery，辛辛那提，俄亥俄州，美国，分钟（min）

② 患者在新辅助化放疗后完全消退

表 22.2　NCCN 经肛切除指南

条件	累及肠周＜30％
	大小＜3 cm
	切缘清晰（＞3 mm）
	活动度好，非固定
	距离肛缘 8 cm 以内
	T_1 肿瘤
	内镜息肉切除后确定为癌或病理结果无法确定
	没有淋巴血管侵犯（LVI）或周围神经侵犯（PNI）[①]
	高分化至中分化
	治疗前影像学检查无淋巴结转移表现

[①] PNI，perineural invasion，周围神经侵犯

如前所述，在过去的研究中，由于未经筛选的 T_1 直肠癌局部切除（如 TAE 或 TEM、黏膜下切除或全层切除）研究队列存在明显的异质性：如术前肿瘤分期、切除的完整性（R_0 或 R_1、整块或碎片）、是否采取新辅助治疗或辅助治疗、肿瘤大小及是否曾对隐匿性淋巴结转移风险进行详细的组织病理学分析，这些异质性造成了过去报道的局部复发率在 0～26％，术后并发症的发生率也存在较大差异。而近年来的一系列研究对病变的组织病理学经过仔细的术前分期，并对复发风险进行分层，结果是 TES 术后的局部复发率在 0～10％，这些研究可以证明，TES 与根治性直肠切除术的肿瘤学结果是一致的。

（四）T_2 和更高级的直肠癌

在先前的研究中已经确定单独使用 TEM 和 TEO 治愈性治疗 T_2 直肠癌或更具侵袭性的直肠癌导致局部复发率过高。在早期 TEM 队列研究中，未接受新辅助治疗的 T_2 肿瘤的局部复发率报告范围为 20％～36％，且与术后淋巴结转移高度相关。在 Mellgren 等的系统分析中报告，对 T_1 和 T_2 直肠肿瘤的根治性切除与 TME 切除对比，T_2 肿瘤的 5 年局部复发率为 47％，而根治性切除后为 6％（$p=0.001$）。虽然 T_1 肿瘤的局部切除术和根治性手术组的总体 5 年生存率没有统计学差异（72％：80％，$p=0.5$），但 T_2 肿瘤患者的统计学差异是很显著的（65％：81％，$p=0.03$）。

尽管局部侵袭性直肠癌的标准治疗方式仍然是 TME 根治性切除，但越来越多的证据表明临床分期为 T_2 和 T_3 的直肠肿瘤首先选择新辅助放化疗，得到降期（downstaged）后，可以通过局部切除治愈，这方面的报道近年有增加的趋势。一些小型回顾性队列研究中，局部浸润性直肠肿瘤患者仅接受化疗和放疗，这是因为这些患者要么是拒绝根治性手术，要么是一般状况不允许进行手术治疗。此方面更长期的肿瘤学结论正在观察中。一项小型随机试验比较了 T_2 直肠癌患者一组术前新辅助放化疗后接受 TEM 和一组腹腔镜 TME 术后放化疗，发现两组总体生存率无差异（CRT 后 TEM 为 72％，腹腔镜 TME 后 CRT 为 80％，$p=0.609$）。两组的局部复发率也相似（TEM 为 12％，TME 为 10％，$p=0.686$）。随着术前分期的改善和更强的放化疗方案，目前仅通过局部切除或仅通过观察，总体完全病理缓解率已大于 20％。最近一项多中心前瞻性 ACOSOG Z6041 II 期试验报告了位于直肠远端 8 cm 内的 72 例 T_2N_0 肿瘤的 3 年肿瘤学结果，先用卡培他滨、奥沙利铂和 54 Gy 治疗，然后用 TAE 或 TES 局部切除，3 年 DFS 分别为 88.2％ 和 86.9％，总体而言，66％ 的患者可以实现保留直肠及保肛，作者的结论是，如果不进行 TME 手术，那么先进行新辅助治疗，随后进行局部切除的治疗方案是临床分期 T_2N_0 病变患者的最好选择。

最近，器官保留策略的倡导者对直肠肿瘤的非手术治疗结果进行了研究，这些结果已经证实在新辅助治疗后完全消退。Habr-Gama 团队拥有迄今为止最大病例数的临床数据，采用"等待－观察"方法进行局部进展期直肠癌治疗。他们的研究结果显示，70 例患者治疗前的分期是 $T_{2\sim4}$，$N_{0\sim2}$ 肿瘤，采用强化放化疗方案治疗后，根据影像学检查、内镜检查和直肠指检（digital rectal examination，DRE）的重新评估，显示有 68％ 的完全临床缓解率，10～12 周后仍确认无肿瘤残留或其他黏膜不规则。随后观察了这 47 名患者，并且在随访 3 年时观察到：整个队列中 51％ 的患者为持续完全临床缓解。另 49％ 出现复发的患者通过 TEM 局部切除或根治性手术挽救。这些数据说明，尽管单独采用放化疗对直肠癌进行非手术治疗仅局限于部分患者，但新辅助化放疗的进展已可以使 50％ 的 T_2 直肠肿瘤患者免于根治性手术。几个欧洲队列研究证实了 Habr-Gama 团队的研究结果，并证明了如果采用更强的 CRT 方案，

完全临床缓解率较以往数据再增加 20%～30%，当然，这样的疗法是以增加放化疗毒性为代价的，可能对于早期直肠癌治疗显得过度，也可能令一部分延迟复发的患者失去手术机会。

（五）其他适应证

TES 还被证明可有效治疗多种其他直肠肿瘤和良性疾病。特别是在内镜下未完整切除时，使用 TES 进行局部切除已在低风险直肠类癌的治疗中得到很好的效果。在没有淋巴结转移和组织病理学危险因素（包括直径≤10 mm 且无淋巴血管侵犯）和术前通过 ERUS 和 CT 扫描证实后，直肠类癌可通过 TES 局部切除。TES 可能比 EMR、ESD 和 TAE 更适合用于直肠癌的最终治疗，因为它能够进行较好的直肠壁全层切除。

一项研究将 TEM 治疗直肠类癌的病例分为两组，其中一组初始采用 TEM（24 例）、另一组作为内镜未完整切除的补救治疗（27 例），病变大小为 7.5～10.1 mm，距肛缘 9 cm 以内，随访 30～70.6 个月。研究显示 R$_0$ 切除率为 100%，OS 和 DFS 为 100%。

TES 也被少量报道用于胃肠道间质瘤和骶前尾管囊肿和直肠复制畸形等良性肿瘤，这种微创术式可以避免经骶后切除术（transcoccygeal resection 或 Kraske 手术）或直肠切除术。最近还有一些个案报告和小型队列研究报道了成功使用 TES 治疗传统术式未能治愈的复杂良性疾病，如复发性直肠尿道瘘、直肠膀胱瘘、直肠阴道瘘。另外，经肛门内镜辅助手术也可用于肛门狭窄的修复成形和结直肠吻合口并发症如吻合口瘘和吻合口脓肿的处理。TES 也可用于不适合行分流术、支架置入术、手术切除、冷冻疗法、栓塞或姑息性放射等治疗的晚期直肠癌出血患者的姑息治疗。

（六）经肛内镜手术的禁忌证

以前，经肛内镜手术（TES）的相对禁忌证包括位于距肛缘 8～10 cm 以上的直肠病变，尤其是直肠前壁病变，因为全层切除术导致进入腹膜的概率很高。以前认为全层 TEM 切除术中进入腹膜是一种并发症，为降低穿孔后腹腔感染的风险需要立即中转剖腹手术，并进行低位前切除或造瘘手术。然而，来自经验丰富的治疗中心的最新报道已经证实经肛门缝闭直肠全层缺损没有增加复发率或不良的肿瘤

学结果，是安全可行的。根据这一经验，一般建议 12～20 cm 硬性直肠镜范围内的病变应用 TEM，否则采用 TES 行局部全层切除。

在另一种情况下，由于 TAMIS 设备需放置在直肠远端，当直肠息肉远端距肛缘 4 cm 以内时，TA-MIS 无法顺利完成此类息肉的切除。对于部分或完全位于肛肠管远端 4 cm 内的病变，TEM 和 TEO 平台较 TAMIS 的优势是可以最大限度地向肛缘抽回，以允许暴露更远端的直肠。所以如想通过 TAMIS 切除此类肿瘤，则必须与标准 TAE 方法结合。

关于直肠肿瘤大小，如在处理肿瘤几乎阻塞直肠、环周或接近环周的肿瘤时，是否不适合行 TES 手术，应考虑的是 R$_0$ 切除后应能实现单纯经肛门缝合直肠缺损，而不会无法完全缝合缺损或导致术后直肠狭窄。

再从患者安全方面考虑，包括高危的手术患者，只要能够承受全身麻醉，大多数患者可以安全地进行 TES。最近的一项队列研究报道，TES 也在病态肥胖（BMI 范围为 35～66）的患者中安全地进行，而并不会有不良事件的增加。

（七）TaTME：适应证、禁忌证和患者选择

虽然目前的共识是经肛门全直肠系膜切除术的 LAR 是保留括约肌的最佳选择，对于任何良恶性病变，任何类型的直肠切除术，包括完全直肠切除术（completion proctectomy）、全结直肠切除术（total proctocolectomy）、腹会阴联合切除术（abdominal perineal resection，APR）、肛提肌外腹会阴联合切除术（extralevator abdomi-noperineal excision，ELA-PE）、拉出式直肠切除术（restorative proctocolecto-my，RPC）或是采用回肠 J 形袋重建（ileal pouch-to-anal anastomosis，IPAA）的拉出式结直肠切除术（RPC），都可以使用 TaTME 进行手术。目前，通过已发表的 TaTME 方面的研究，基于手术步骤、围手术期和术后短期肿瘤学数据，在充分考虑了病理学和解剖学因素后，对 TaTME 的具体适应证和禁忌证进行了规定。

1. 良性病变

首选经肛内镜途径完成直肠手术的情况包括溃疡性结肠炎（UC）和克罗恩病（CD）在内的良性疾病、难愈的吻合口并发症、难治性大便失禁、放射性直肠炎或直肠残端炎，以及难以切除的宽基底直

肠远端息肉等良性适应证。当直肠较短且大部分位于腹膜外时，肛门内镜直肠切除术可以单纯在内镜下完成，当然也可以采取杂交途径如联合腹腔镜或机器人辅助。远侧的经肛门直肠切除术可以沿括约肌平面进行，然后围绕直肠壁分离，到达直肠系膜后，再沿着 TME 平面进行分离。在拉出式直肠切除术中，经肛门直肠或结直肠切除术可以进行手工缝合完成直肠储袋的重建和吻合，而不必应用吻合器。共有 4 个已发表的病例研究报道了 35 例接受单纯经肛门内镜或腔镜/机器人辅助的直肠切除术的结果，无死亡病例，也没有需要中转开腹手术的病例。累积并发症发病率为 40%（14/35），包括会阴伤口愈合延迟、裂开，以及需要再次手术处理的会阴部肠瘘、嵌顿性造口旁疝、尿路感染和出血。此外，最近有 3 个小组报告了他们在经肛门内镜下直肠切除术和 IPAA 方面的经验，总共 48 名患者，均在难治性 UC 的 2 期或 3 期拉出式直肠切除术（RPC）时进行。经腹手术组：使用单孔或多孔腹腔镜进行直肠切除术或结直肠切除术。经肛门手术组：①直肠切除后 2 例术前确诊为直肠发育不良的患者在进行直肠黏膜切除后进行了手工吻合；②46 例患者未进行直肠黏膜切除的患者应用吻合器进行储袋肛门吻合（pouch-to-anal anastomosis，PAA）。3 例中转开腹手术，总的并发症发病率为 29%，包括吻合口瘘、出血、需要引流的血肿和术后肺炎等。这些初步报告已经证明了主要经肛门内镜手术在 UC 中远端直肠切断和游离步骤中的可行性和安全性，但缺乏储袋功能的短期或长期数据。

2. 直肠癌

2009 年首次报道了采用 TEO 平台对 T_2N_1 中段直肠腺癌女性患者进行了腹腔镜辅助的经肛门 TaTME 手术，随后又发表了一些小型临床试验性研究和队列研究，基于这些研究的直肠癌 TME 标本、淋巴结收获数目和外科切缘情况等数据分析证实了该方法的可行性，并得到了初步肿瘤学安全性结论。这些早期经验支持了随后在世界范围内迅速采用这种技术，越来越多的中型队列研究发表了此方法的初步结果。TaTME 得到广泛采用，其背后的主要推动因素是经肛门内镜手术为我们提供了以下优势，包括：①通过经肛门途径提高了直肠远切缘选择准确性，并且可以免去经腹腔应用切割闭合器；②有利于远端直肠和直肠系膜剥离面的暴露，特别是在男

性狭窄骨盆情况下，最远端直肠的经腹暴露常较困难，该方式有利于 TME 的成功；③某些情况下，无须腹部切口便可完成完全经肛门手术。

目前 TaTME 与腹腔镜或机器人 TME 的适应证和禁忌证一致，基于标准的肿瘤分期，TaTME 可切除具有高风险组织学特征的 T_1、T_2 和 T_3 期肿瘤。早期美国伦理审查委员会（Institution Review Board，IRB）批准的 TaTME 适应证除外淋巴结等其他部位转移的情况；如果采用 TaTME 实施根治性治疗，其适应证可以扩大至淋巴结阳性及转移性患者。当前 TaTME 适用于特定肿瘤及适合经肛操作的患者，没有明确规定 BMI 上限，TaTME 已成为患有可切除直肠肿瘤的病态肥胖男性患者的首选方法。位于齿状线或齿状线以下的低位直肠肿瘤，在不侵犯肛门外括约肌的情况下，可行直肠黏膜切除和括约肌部分或全部切除，以达到远端切缘阴性，然后手工缝合；位于肛缘上方 >5 cm、肛管直肠环上方至少 1 cm 的直肠中段肿瘤，可紧靠肿瘤下方荷包缝合，然后将全层直肠横断，术中保留肛门括约肌，最后用吻合器吻合；对距肛缘 ≥10 cm 的直肠上段肿瘤，与腹腔镜或机器人手术相比，TaTME 是否更有利并不确定（肥胖男性除外）。为了保留直肠功能，通常在直肠肛管环以上进行经肛直肠横断，然后行经肛部分直肠系膜切除（transanal tumor specific mesorectal excision，TSME）并行结直肠吻合术。

除非术前进行新辅助治疗、MRI 证明肿瘤得到降期，否则 T_4 期肿瘤是 TaTME 的禁忌证，因为肿瘤可能累及环周切缘。TaTME 的禁忌证是肿瘤近乎或完全阻塞直肠。前列腺或其他复杂的盆腔切除手术史、妇科或泌尿系恶性肿瘤的盆腔放疗及直肠癌复发是其相对禁忌证。对于缺乏经验的术者，不容易从会阴方向确定正确的解剖平面，并容易损伤膀胱和尿道等。

到目前为止，根据已发表的 TaTME 操作经验，世界各地 TaTME 的手术入路和设备是不同的，然而在经肛、经腹、经肛经腹联合及经肛取标本过程中，都要遵循 IMA 和 IMV 高位结扎术、沿骶前筋膜和直肠系膜平面锐性分离、保留自主神经和直肠系膜完整性等 TME 的基本原则。TaTME 手术的不同包括设备不同（1 组与 2 组同时或相继入路）、手术入路不同（混合入路与单一 TaTME 入路）、腹部

入路类型不同（开放、多孔、手辅助、单孔腹腔镜或机器人手术）、经肛平台不同（硬性可重复使用或一次性使用）和结肠肛管重建术式不同（端端、端侧，采用手工或吻合器吻合、结肠肛管 J 形贮袋或回肠储袋肛管吻合）。

在每组至少包括 15 例患者的 13 个（每组 16～140 例）TaTME 队列研究中，有 574 例直肠癌患者接受了 TaTME 治疗，其中 6% 采用 APR，94% 采用 LAR。大多数患者术前肿瘤分期为 $T_{1～3}N_{0～1}$，距肛缘平均 4～7.6 cm，BMI 平均为 22～28 之间，均为可切除的无梗阻肿瘤。大多数术者仅使用 TaTME 切除中低位直肠肿瘤，对于上段直肠肿瘤优先使用腹腔镜或机器人辅助手术。

在这项研究中，直肠系膜完整切除的占 89%，接近完全切除的占 9%，不完全切除的占 2%，CRM 阳性率为 0～13%（表 22.3），淋巴结清扫 10～23 个，中转开腹率＜5%（N＝16～140）。这些肿瘤学结果（表 22.4）表明，TaTME 与开腹和腹腔镜辅助 TME 的历史结果相似，且中转开腹率极低。术中并发症发生率为 7%，多发生在学习曲线的早期，中转开腹率为 3%。有人指出，腹腔镜辅助 TaTME（即 2 种方法联合），有助于确定关键解剖结构和避免副损伤，并能减少手术时间。在接受腹腔镜辅助 TaTME 治疗的 20 名患者中，Chen 等人报告说，在 8/12 例患者中，与单一入路相比，联合入路明显缩短了手术时间（分别为 157.5 min 和 226 min）。值得注意的是，在 2013 年 Leroy 和 Zhang 首次描述了 2 例完全 TaTME 直肠前切除之后，共 23 名患者在内的 3 个队列研究描述了完全 TaTME 治疗直肠癌，但这种操作有较高的中转开腹率。在 13 个最大的 TaTME 队列研究中，平均住院日（length of hospital stay，LOS）为 8.1 d（4.5～14 d），30 d 并发症发生率为 30%～40%。在对患者进行 5～32 个月的随访中，发现 13 个研究中有 8 例出现术后局部和远端复发。

国际上仍未见关于 TaTME 与腹腔镜 TME 对比的 II、III 期临床对照试验。然而，5 项回顾性研究比较了 TaTME 与腹腔镜 TME 的病例配对结果。Fernandez Hevia 等人分别对 37 例腹腔镜 TME 和 TaTME 进行病例配对比较，在直肠系膜标本质量、淋巴结清扫、切缘、术中并发症等方面均无显著性差异。值得注意的是，与腹腔镜 TME 相比，2 组入路 TaTME 的平均手术时间明显缩短（分别为 215 min 和 252 min）、再住院率（2%：6%）显著降低，术后 30 d 并发症发生率也相当。Velthuis 等人回顾性比较了 25 例腹腔镜辅助 TaTME 和 25 例腹腔镜 TME，发现 TaTME 有较高的完全直肠系膜切除率（92%：72%）。De'Angelis、Perdawood 和 Chen 的回顾性研究比较了腹腔镜辅助 TaTME 和腹腔镜 TME，发现腹腔镜辅助 TaTME 的手术时间和住院时间更短，但术中、术后并发症和肿瘤预后无明显差异。

总体而言，作为一种可切除直肠癌的替代根治性手术方法，TaTME 已被证明是安全有效的，尤其适用于低中位直肠肿瘤和肥胖男性患者。关于 TaTME 的研究，包括直肠系膜切除质量等初步肿瘤数据显示，TaTME 获得完整直肠系膜标本比率较高，这一比率可能会高于腹腔镜 TME 或者与腹腔镜 TME 差不多。目前，比较标准腹腔镜 TME 和 TaTME 的研究有法国 GRECCAR II 和国际 COLOR III 试验正在进行中。

（八）TaTME 新的适应证

新的适应证主要是在经肛入路方面，经腹入路尚无新适应证。Bravo 等人最近提出了经肛联合经腹辅助入路的 Hartmann 反转手术方式来解剖直肠，充分游离直肠残端，取出标本，然后用吻合器将残端吻合。虽然 T_4 期直肠癌和复发的直肠肿瘤是 TaTME 的相对禁忌证，但由于考虑到在手术过程中无法整体切除肿瘤及因为可能累及周边组织从而不能实现肿瘤完全根治，近年来在复杂盆腔手术中不断改进经肛内镜治疗的策略。在研究中有 17 例患者在直肠癌 LAR（N＝10）、UC IPAA 或家族性结肠息肉病（FAP，N＝7）术后发生无法挽回的吻合口并发症，Borstlap 等利用 TAMIS 平台，采用开放或腹腔镜辅助的经肛内镜入路，成功地重新完成结肠肛管吻合术或 IPAA，成功率为 82%（14/17）。在本组研究中无死亡病例，术中发生器官损伤 1 例［右胃下静脉（right hypogastric vein）损伤］，总并发症发生率为 53%。

表 22.3 已发表的最大的 TaTME 队列研究

研究	Serra-Aracil	Burke	Kang	Buchs	Perdawood	de'Angelis	Veltcamp	Muratore	Lacy	Chen	Tuech	Chouillard	Rouanet
性别(男,女)	24.8	30.20	12.8	12.5	19.6	21.11	48.32	16.10	89.51	38.12	41.15	6.10	30.0
N	32	50	20	17	25	32	80	26	140	50	56	16	30
BMI	25	26	22.3	27.1	28	25.1	27.5	26.2	25.2	24.2	27	27.9	26
OR 时间(min)	240	267	200	315	300	195	204	241	*166	182	270	265	04
肿瘤离肛门外缘距离	5~10	4.4	6	2	4~10	2.5~5	1~10	3~6	30%≤5 50%=5 1~10 20%>10	5.8	0-5	Mid/Low	<5(20) 5~10(10)
CRT	Y(16)	Y(43)	Y(6)	Y(6)	Y(7)	Y(27)	Y(26)	Y(19)	Y(90)	Y(50)	Y(47)	-	Y(29)
最终肿瘤分期	$T_0(2)$, $T_1(7)$, $T_2(10)$, $N^+(12)$, $M_1(1)$	Stage $T_0(12)$, $T_1(2)$, $T_2(11)$, $T_3(21)$, $T_4(4)$, $N^+(16)$	$Tis(2)$, $T_{1\sim2}(9)$, $T_3(3)$, $T_3(5)$, $N^+(7)$	$T_0(4)$, $T_2(8)$, $T_3(5)$, $N^+(7)$	$T_2(8)$, $T_3(16)$, $T_4(1)$, $N^+(11)$	$T_1(3)$, $T_2(12)$, $T_3(11)$, $T_4(2)$, $N^+(5)$	$T_0(6)$, $T_1(3)$, $T_2(29)$, $T_3(42)$, $N_0(44)$, $N^+(36)$	$T_0(5)$, $T_1(7)$, $T_2(6)$, $T_3(8)$, $N^+(7)$	$T_0(15)$, stage I (34), stage II (43), stage III (39), stage IV (9)	$T_0(8)$, T_1/ $T_2(13)$, T_3/ $T_4(12)$, $N^+(17)$	$T_0(11)$, $T_1(7)$, $T_2(16)$, $T_3(21)$, $T_4(1)$, $N^+(15)$	$T_0(1)$, $T_1(3)$, $T_2(3)$, $T_3(7)$, $T_4(1)$, $N^+(5)$	$T_1(1)$, $T_2(8)$, $T_3(18)$, $T_4(3)$, $N^+(16)$
完全 TME(%)	93.8	72	90	94.1	80	84.4	88.8	88.5	97.1	-	83.9	-	100
术中并发症(n)	0	中转(1)、尿道损伤(1)、髂血管损伤(1)	中转(4)、尿道损伤(1)、出血(1)	中转(3)	出血(2)	中转(1)	出血(2)、穿孔(1)	0	0	中转(1)、出血(2)、引道损伤(1)	中转(3)	0	中转(2)、尿道损伤(2)、空气栓塞(1)
切缘阳性	0	6	0	5.9	4	9.4	2.5	0	6.4	4	5.4	0	13.3
发病率	44	62	25	30	60	25	39	23	34.3	26	25	18.8	26.6

CRT(chemoradiation therapy·放化疗)

* 由 2 名经验丰富的直肠癌外科医生同时经腹和经肛门手术

表 22.4　比较已发表的 TaTME 数据和国际腹腔镜与开放 TME 试验

	COREAN	COLOR Ⅱ	ACOSOG	AlaCaRT	TaTME（表 22.1）
N	340	1044	462	473	574
腹腔镜	170	699	240	238	
开放	170	345	222	235	
中转开腹率（%）	0	17	11.3	9	2.6（0～20）
腹腔镜直肠系膜质量（%）					
完全	72.4	88	73	87	89%（72～100）
近乎完全	19.4	9	19	10	9%
不完全	4.7	3	8	3	2%
CRM 阳性（%）					4.4（0～13.3）
开放	4.1	10	7.7	3	
腹腔镜	2.9	10	12.1	7	
切缘阳性（cm）					
开放	2	3	9.8	3.0	
腹腔镜	2	3	9.8	2.6	
淋巴结清扫（n）					（10～23）
开放	18	14	16.5	N/A	
腹腔镜	17	13	17.9	N/A	

三、术前分期、评估和术前评估和分期的准备

对进行根治性直肠切除的患者来说，精确的术前评估和肿瘤分期对选择局部切除、TES 或 TME 至关重要。精确地肿瘤分期是实现 R_0 切除的关键，对适合 TES 或 TaTME 方法的患者必须进行全面的评估，以对肿瘤准确分期和定位。

除了获取完整的内外科病史，还要对肠镜活检组织进行仔细的病理学检查协助判断恶性病变的分期，明确具有高风险组织学特征等需要局部切除的病变。全面查体、刚性或可弯曲直肠镜确定肿瘤大小、沿肠壁的生长方向、与肛缘的距离和肠壁浸润深度等，直肠指检（digital rectal exam，DRE）可以评估肛管括约肌张力、肿瘤是否活动、与肛管直肠环的关系及肛管括约肌肿瘤浸润程度。对于 TES 来说，这一评估对于确定想要切除病变的范围和可行性、预测手术难度、优化患者手术体位、准备相

关手术器械及减少术中并发症以安全完成 TES 手术至关重要。对于 TaTME，这一评估对于确定是否需要经肛入路，是否需要部分或全部内括约肌整块切除以实现 R_0 切除也是至关重要的。

直肠癌分期的评估还包括治疗前的癌胚抗原（carcinoembryonic antigen，CEA）水平，胸、腹部和骨盆 CT 以排除远处疾病。盆腔 MRI 已经广泛取代 ERUS 成为直肠癌分期的首选方法，因为它能对 CRM 提供重要、客观的评估，肿瘤与肛门括约肌、前列腺、阴道甚至与腹膜反折的关系，以上这些对于精确的局部分期是必不可少的。局部进展期直肠癌患者应接受新辅助治疗，但对于某些病例，可选择短程放疗或单纯化疗。在完成新辅助治疗后，通过盆腔 MRI 评估肿瘤反应以明确接下来的手术计划，即通过盆腔 MRI、乙状结肠镜和直肠指检判断，如果是完全临床反应则选择"等待-观察"，否则需手术并进一步决定是否保留括约肌。

在预测 LAR 和 APR 围手术期的功能预后和生活质量时，术前评估应包括患者的基础活动水平、

排尿、排便功能和性功能。对于保留括约肌的 TaT-ME 患者，建议临时性保护性造口，告知 LAR 综合征引起的功能障碍和生活质量问题，特别是对于需要部分或完全括约肌间切除术（intersphincteric resection，ISR）的极低位直肠肿瘤行结肠肛管吻合术后。

（一）TES 的术前准备

患者通常需要进行机械肠道准备、灌肠以确保直肠清洁。当对于术中全层破入腹腔时，充分的肠准备可以减少盆腔脓毒症的风险。在围术期静脉使用抗生素并预防血栓栓塞。如果预计手术超过 2 h，则插入 Foley 导尿管。为预防术中肠壁全层损伤 CO_2 泄漏入腹腔，通常建议使用全身麻醉，不过，在 TAMIS 手术中，脊髓麻醉已被证明也是安全可行的。根据手术使用的平台、肿瘤与肛缘的距离及肿瘤在直肠的位置，患者可取截石位、俯卧位或侧卧位（图 22.1a）。TEM 和 TEO 平台是将倾斜的金属直肠镜固定在平台上方，一般为 30°视野，患者的体位选择方法是使直肠病变直接对准最佳入路位置（图 22.1b）。对于并不复杂的病变，大多数有经验的术者可以不考虑肿瘤位置，常规使患者取截石位进行 TEM、TEO 和 TAMIS。TAMIS 需要一个专门扶镜手（图 22.1c）。在对高风险直肠病变进行全层切除有进入腹膜腔的风险时，是俯卧位的相对适应证。

（二）TaTME 的术前准备

如同 TME，通常在完成新辅助治疗后推迟 8～12 周进行 TaTME 直肠癌手术。对于 LAR 和 IPAA 在内的恢复性手术，患者除了接受标准的围术期静脉抗生素应用和血栓栓塞预防外，还需要进行完整的机械性肠道准备，根据情况决定是否逆行灌肠、是否口服抗生素、是否插入 Foley 导尿管等。尽管在屈髋受限的情况下使用 TaTME 完成直肠切除术已有描述，但与微创 TME 一样，患者一般采取截石位。采用荷包法缝闭肿瘤下方的直肠，缝闭前或缝闭时用稀释的碘附灌肠。腹部和会阴部都要进行术前准备和铺盖手术巾，以允许相继或同时进行腹部和经肛手术。

四、技术要领

（一）经肛内镜手术（TES）的操作步骤

在插入 TES 平台之前，先用局麻醉药麻醉肛门，然后轻柔扩肛，防止直肠损伤。维持足够的直肠气压，CO_2 压力在 10～15 mmHg，破入腹腔后最好应用高速 CO_2 供气系统。在 TAMIS 中，根据所用端口的不同，可以将 2 个或 3 个 5 mm 套管针插入端口的套管中。在某些情况下，可使用缝线固定，以更好地固定平台，并防止其漏气或脱出。无论使用哪种平台，操作步骤都是一样的。识别目标病变，用单极电凝距肿瘤边缘 5～10 mm 环形标记直肠黏膜（图 22.2）。单极电凝和（或）双极设备用于病变的黏膜下或全层剥离。黏膜下剥离可联合黏膜下注射，使病变抬举远离肌层（图 22.3）。全层剥离一般使用电凝，通过 TEM 或 TEO 平台的肛门入路或 TAMIS 平台中标准的腹腔镜端口进行的，垂直于直肠黏膜表面剥离，贯穿整个直肠壁全层直到直肠周围的脂肪或直肠系膜。值得注意的是，使用高速 CO_2 供气装置不仅能够保持稳定的 CO_2 流量，还能更好地排出烧灼烟雾，极大地提高了操作过程中获得的图像质量和剥离的准确性。如果进行局部淋巴结清扫，要考虑是否切除直肠周围或直肠系膜脂肪。有时不可避免会发生更大的直肠缺损，这不仅使闭合变得困难，而且还与感染、出血、缝线部位渗漏的发生率高有关。如果有必要，更广泛的直肠切除可以扩大到包括部分直肠系膜，这可能会影响 TME 的质量。在 TME 期间到 TES 术后 3 个月内，可能会存在沿直肠系膜平面的有害残留炎症和纤维化。Arolfo 等人也表明，TEM 术广泛直肠系膜切除后直肠周围组织学显示有 62%（24/39）的组织纤维化，这可能会严重影响随后的 LAR 手术。

完整切除直肠病变后，通过平台取出标本，根据病理需要固定标本。在闭合直肠缺损前，特别是在伤口有粪便溢出的情况下，可以用生理盐水冲洗、稀碘液冲洗。黏膜下或全层剥离通常用可吸收单丝缝线进行连续或间断的缝合。有各种材质的缝合线，包括乙交酯和碳酸三亚甲基酯（Maxon，Codisan S. p. A.）、聚三氧杂酮（PDS，Ethicon Inc. Somerville，

New Jersey，USA）、聚肌动蛋白（Vicryl，Medtronic，Mansfield，MA，USA）和 V 型锁沟可吸收缝合线（美敦力），美敦力是一种不需要打结的倒刺缝合线。此外，市面上有多种手术缝合线和缝合装置，可以克服经肛平台腹腔镜缝合的技术挑战，包括体外打结和一次性自动缝合设备，以方便打结，如 EndoStitch™ 设备（美敦力）和 Cor-Knot 设备（LSI Solutions，Victor，NY）。此外，TEM 应备一个有角度的持针器，缝线则可以用专门的银扣（Richard Wolf）固定。

当进行全层直肠壁剥离破入腹腔且直肠壁缺损不能经肛闭合时，应进行诊断性腹腔镜检查，同时闭合任何可疑的腹膜内直肠缺损（图 22.3）。也可以通过经肛和腹腔镜联合入路修补腹膜腔缺损。术后，如果怀疑直肠闭合部位有渗漏，可用泛影葡胺灌肠造影。

值得注意的是，有证据表明，只要直肠壁缺损未破入腹腔，就不会增加创伤相关并发症的发生率。在最近一次 TAMIS 手术的研究中，对 75 例患者的直肠病变（距离肛缘平均 6.4 ± 2.3 cm）进行部分或全层切除，40 例患者不缝合损伤，35 例患者缝合，术后并发症无明显差异。然而，需要注意的是，35 例开放性直肠壁损伤中只有 6% 位于直肠前部，而 38 例非开放性直肠壁损伤中有 28% 位于直肠前部。所以不论如何，对于较大的全层病变剥离，特别是已经发生或怀疑破入腹腔的高危病变，应对肠壁缺损进行缝合，以最大限度地降低感染、败血症发生的风险。

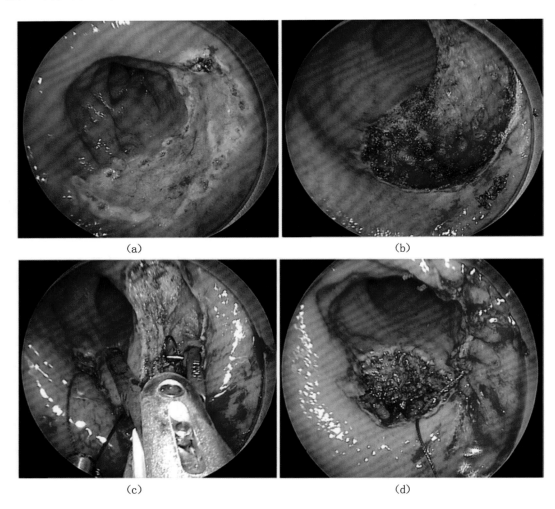

(a)　　　　　　　　　　(b)

(c)　　　　　　　　　　(d)

图 22.2　局部浸润性直肠癌新辅助治疗后对中段直肠病变行 TES 全层切除

（a）对中段直肠病变使用单极电凝环切标记，边缘 0.5～1 cm；（b）使用电凝剥离病变全层直到直肠系膜；（c）完全切除病变后，经肛取出标本，用缝合设备闭合直肠缺损；（d）将缺损全层缝合直到将缺损完全闭合

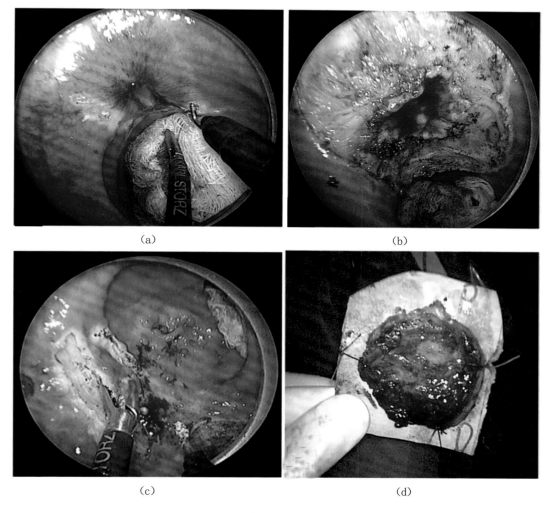

(a)　(b)

(c)　(d)

图 22.3　直肠为残端时的 TES

（a）截石位下行直肠中段前壁良性肿瘤的 TES 全层切除术；（b）在进行中段直肠前壁的全层切除时注意不要损伤阴道后壁；（c）之前进行过回直肠切除术的 FAP 患者，行直肠息肉 TES 黏膜下切除时，可见直肠残端；（d）直肠病变完成 TES 切除后，固定标本（近端和远端）然后送病理

（二）TaTME 手术步骤

大部分经肛 TME 手术是联合而非单一经肛入路。腹腔组采用腹腔镜或开放入路（多孔、单孔、手辅助、机器人）。手术既可以由一个手术团队完成（即腹腔镜和经肛切除相继操作）也可以由两个手术团队完成（即经肛和经腹同时操作）。

许多 TME 是由一个手术团队完成的，首先通过腹腔镜游离脾曲、高位结扎肠系膜下动脉，然后游离乙状结肠和近端直肠，根据外科医生的选择决定骨盆内直肠切除范围，当直肠和直肠系膜进一步操作困难时，转为经肛切除。少数时候开始时选择经肛切除，然后再经腹切除。无论是一个手术组还是两个手术组进行手术，经肛切除取决于肿瘤的确切位置，即到齿状线和肛管直肠环的距离。用肛肠镜通过视频图像和直视检查确定肿瘤的确切位置后，确定并评估远端切缘。

距齿状线上方 2 cm 以上或肛管直肠环上方 1 cm 的肿瘤，可直接经 TES 平台，在标准肛门镜或内镜观察下，在肿瘤下方至少 0.5 cm 处采用荷包缝合，缝闭直肠，然后经肛插入平台。通常选用 2-0 Prolene 或 2-0 Vicryl 缝合线（图 22.4a）。CO_2 充气后近端结肠会随之扩张，为了避免粪便或肿瘤细胞溢出，荷包缝合必须连续紧密。在插入 TES 平台并用荷包缝合分隔阻断直肠后，CO_2 压力调至 10～15 mmHg。

采用单极电凝环形标记直肠黏膜，然后环切全层直肠黏膜（图 22.4b）。相继使用电凝进行全直肠切除和游离直肠系膜，如果沿着正确的解剖平面操作，通常不需要双极电凝。后方的直肠系膜是沿着骶前筋膜和直肠系膜之间的无血管平面进行解剖的（图 22.4c），前方的直肠系膜沿着直肠阴道筋膜或直肠前列腺筋膜之间进行解剖（图 22.4d），解剖直肠系膜时必须注意避免损伤骨盆侧壁，以保护生殖神经，在直肠和直肠系膜前外侧解剖时，必须注意避免损伤两侧的神经血管束，如果在前面游离和识别前列腺后部遇到困难时，两侧的神经血管束是定位前列腺的一个标志。TaTME 是按顺序环形切除，并努力避免切除过多计划外的组织，以避免平面"丢失"（图 22.5a）。最后，再向前方进行直肠前壁的剥离，

直到腹膜反折（图 22.5b）。根据骶岬角度的不同，经肛解剖通常可以延伸到 $S_{1\sim2}$ 水平，后续的解剖可采用经腹和经肛两组外科医生联合完成，即使由一组外科医师进行手术，腹部辅助在这一步也是至关重要的，因为这里的解剖和两组医生进行是一样的，腹部和经肛都在正确的解剖平面，可使直肠的解剖顺利完成。通常经肛进入腹膜，然后通过腹腔镜自上而下观察（图 22.5c）。切除 TME 标本后，可经肛取出，如果标本太大可以经腹取出。将标本横断后（图 22.5d），用结直肠吻合器在齿状线上方进行吻合。根据外科医生的选择，可采用双重荷包环形吻合完成端端、端侧、结肠肛管 J 袋或横结肠成形术。在已发表的绝大多数 TaTME 病例中，均会采用盆腔闭式引流，建立保护性回肠造口。

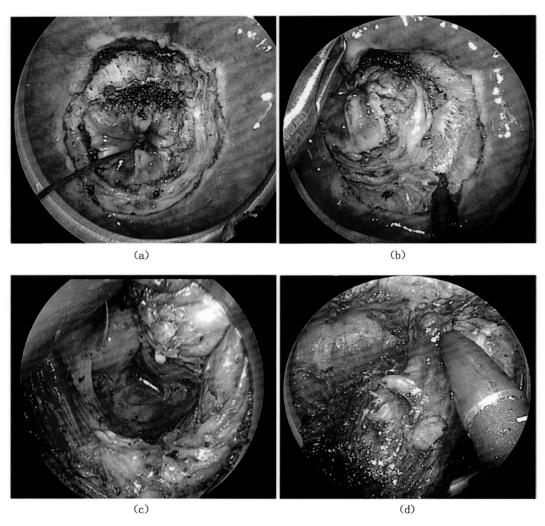

(a)   (b)

(c)   (d)

图 22.4　男性中段直肠癌患者新辅助治疗后行 TaTME

（a）在肿瘤下方荷包缝闭直肠，插入 TEO 平台，注入 CO_2。使用单极电凝切开直肠全层；（b）环形切除直肠和直肠系膜，直达耻骨直肠肌；（c）直肠系膜与骶骨前筋膜之间的平面；（d）在前方，沿着直肠前和前列腺后部之间的平面进行解剖

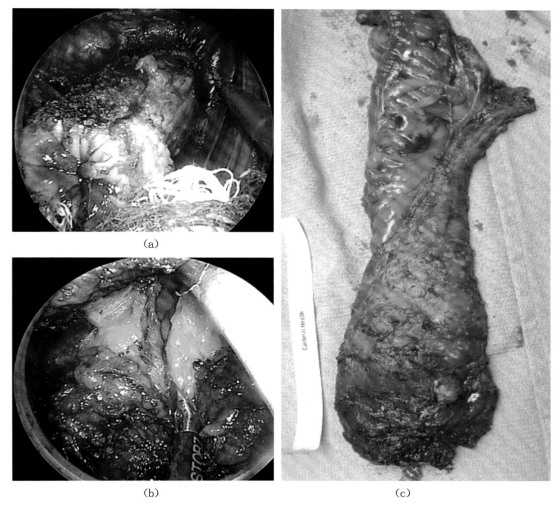

(a)

(b)

(c)

图 22.5　男性中段直肠癌患者新辅助治疗后行 TaTME

（a）向头侧环形切除直肠和直肠系膜；（b）由两组团队同时进行，腹膜反折由腹腔组手术医生在直视下完成；（c）经肛和腹部联合入路完成 TME 后，取出标本，病理应按照标准 TME 评估指南进行评估

对距齿状线＜2 cm 或距肛管直肠环顶＜1 cm 的肿瘤，首先行括约肌间部分或完全切除，以使远端切缘阴性。进行 ISR 时，首先使用 Lone Star 牵开器（Lone Star Medical Products Inc.，Houston，TX）和单极电凝将耻骨直肠肌和直肠系膜底部向头侧游离开，显露直肠阴道平面或直肠前列腺平面，然后再缝合肛门直肠残端，注入 CO_2，插入 TES 平台。为了进入骶前间隙，需要进一步分离肛尾间隙。在确定了直肠系膜后方解剖平面、直肠阴道间隙或直肠前列腺间隙后，进行 TaTME 操作。取出标本后，手工进行端端、侧端、结肠肛管 J 袋或横结肠成形吻合，并建立保护性的回肠造口。

（三）TaTME 技术的选择

采用全结直肠切除术或直肠切除术治疗家族性腺瘤息肉病、溃疡性结肠炎时，采用修复性端侧吻合，腹腔镜下对结肠和（或）直肠解剖游离后，经肛在齿状线水平放置 Lone Star 牵开器，经肛在肛管直肠环上方横断直肠全层，然后行直肠系膜环切术，沿直肠壁或直肠系膜平面进行直肠切除。另一种方法是在齿状线上方 3 cm 处荷包缝合闭合直肠，然后切开直肠壁全层。取出标本后，用一把管型吻合器进行回肠储袋肛管吻合术（IPAA）。

如行经肛内镜直肠切除术或腹会阴联合切除术（APR），应首先结扎离断肠系膜下血管后游离结肠，然后采用开放、腹腔镜或机器人经腹入路进行 TME

切除。可采用两组医生同时或经腹经肛相继（一组医生）进行括约肌间切开术或标准直肠切除术。闭合肛门后，用传统方式经肛行括约肌间或括约肌外直肠切开。经肛解剖向上延伸，直到会阴部直肠被游离并确定直肠前列腺或直肠阴道平面，看到耻骨直肠肌。注入 CO_2，插入 TES 平台，通过内镜行直肠切除术，然后根据病理情况及外科医生的偏好，可在直肠系膜平面内或沿直肠系膜与骶前筋膜之间的平面切除，直肠切除后，取出标本，缝合会阴及腹部伤口。另一种经肛切除直肠良性疾病的方法是，通过 TES 平台，经肛用内镜在齿状线上方行全层横切直肠，然后完成直肠和直肠系膜切除，取出标本，然后切除远端肛管、闭合会阴口。

（四）标本取出

根据标本大小，可经肛或腹部取出。取出标本过程中，推荐使用切口保护器，避免肿瘤细胞种植。大多数外科医生倾向保护性回肠造口。经肛取标本过程中，肠系膜会受到一个剪切力，其边缘动脉血有播散肿瘤细胞的风险；此外，也会对近端保留段结肠动脉血流施加剪切力，引起局部缺血，对日后吻合口愈合造成不利影响。为了尽量避免标本取出过程中对边缘动脉的损伤，应该提前把近端拟断肠管周围系膜清除，从而保护吻合口近端肠管的边缘动脉血供。

（五）闭合直肠吻合口缺陷

由于肛门刚性平台相对狭窄，使直肠吻合口黏膜下或全层吻合缺陷修补较困难。通常用可吸收缝线缝合，市面上有多种缝合线和缝合器械可供选择，一种类似 EEA（美敦力）的钉合器可用于 TaTME 吻合口的加固。值得注意的是，关闭黏膜下、后方或远端全层缺损并不会增加并发症发生率。

五、术后护理及监测

TES 术后当天便可以出院，尤其是经肛内镜下局部切除腹膜反折以下的黏膜或全层时。对于较复杂的 TES 全层切除患者，通常建议观察一夜，尤其是已知术中破入腹腔或经腹直肠修补的患者，或者怀疑手术过程中发生直肠穿孔并有气体漏入腹腔者。术后恢复常规饮食，通常不会给予抗生素，在没有临床指征的情况下，不推荐常规行影像学检查。TES 术后并发症发生率低，住院时间短，术后镇痛要求低。较新的研究报道，接受 TEM 治疗的直肠癌患者中有 50% 在手术当天安全出院，由于处理并发症或因直肠伤口破入腹腔而入院留观的患者，住院时间为 0~5 d。

关于术后常规随访，具体监测方案取决于最终的病理。腺瘤已完全切除和其他良性病变的患者通常在术后 6~12 个月内进行内镜检查以确认是否有早期复发。T_1 期直肠肿瘤患者接受切除后，如果没有高危病理特征，遵循 NCCN 指南监测，连续监测 5 年，前 3 年每 3~4 个月一次，后 2 年每 6 个月一次，监测项目包括临床评估、CEA，此外，连续 5 年每年进行一次 CT 扫描，在术后 1 年和术后 3 年后分别进行肠镜检查。也有些医师推荐连续 5 年每年进行一次盆腔 MRI 检查，以评估局部复发。

行 TES 手术的 T_1 期肿瘤患者若切缘阳性或有高风险组织病理学特征，建议行 TME 手术。对拒绝根治性切除或不适合外科手术的患者，可以行辅助放化疗。

接受 TaTME 治疗的患者，恢复期管理方法与其他微创 TME 手术相同。对于前列腺增大、良性前列腺增生（benign prostatic hyperplasia，BPH）和有深部直肠解剖操作和极低位 LAR 的患者，易发生尿潴留，拔除 Foley 尿管的时间通常超过 24~48 h，根据病情静脉给予抗生素。一旦满足疼痛缓解、能进流食、造口已排气等出院标准，患者就可以出院。

TaTME 术后肿瘤监测遵循标准的直肠癌 NCCN 指南，如上文所示。回肠造口还纳术应推迟到辅助治疗结束后。

六、经肛内镜手术的并发症

（一）TES 围手术期并发症发生率和死亡率

分析 30 多年来发表的大型临床队列研究，其短期或长期结果表明 TEM 和 TEO 的死亡率和发病率极低，尤其是与 TME 相关的死亡率和并发症发生率。最大的 TEM 和 TEO 研究队列纳入 262~693 例患者，报告的死亡率＜1%，30 d 并发症发生率为 5%~20%，最常见的并发症包括暂时性尿潴留（5%~10%）和术后出血（1%~13%），后者很少需要再次手术干预。大多数与 TES 相关的并发症相对较轻且短暂，主要并发症发生率不到 10%，其他并发症包括转为经肛切除（TAE）或开腹手术、直肠伤口裂开，有的直肠伤口裂开通过应用抗生素和禁食水保守便可以治愈，也有较严重的直肠伤口裂开造成腹腔污染及脓毒血症，需要行转流术治疗。

Guerrieri 等人在一项前瞻性多中心研究中对接受 TEM 切除的 588 名患者进行了研究，研究显示对于缝线断裂或局部感染的发生率为 5.9%，这些可以通过抗生素等保守治疗治愈。其他并发症还包括感染（尿路感染、直肠周围脓肿和骶前脓肿）、腹膜后瘘和直肠狭窄等，罕见的并发症有器官损伤。在 402 例进行 TEM 手术的直肠前病变患者中，有 2 例出现尿道损伤。在迄今已发表的最大的多中心队列研究中，纳入了行 TEM 或 TEO 手术的 693 例患者，中转开腹或经腹会阴联合切除的发生率为 4.3%，30 d 并发症的发生率为 11.1%，其中出血和伤口裂开是最常见的手术并发症。

在已发表的 TAMIS 相关文献中，术后并发症发生率在 0~25%，其中出血和尿潴留是最常见的并发症（表 22.1）。最近一项包含 390 名患者的 16 个 TAMIS 队列研究的综述分析表明，TAMIS 有 10.8% 的并发症发生率，血发生率为 2.7%，伤口裂开为 0.5%，无死亡病例，中转开腹率为 2.3%。没有对 TEM/TEO 和 TAMIS 进行对比研究，因此无法得出关于上述 2 种方法在发病率、死亡率或住院时间方面的差异。

（二）破入腹腔

根据直肠病变的位置和（或）范围，行经肛内镜手术（TES）时无论是否预期破入腹腔（peritoneal entry，PE），往往会使 TES 手术变得复杂，所以需要细致操作。早期认为破入腹腔是 TEM 的主要并发症，需要中转开腹灌洗、根治性切除（伴或不伴粪便分流）。从肿瘤学角度来看，直肠癌切除术中破入腹腔会增加肿瘤细胞溢出和腹膜种植风险。由最有经验、超过 300 名患者的中心进行的 TEM 队列研究，结果表明破入腹腔发生率在 5%~10.7%。研究还表明，破入腹腔多发生于直肠上部、沿直肠壁前方或侧方的全层切除及直肠病变环形或近环形病变切除术中。几项研究报道，在直肠肿瘤 TEM 切除术中破入腹腔的患者，与未发生破入腹腔的患者相比，发病率无增加，也没有不良的短期或长期肿瘤学预后。因此，只要有经验的操作人员能够经肛全层闭合直肠缺损，那么，距肛缘 10 cm 以上的肿瘤不再是 TEM 的禁忌证。行 TES 手术时，破入腹腔对经肛闭合是非常具有挑战性的，因为 CO_2 漏入腹腔导致直肠塌陷，特别是当患者处于截石位时（图 22.6）。然而，随着时间的推移，有经验的大型 TEM 和 TEO 队列研究中心证明，腹腔镜中转开腹率有所下降 0~40%，平均不超过 10%。关于 TAMIS 期间发生破入腹腔的处理经验，发表的文章更少。一项对 367 例 TAMIS 手术进行的系统回顾性分析显示，只有 4 例（1.025%）发生无预期的破入腹腔，均发生在对直肠上部病变的解剖过程中，其中 2 例（50%）可经肛闭合，另 2 例（50%）需中转开腹，直肠病变与肛缘的平均距离为 7.6 cm。包括 32~75 名患者

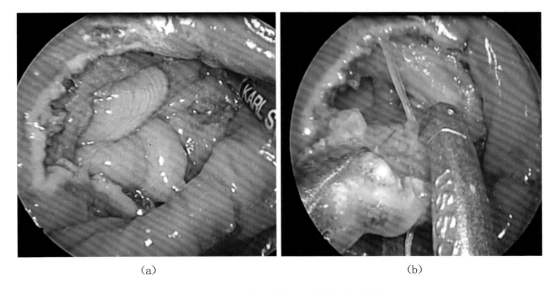

(a)　　　　　　　　　　　　(b)

图 22.6　患者处于截石位时破入腹腔情况

（a）破入腹腔后看到了乙状结肠，这是使直肠前上段病变的经肛全层切除变得复杂；（b）使用可吸收缝合线经肛闭合直肠全层缺损

的 3 个 TAMIS 队列研究，报告了破入腹腔的发生率为 2%～9.4%。以上 3 个队列研究表明，在 TAMIS 期间发生的 7 例 PE 中，有 6 例（86%）因无法有效闭合直肠壁缺损而需要行腹腔镜或剖腹手术，这可能也反映了处理这些复杂直肠病变需要较长的学习曲线，以及迄今为止 TAMIS 治疗经验的不足，也可能反映了不能适当地收缩和暴露直肠近端等 TAMIS 平台本身的技术限制。

（三）肛门功能并发症

TES 术后肛门直肠功能障碍发生率从＜1% 到 4%，且通常是暂时性的。据文献记载，原本肛门括约肌功能正常的患者，随着手术时间延长，肛门括约肌的收缩舒张功能短暂下降，术后 12 个月完全恢复，并无长期影响。由于 4 cm 宽的刚性平台拉伸了肛门括约肌，所以使用更柔韧的一次性经肛平台对肛门直肠功能可能影响更小，但也有人担心，与传统刚性 TES 平台相比，使用柔性平台可能使肛门直肠功能预后更差，因为其允许肛门括约肌的极端拉伸更大。目前为止，与 TEM 历史数据资料相比较，公布的关于 TAMIS 术后短期功能预后数据有限。Schiphorst 等人进行了一项小的前瞻性研究，对 37 例 TAMIS 术后患者分别在 3、6、9 和 12 个月应用大便失禁严重程度指数（fecal incontinence severity index，FISI）评估肛管直肠功能预后。在 18 例基础排便正常的患者中，83% 的患者大便失禁严重程度指数评分无变化，提示 TAMIS 术后肛门直肠功能维持较长时间，关于 TEM 的队列研究表明，术后 6 周大便失禁严重程度指数或大便失禁生活质量（fecal incontinence quality of life，FIQL）评分无明显变化，12 周后肛管直肠功能恢复至基线水平。然而，根据 St. Mark's 或 Wexner 尿失禁评分的长期评估，2 个队列研究报道了 TEM 术后出现持续性括约肌功能障碍、手术时间、术前放疗和围术期并发症是其独立危险因素。

（四）TaTME 的并发症

在已发表的的 13 个 TaTME 队列研究中（包括 16～140 例患者），显示中转开腹率为 3%，其他术中并发症发生率为 7%，包括：出血、直肠和阴道穿孔、4 例男性尿道损伤、1 例输尿管损伤和前列腺损伤以及因肠管血供问题而延迟吻合（表 22.3）。4 例尿道损伤中有 2 例发生在男性低位、前位和（或）体积较大的直肠肿瘤的 TaTME 中，主要原因是难以确定正确的解剖平面，且出现于外科医生学习曲线早期。以上患者保守治疗 1 例，术中修复 2 例，

术后 1 个月行尿道成形术 1 例。值得注意的是，腹腔镜辅助在这个阶段能帮助识别和避免损伤关键的解剖结构。所有大型 TaTME 队列研究的总死亡率均低于 1%，30 d 并发症发生率为 33.7%，主要并发症包括吻合口瘘（8.6%）、盆腔脓毒症（＜5%），次要并发症包括暂时性尿潴留、尿路感染、肠梗阻、手术部位感染、直肠狭窄。值得注意的是，短暂性尿潴留在所有队列研究中的发生率为 3%～9%，均于 TaTME 手术后 3 个月内消失。

在 5～32 个月的术后功能预后随访中，13 项研究中有 5 项报告出现大便失禁，平均 Wexner 评分为 6.9（3～18）；Rouanet 及其同事报告指出大便失禁发生率为 60%，平均 Wexner 评分为 11 分，其中排气失禁为 35%，排液失禁为 15%。一个包括 56 例患者的队列研究中，Tuech 指出严重大便失禁发生率为 5%，其中 1 例患者术后 1 年行结肠造口。Wexner 评分的中位数为 5 分。关于肿瘤预后，13 项研究中有 8 项报告了局部和远处复发，其中 45 例发生局部或远处复发，复发时间为 5～24 个月。

七、TES 术中进入腹膜的处理

位于直肠上部或直肠乙状结肠前、外侧的病变，在 TES 全层切除术中特别容易破入腹腔。根据腹膜缺损的大小，积聚的 CO_2 迅速进入腹腔可能导致直肠塌陷，当患者处于截石位时，闭合直肠壁缺损非常复杂。破入腹腔后，有几种方法可处理，如放置气腹针或套管针减压气腹、增加经肛的 CO_2 注入压等。理想情况下，应尽快闭合直肠缺损，至少部分闭合，以最大限度地减少正在进行的直肠气压的丢失（图 22.6）。有些人还建议在全层直肠切除之前，在高危病灶附近预留缝线，以便于快速识别直肠缺损的边缘，以便迅速闭合。最重要的是，术前对可能进入腹膜的病例进行预测，将这类患者置于俯卧位，有助于减少 CO_2 泄漏到腹腔，维持稳定的直肠气压，利于直肠壁全层缺损的闭合。如果担心直肠缺损闭合不完全，应行腹腔镜检查以评估和（或）加固缝合，同时也可进行渗漏试验。

八、男性极低位直肠肿瘤患者 TaTME 切除术

尽管专家认为 TaTME 最适用肥胖男性患者的低位直肠肿瘤，但 TaTME 的学习曲线最长、最复

杂，因为外科医生不熟悉内镜手术下的会阴深部解剖结构及内镜下直肠黏膜切除术或括约肌间切除术等，而这些技术在以 TaTME 行极低位肿瘤手术中保留肛门括约肌、保证远端切缘阴性过程中是非常必要的。行 TaTME 且行括约肌间切除（ISR）的低位直肠肿瘤（肿瘤距齿状线＜2 cm 或距肛门直肠环顶部＜1 cm），建议使用经肛入路，通过电刀进行括约肌间分离，直到明确关键解剖结构，包括后面的耻骨直肠肌、直肠系膜的下缘、阴道或前列腺前方的后部。作者描述了通过经肛平台在内镜下行括约肌间解剖，通过内镜向头侧解剖数厘米，然后缝合肛门直肠残端，完成内镜下 TME。然而，在术者的早期学习曲线中，内镜下 ISR 难以掌握正确解剖平面。在这种情况下，如困难的腹会阴联合切除术中，解剖会阴体上方的时候容易过于靠近前列腺，更糟的是，可能会解剖到前列腺上方或膜部与前列腺部尿道，这主要与外科医生不熟悉会阴入路和前列腺周围解剖有关。

九、TaTME 手术人员安排

据目前已发表的 TaTME 相关报道，手术可以由一组医生完成法，即先行 TaTME，然后解剖腹部脾曲、离断肠系膜下血管、游离左半结肠和直肠乙状结肠，完成 TME，然后经肛切除。如由两组医生完成，开始时就腹部和经肛手术同时或相继进行，只在关键的 TaTME 步骤两组同时工作，包括从肛门一侧进入腹膜，然后经肛或经腹部取出标本完成 TME。几项研究表明，两组医生同时手术可以缩短手术时间。另一个优点是通过结合腹部和经肛门侧的视图来改善骨盆深部结构的判断，提高解剖的准确性，从而避免或减少了术中并发症。在许多医院中，两组同时入路的方法很难施行，因为手术需要两名主治医生耗时数小时。当不能由两组医生同时同时实施 APR 时，建议至少在经肛进入腹膜后完成直肠和直肠系膜游离的关键时刻，以及取出标本和吻合前确认肠管活性的过程中，由第 2 组医生参与。

十、结论

自 30 多年前首次提出 TEM，关于直肠疾病的手术治疗已经从开放根治性直肠切除术发展到最近采用经肛内镜微创技术。为了进一步改善直肠癌患者的手术预后，随着微创外科领域技术的稳定发展

和理念创新，经肛内镜手术迅速扩大了结直肠癌微创手术应用的范围，这些应用主要是经肛内镜途径。基于良好的初步肿瘤学结果，TaTME 在世界范围内的迅速应用及最新发展，反映了人们正在努力提高如何安全的完成极其复杂的骨盆手术，并向减少腹部切口、腹部手术创伤和"NOTES"这一更微创的要求不断靠近。关于 TaTME 和腹腔镜 TME 的随机对照试验正在进行中，以进一步评价 TaTME 的安全性和有效性，这将成为治疗中低位直肠肿瘤的外科手术治疗的新标准。

（曾庆敏　译）

参考文献

［1］ Moghadamyeghaneh Z，Phelan M，Smith BR，et al. Outcomes of open，laparoscopic，and robotic abdominoperi-neal resections in patients with rectal cancer［J］. Dis Colon Rectum，2015，58（12）：1123-1129.

［2］ Reshef A，Lavery I，Kiran RP. Factors associated with onco-logic outcomes after abdominoperineal resection compared with restorative resection for low rectal cancer［J］. Dis Colon Rectum，2012，55（1）：51-58.

［3］ Burghardt J，Buess G. Transanal endoscopic microsurgery（TEM）：a new technique and development during a time period of 20 years［J］. Surg Technol Int，2005，14：131-137.

［4］ Morino M，Arezzo A，Allaix ME. Transanal endoscopic mi-crosur-gery［J］. Tech Coloproctol，2013，17（1）：55-61.

［5］ Bignell MB，Ramwell A，Evans JR，et al. Complications of transanal endoscopic microsurgery（TEMS）. a prospective audit［J］. Colorectal Dis，2010，12：99-103.

［6］ Allaix ME，Arezzo A，Caldart M，et al. Transanal Endo-scopic microsurgery for rectal neoplasms：experience of 300 consecutive cases［J］. Dis Colon Rectum，2009，52（11）：1831-1836.

［7］ Barendse RM，Doornebosch PG，Bemelman WA，et al. Transanal employment of single access ports is feasible for rectal surgery［J］. Ann Surg，2012，256（6）：1030-1033.

［8］ Kumar AS，Coralic J，Kelleher DC，et al. Complications of transanal endoscopic microsurgery are rare and minor［J］. Dis Colon Rectum，2013，56（3）：295-300.

［9］ Barendse RM，Dijkgraaf MG，Rolf UR，et al. Colorectal surgeons' learning curve of transanal endoscopic microsur-gery［J］. Surg Endosc，2013，27（10）：3591-3602.

［10］ Clancy C，Burke JP，Albert MR，et al. Transanal endo-scopic microsurgery versus standard transanal excision for the removal of rectalneoplasms［J］. Dis Colon Rectum，2015，58（2）：254-261.

[11] Albert MR, Atallah SB, de Beche-Adams TC, et al. Transanal minimally invasive surgery(TAMIS) for local excision of benign neoplasms and early-stage rectal cancer[J]. Dis Colon Rectum,2013,56(3):301-307.

[12] Atallah S,Albert M,Larach S. Transanal minimally invasive sur-gery: a giant leap forward[J]. Surg Endosc,2010,24(9):2200-2205.

[13] Mendes CRS,de Miranda Ferreira LS,Sapucaia RA,et al. Transanal minimally-invasive surgery (TAMIS): technique and results from an initial experience[J]. J Coloproctol,2013,33(4):191-195.

[14] Michalik M,Bobowicz M,Orlowski M. Transanal endoscopic microsurgery via triport access system with no general anesthesia and without sphincter damage[J]. Surg Laparosc Endosc Percutan Tech,2011,21(6):308-310.

[15] Atallah S,Parra-Davila E,de Beche-Adams T,et al. Excision of a rectal neoplasm using robotic transanal sur-gery (RTS): a description of the technique[J]. Tech Coloproctol,2012,16(5):389-392.

[16] Lee T-G,Lee S-J. Transanal single-port microsurgery for rectal tumors: minimal invasive surgery under spinal anesthesia[J]. Surg Endosc,2013,28(1):271-280.

[17] McLemore EC,Weston LA,Coker AM,et al. Transanal minimally invasive surgery for benign and malignant rectal neoplasia[J]. Am J Surg,2014,208(3):372-381.

[18] Hompes R,McDonald R,Buskens C,et al. Completion surgery following transanal endoscopic microsurgery: assessment of quality and short-and long-term out-come[J]. Colorectal Dis,2013,15(10):e576-e581.

[19] Schiphorst AHW,Langenhoff BS,Maring J,et al. Transanal minimally invasive surgery[J]. Dis Colon Rectum,2014,57(8):927-932.

[20] Sevá-Pereira G,Trombeta VL,Capochim Romagnolo LG. Transanal minimally invasive surgery(TAMIS) using a new disposable device: our initial experience[J]. Tech Coloproctol,2013,18(4):393-397.

[21] Coco C,Valentini V,Manno A,et al. Functional results after radiochemotherapy and total mesorectal excision for rectal cancer[J]. Int J Colorectal Dis,2007,22(8):903-910.

[22] Peeters KCMJ,Marijnen CAM,Nagtegaal ID,et al. The TME trial after a median follow-up of 6 years[J]. Ann Surg,2007,246(5):693-701.

[23] Rickles AS,Dietz DW,Chang GJ,et al. High rate of positive circumferential resection margins following rectal cancer surgery[J]. Ann Surg,2015,262(6):891-898.

[24] Fleshman J,Branda M,Sargent DJ,et al. Effect of laparoscopic-assisted resection vs open resec-tion of stage Ⅱ or Ⅲ rectal cancer on pathologic outcomes[J]. JAMA,2015,314(13):1346-1310.

[25] van der Pas MH et al. Laparoscopic versus open surgery for rectal cancer(COLOR Ⅱ): short-term outcomes of arandomised,phase 3 trial[J]. Lancet Oncol,2013,14(3):210-218.

[26] Kang S-B,Park JW,Jeong S-Y,et al. Open versus laparoscopic surgery for mid or low rectal cancer after neoadjuvant chemoradiotherapy (COREAN trial): short-term outcomes of an open-label randomised controlled trial[J]. Lancet Oncol,2010,11(7):637-645.

[27] Stevenson ARL,Solomon MJ,Lumley JW,et al. Effect of laparoscopic-assisted resection vs open resection on pathological outcomes in rectal cancer[J]. JAMA,2015,314(13):1356-1358.

[28] Guillou PJ,Quirke P,Thorpe H,et al. Short-term endpoints of conventional versus laparoscopic-assisted surgery in patients with colorectal cancer(MRC CLASICC trial): multicentre,randomised controlled trial[J]. Lancet,2005,365(9472):1718-1726.

[29] Corcione F,Esposito C,Cuccurullo D,et al. Advantages and limits of robot-assisted laparoscopic surgery: preliminary experience[J]. Surg Endosc,2004,19(1):117-119.

[30] Collinson FJ,Jayne DG,Pigazzi A,et al. An international,multicentre,prospective,randomised,con-trolled,unblinded,parallel-group trial of robotic-assisted versus standard laparoscopic surgery for the curative treatment of rectal cancer[J]. Int J Colorectal Dis,2011,27(2):233-241.

[31] Emhoff IA,Lee GC,Sylla P. Transanal colorectal resection using natural orifice translumenal endoscopic surgery (NOTES)[J]. Dig Endosc,2013,26:29-42.

[32] Sylla P,Bordeianou LG,Berger D,et al. A pilot study of natural orifice transanal endoscopic total mesorectal excision with laparoscopic assistance for rectal cancer[J]. Surg Endosc,2013,27(9):3396-3405.

[33] Sylla P,Rattner DW,Delgado S,et al. NOTES transanal rec-tal cancer resection using transanal endoscopic microsurgery and laparoscopic assistance[J]. Surg Endosc,2010,24(5):1205-1210.

[34] de Lacy AM,Rattner DW,Adelsdorfer C,et al. Transanal natural orifice transluminal endo-scopic surgery(NOTES) rectal resection: "down-to-up" total mesorectal excision (TME)—short-term outcomes in the first 20 cases[J]. Surg Endosc,2013,27(9):3165-3172.

[35] Dumont F,Goéré D,Honoré C,et al. Transanal endoscopic totalmesorectal excision combined with single-port laparoscopy[J]. Dis Colon Rectum,2012,55(9):996-1001.

[36] Heintz A,Mörschel M,Junginger T. Comparison of results after transanal endoscopic microsurgery and radical resection for T$_1$ carcinoma of the rectum[J]. Surg Endosc,1998,12(9):1145-1148.

［37］ de Graaf EJR，Doornebosch PG，Tetteroo GWM，et al. Transanal endoscopic microsurgery is feasible for adenomas throughout the entire rectum［J］. Dis Colon Rectum，2009，52（6）：1107-1113.

［38］ Allaix ME，Arezzo A，Cassoni P，et al. Morino Recurrence after transanal endoscopic microsurgery for large rectal adenomas［J］. Surg Endosc，2012，26（9）：2594-2600.

［39］ Léonard D，Colin J-F，Remue C，et al. Transanal endoscopic microsurgery：long-term experience，indi-cation expansion，and technical improvements［J］. Surg Endosc，2011，26（2）：312-322.

［40］ Guerrieri M，Baldarelli M，Organetti L，et al. Transanal endoscopic microsurgery for the treatment of selected patients with distal rectal cancer：15 years experience［J］. Surg Endosc，2008，22（9）：2030-2035.

［41］ Barendse RM，van den Broek FJC，Dekker E，et al. Systematic review of endoscopic mucosal resection versus transanal endoscopic microsurgery for large rectal adenomas［J］. Endoscopy，2011，43（11）：941-949.

［42］ Barendse RM，van den Broek FJC，van Schooten J，et al. Endoscopic mucosal resec-tion vs transanal endoscopic microsurgery for the treatment of large rectal adenomas［J］. Colorectal Dis，2012，14（4）：e191-e196.

［43］ Serra-Aracil X，Caro-Tarrago A，Mora-López L，et al. Transanal endoscopic surgery with total wall excision is required with rectal adenomas due to the high frequency of adenocarcinoma［J］. Dis Colon Rectum，2014，57（7）：823-829.

［44］ Schäfer H，Baldus SE，Hölscher AH. Giant adenomas of the rec-tum：complete resection by transanal endoscopic microsurgery（TEM）［J］. Int J Colorectal Dis，2006，21（6）：533-537.

［45］ van denBoezem PB，Kruyt PM，Stommel MWJ，et al. Transanal single-port surgery for the resection of large polyps.［J］Dig Surg，2011，28（5-6）：412-416.

［46］ Lim S-B，Seo S-I，Lee JL，et al. Feasibility of transanal minimally invasive surgery for mid-rectal lesions［J］. Surg Endosc，2012，26（11）：3127-3132.

［47］ Ragupathi M，Maele DV，Nieto J，et al. Transanal endoscopic video-assisted（TEVA）excision［J］. Surg Endosc，2012，26（12）：3528-3535.

［48］ Bridoux V，Schwarz L，Suaud L，et al. Transanal minimal invasive surgery with the EndorecTM trocar：a low cost but effective technique［J］. Int J Colorectal Dis，2013，29（2）：177-181.

［49］ Emre Gorgun I，Aytac E，Costedio MM，et al. Transanal endoscopic surgery using a single access port：a practical tool in the surgeon's toybox［J］. Surg Endosc，2013，28（3）：1034-1038.

［50］ Hompes R，Rauh SM，Ris F，et al. Robotic transanal minimally invasive surgery for local excision of rectal neoplasms［J］. Br J Surg，2014，101（5）：578-581.

［51］ Hahnloser D，Cantero R，Salgado G，et al. Delrio Transanal minimal invasive surgery for rectal lesions：should the defect be closed？［J］. Colorectal Dis，2015，17（5）：397-402.

［52］ Maglio R，Muzi GM，Massimo MM，et al. Transanal minimally invasive surgery（TAMIS）：new treatment for early rectal cancer and large rectal polyps—experience of an Italian center［J］. Am Surg，2015，81（3）：273-277.

［53］ Haugvik S-P，Groven S，Bondi J，et al. A critical appraisal of transanal minimally invasive surgery（TAMIS）in the treatment of rectal adenoma：a 4-year experi-ence with 51 cases［J］. Scand J Gastroenterol，2016，51（7）：855-859.

［54］ Molina G，Bordeianou L，Shellito P，et al. Transanal endoscopic resection with peritoneal entry：a word of caution［J］. Surg Endosc，2015，30（5）：1816-1825.

［55］ Tytherleigh MG，Warren BF，McC Mortensen NJ. Management of early rectal cancer［J］. Br J Surg，2008，95（4）：409-423.

［56］ Doornebosch PG，Ferenschild FTJ，de Wilt JHW，et al. Treatment of recurrence after transanal endoscopic microsurgery（TEM）for T_1 rectal cancer［J］. Dis Colon Rectum，2010，53（9）：1234-1239.

［57］ Heafner TA，Glasgow SC. A critical review of the role of local excision in the treatment of early（T_1 and T_2）rectal tumors［J］. J Gastrointest Oncol，2014，5（5）：345-352.

［58］ Suzuki A，Togashi K，Nokubi M，et al. Evaluation of venous invasion by Elastica van Gieson stain and tumor budding predicts local and distant metastases in patients with T_1 stage colorectal cancer［J］. Am J Surg Pathol，2009，33（11）：1601-1607.

［59］ Nascimbeni R，Burgart LJ，Nivatvongs S，et al. Risk of lymph node metastasis in T_1 carcinoma of the colon and rectum［J］. Dis Colon Rectum，2002，45（2）：200-206.

［60］ Kikuchi R，Takano M，Takagi K，et al. Management of early invasive colorectal cancer［J］. Dis Colon Rectum，1995；38（12）：1286-1295.

［61］ Syk E，Lenander C，Nilsson PJ，et al. Tumour budding correlates with local recurrence of rectal cancer［J］. Colorectal Dis，2011，13（3）：255-262.

［62］ Prall F，Nizze H，Barten M. Tumour budding as prognostic factor in stage Ⅰ/Ⅱ colorectal carcinoma［J］. Histopathology，2005，47（1）：17-24.

［63］ Ueno H，Murphy J，Jass JR，et al. Tumour "budding" as an index to estimate the potential of aggressiveness in rectal cancer［J］. Histopathology，2002，40（2）：127-132.

［64］ Miskovic D，Ni M，Wyles SM，et al. Learning curve and

case selection in laparoscopic colorectal surgery[J]. Dis Colon Rectum,2012,55(12):1300-1310.

[65] Borschitz T,Heintz A,Junginger T. The influence of his-topatho-logic criteria on the long-term prognosis of local-ly excised pT$_1$ rectal carcinomas: results of local excision (transanal endoscopic microsurgery) and immediate reop-eration[J]. Dis Colon Rectum,2006,49(10):1492-1506.

[66] Stipa F,Giaccaglia V,Burza A. Management and outcome of local recurrence following transanal endoscopic micro-surgery for rectal cancer[J]. Dis Colon Rectum,2012;55 (3):262-269.

[67] Bach SP,Hill J,Monson JRT,et al. A predictive model for local recurrence after transanal endoscopic microsurgery for rectal cancer[J]. Br J Surg,2009,96(3):280-290.

[68] Morino M,Allaix ME,Famiglietti F,et al. Does peritoneal perforation affect short-and long-term out-comes after transanal endoscopic microsurgery? [J]. Surg Endosc, 2012,27(1):181-188.

[69] Mellgren A,Sirivongs P,Rothenberger DA,et al. Is local excision adequate therapy for early rectal can-cer? [J]. Dis Colon and Rectum,2000,43(8):1064-1071.

[70] Lee W,Lee D,Choi S,et al. Transanal endoscopic micro-sur-gery and radical surgery for T$_1$ and T$_2$ rectal cancer [J]. Surg Endosc,2003,17(8):1283-1287.

[71] Lezoche E,Baldarelli M,Lezoche G,et al. Randomized clinical trial of endoluminal locore-gional resection versus laparoscopic total mesorectal exci-sion for T$_2$ rectal canc-er after neoadjuvant therapy[J]. Br J Surg,2012,99(9): 1211-1218.

[72] Garcia-Aguilar J,Shi Q,Thomas CR,et al. A phase Ⅱ trial of neoadjuvant chemoradiation and local excision for T$_2$N$_0$ rectal cancer: preliminary results of the ACOSOG Z6041 trial[J]. Ann Surg Oncol,2012,19(2):384-391.

[73] Habr-Gama A,Sabbaga J,Gama-Rodrigues J,et al. Watch and wait approach following extended neoadjuvant che-moradiation for distal rectal cancer[J]. Dis Colon Rec-tum,2013,56(10):1109-1117.

[74] Maas M,Beets-Tan RGH,Lambregts DMJ,et al. Wait-and-see policy for clinical complete responders after che-moradiation for rectal cancer[J]. J Clin Oncol,2011,29 (35):4633-4640.

[75] Dalton RSJ,Velineni R,Osborne ME,et al. A single-cen-tre experience of chemoradiotherapy for rectal cancer: is there potential for nonoperative management? [J]. Color-ectal Dis,2012,14(5):567-571.

[76] McDermott FD,Heeney A,Courtney D,et al. Winter Rec-tal carcinoids: a systematic review[J]. Surg Endosc, 2014,28(7):2020-2026.

[77] KinoshitaT,KanehiraE,OmuraK,et al. Yamada Transanal

endoscopic microsurgery in the treatment of rectal carcinoid tumor[J]. Surg Endosc,2007,21(6):970-974.

[78] Kumar AS,Sidani SM,Kolli K,et al. Transanal endoscop-ic microsurgery for rectal carcinoids: the largest reported United States experience[J]. Colorectal Dis,2012,14(5): 562-566.

[79] Serra Aracil X,Gómez Díaz C,Bombardó Junca J,et al. Surgical excision of retrorectal tumour using transanal endoscopic microsurgery[J]. Colorectal Dis,2010,12(6): 594-595.

[80] Tielen R,Bremer AJA,van der Graaf WTA,et al. Transanal endoscopic microsurgery following treatment with imatinib: a case report of a patient with a rectal gastrointesti-nal stromal tumor [J]. Acta Chir Belg, 2015,115(2):166-169.

[81] Andrews EJ,Royce P,Farmer KC. Transanal endoscopic microsurgery repair of rectourethral fistula after high-in-tensity focused ultrasound ablation of prostate cancer[J]. Colorectal Dis,2011,13(3):342-343.

[82] Kanehira E,Tanida T,Kamei A,et al. Shimizu Transanal endoscopic microsurgery for surgical repair of rec-tovesi-cal fistula following radical prostatectomy[J]. Surg En-dosc,2014,29(4):851-855.

[83] D'Ambrosio G,Paganini AM,Guerrieri M,et al. Minimal-ly invasive treatment of rectovaginal fistula[J]. Surg En-dosc,2012,26(2):546-550.

[84] Türler A,Schäfer H,Pichlmaier H. Role of transanal en-doscopic microsurgery in the palliative treatment of rectal cancer[J]. Scand Gastroenterol,1997,32(1):58-61.

[85] Lev-Chelouche D,Margel D,Goldman G,et al. Transanal endoscopic microsurgery: experience with 75 rectal neo-plasms[J]. Dis Colon Rectum,2000,43(5):662-667.

[86] Baatrup G,Borschitz T,Cunningham C,et la. Perforation into the peritoneal cavity during transanal endoscopic mi-crosurgery for rectal cancer is not associated with major complications or oncological compromise [J]. Surg En-dosc,2009,23(12):2680-2683.

[87] Gavagan JA,Whiteford MH,Swanstrom LL. Full-thick-ness intraperitoneal excision by transanal endoscopic mi-crosur-gery does not increase short-term complications [J]. Am J Surg,2004,187(5):630-634.

[88] Marks JH,Frenkel JL,Greenleaf CE,et al. Transanal en-doscopic microsurgery with entrance into the peritoneal cavity: is it safe? [J]. Dis Colon Rectum,2014,57(10): 1176-1182.

[89] Lee GC,Sylla P. Shifting paradigms in minimally invasive sur-gery: applications of transanal natural orifice translu-minal endo-scopic surgery in colorectal surgery[J]. Clin Colon Rectal Surg,2015,28(3):181-193.

［90］ Kumar AS，Chhitwal N，Coralic J，et al. Transanal endoscopic microsurgery：safe for midrectal lesions in morbidly obese patients［J］. Am J Surg，2012，204（3）：402-405.

［91］ Borstlap WAA，Harran N，Tanis PJ，et al. Feasibility of the TAMIS technique for redo pelvic surgery［J］. Surg Endosc，2016，30：5364-5371.

［92］ Bremers AJ，van Laarhoven KJ，van der Kolk BM，et al. Transanal endoscopic microsurgery approach for rectal stump resection as an alternative to transperitoneal stump resection［J］. Br J Surg，2013，100（4）：568-571.

［93］ Liyanage C，Ramwell A，Harris GJ，et al. Transanal endoscopic microsurgery：a new technique for completion proctectomy［J］. Colorectal Dis，2013，15（9）：e542-e547.

［94］ McLemore EC，Coker A，Leland H，et al. New disposable trans-anal endoscopic surgery platform：longer channel，longer reach［J］. Gastroenterol Hepatol，2013，1：46-50.

［95］ Wolthuis AM，de Buck van Overstraeten A，D'Hoore A. Dynamic article：transanal rectal excision：a pilot study［J］. Dis Colon Rectum，2014，57（1）：105-109.

［96］ Buck vanOverstraeten A，Wolthuis AM，D'Hoore A. Transanal completion proctectomy after total colectomy and ileal pouch-anal anastomosis for ulcerative colitis：a modified single stapled technique［J］. Colorectal Dis，2016，18（4）：O141-O144.

［97］ Tasende MM，Delgado S，Jimenez M，et al. Minimal invasive surgery：NOSE and NOTES in ulcerative colitis［J］. Surg endosc，2015，29（11）：3313-3318.

［98］ Leo CA，Samaranayake S，Perry Woodford ZL，et al. Initial experience of restorative procto-colectomy for ulcertive colitis by transanal total mesorectal rec-tal excision and single-incision abdominal laparoscopic surgery［J］. Colorectal Dis，2016，18（12）：1162-1166.

［99］ Rouanet P，Mourregot A，Azar CC，et al. Transanal endoscopic proctectomy［J］. Dis Colon Rectum，2013，56（4）：408-415.

［100］ Lacy MDB et al. Transanal totalmesorectal excision for rec-tal cancer：outcomes after 140 patients［J］. J Am Coll Surg，2015，221（2）：415-423.

［101］ Tuech JJ，Bridoux V，Kianifard B，et al. Natural orifice total mesorectal excision using transanal port and laparoscopic assistance［J］. Eur J Surg Oncol，2011，37（4）：334-335.

［102］ Muratore A，Mellano A，Marsanic P，et al. Transanal total mesorectal excision（TaTME）for cancer located in the lower rectum：short-and mid-term results［J］. Eur J Surg Oncol，2015，41（4）：478-483.

［103］ Helbach MV，Deijen CL，Velthuis S，et al. Transanal total mesorectal excision for rectal carci-noma：short-term outcomes and experience after 80 cases［J］. Surg Endosc，2016，30：464-470.

［104］ de'Angelis N，Portigliotti L，Azoulay D，et al. Transanal total mesorectal excision for rectal cancer：a single center experi-ence and systematic review of the literature［J］. Langenbecks Arch Surg，2015，400（8）：945-959.

［105］ Perdawood SK，Khefagie Al GAA. Transanal vs laparoscopic total mesorectal excision for rectal cancer：initial experience from Denmark［J］. Colorectal Dis，2016，18（1）：51-58.

［106］ Buchs NC，Nicholson GA，Yeung T，et al. Transanal rectal resection：an initial experi-ence of 20 cases［J］. Colorectal Dis，2016，18（1）：45-50.

［107］ Kang L，Chen W-H，Luo S-L，et al. Transanal totalmesorectal excision for rectal cancer：a pre-liminary report［J］. Surg Endosc，2016，30：2552-2562.

［108］ Serra-Aracil X，Mora-López L，Casalots A，et al. Hybrid NOTES：TEO for transanal total meso-rectal excision：intracorporeal resection and anastomosis［J］. Surg Endosc，2016，30：364-354.

［109］ Burke JP，Martin-Perez B，Khan A，et al. Transanal total mesorectal excision for rectal cancer：early outcomes in 50 consecutive patients［J］. Colorectal Dis，2016，18（6）：570-577.

［110］ Chouillard E，Chahine E，Khoury G，et al. NOTES total mesorectal excision（TME）for patients with rectal neoplasia：a preliminary experience［J］. Surg Endosc，2014，28（11）：3150-3157.

［111］ Chen WH，Kang L，Luo SL，et al. Transanal totalmesorectal excision assisted by single-port laparoscopic surgery for low rectal cancer［J］. Tech Coloproctol，2015，19（9）：527-534.

［112］ Leroy J，Barry BD，Melani A，et al. No-scar transanal total mesorectal excision：the last step to pure NOTES for colorectal surgery［J］. JAMA Surg，2013，148（3）：226-230.

［113］ Zhang H，Zhang Y-S，Jin X-W，et al. Transanal single-port laparoscopic totalmesorectal exci-sion in the treatment of rectal cancer［J］. Tech Coloproctol，2013，17（1）：117-123.

［114］ Marks JH，Huang R，McKeever D，et al. Outcomes in 132 patients following laparoscopic totalmesorectal exci-sion（TME）for rectal cancer with greater than 5-year follow-up［J］. Surg Endosc，2016，30（1）：307-314.

［115］ Chen C-C. Transanal totalmesorectal excision versus laparoscopic surgery for rectal cancer receiving neoadjuvant chemoradiation：a matched case-control study［J］. Ann Surg Oncol，2015，23（4）：1169-1176.

［116］ Fernandez-Hevia M，Delgado S，Castells A，et al. Transanal total mesorectal excision in rectal cancer：short-term outcomes in comparison with laparo-scopic surgery[J]. Ann Surg,2015,261(2):221-227.

[117] Velthuis S, Nieuwenhuis DH, Ruijter TEG, et al. Transanal versus traditional laparoscopic total mesorectal excision for rectal carcinoma[J]. Surg Endosc, 2014,28(12):3494-3499.

[118] Deijen CL,Velthuis S,Tsai A,et al. COLOR Ⅲ: a multicentre randomised clinical trial comparing transanal TME versus laparoscopic TME for mid and low rectal cancer[J]. Surg Endosc,2015,30:3210-3215.

[119] Bravo R,Fernández-Hevia M,Jiménez-Toscano M,et al. Transanal Hartmann reversal: a new technique[J]. Surg Endosc,2016,30(6):2628-2631.

[120] Bipat S,Glas AS,Slors FJM,et al. Rectal cancer: local staging and assessment of lymph node involvement with endoluminal US,CT,and MR imaging—a meta-analysis [J]. Radiology,2004,232(3):773-783.

[121] Bislenghi G,Wolthuis AM,de Buck van Overstraeten A, et al. AirSeal system insufflator to maintain a stable pneumorectum during TAMIS[J]. Tech Coloproctol, 2015,19(1):43-45.

[122] Paganini AM,Balla A,Quaresima S,et al. Tricks to decrease the suture line dehiscence rate during endoluminal loco-regional resection(ELRR) by transanal endo-scopic microsurgery(TEM)[J]. Surg Endosc, 2014, 29(5): 1045-1050.

[123] Arolfo S,Allaix ME,Migliore M,et al. Transanal endoscopic microsurgery after endoscopic resection of malignant rectal polyps: a useful technique for indication to radical treatment [J]. Surg Endosc, 2013, 28 (4): 1136-1140.

[124] Ramirez JM, Aguilella V, Arribas D, et al. Transanal full-thickness excision of rectal tumours: should the defect be sutured? a randomized controlled trial[J]. Colorectal Dis,2002,4(1):51-55.

[125] Penna M,Knol JJ,Tuynman JB,et al. Four anastomotic techniques following transanal total mesorec-tal excision (TaTME)[J]. Tech Coloproctol,2016,20(3):185-191.

[126] Atallah S,Albert M,Monson JRT. Critical concepts and important anatomic landmarks encountered during transanal total mesorec-tal excision(TaTME): toward the mastery of a new operation for rectal cancer surgery [J]. Tech Coloproctol,2016,20:483-494.

[127] Benson AB,Bekaii-Saab T,Chan E,et al. Rectal cancer [J]. J Natl Compr Canc Netw,2012;10:1528-1564.

[128] Ford SJ,Wheeler JMD,Borley NR. Factors influencing selec-tion for a day-case or 23-h stay procedure in transanal endoscopic microsurgery[J]. Br J Surg,2010, 97(3):410-414.

[129] Martin-Perez B,Andrade-Ribeiro GD,Hunter L,et al. A sys-tematic review of transanal minimally invasive surgery(TAMIS) from 2010 to 2013[J]. Tech Coloproctol, 2014,18(9):775-788.

[130] Tsai BM,Finne CO,Nordenstam JF,et al. Transanal endoscopic microsurgery resection of rectal tumors: outcomes and recommendations [J]. Dis Colon Rectum, 2010,53(1):16-23.

[131] Guerrieri M,Baldarelli M,Morino M,et al. Transanal endoscopic microsurgery in rec-tal adenomas: experience of six Italian centres[J]. Dig Liver Dis, 2006, 38 (3):202-207.

[132] Guerrieri M,Baldarelli M,de Sanctis A,et al. Treatment of rectal adenomas by transanal endoscopic microsurgery: 15 years' experience[J]. Surg Endosc,2010,24(2): 445-449.

[133] Ramwell A,Evans J,Bignell M,et al. The creation of a peritoneal defect in transanal endoscopic microsurgery does not increase complications [J]. Colorectal Dis, 2009,11(9):964-966.

[134] Kennedy ML,Lubowski DZ,King DW. Transanal endoscopic microsurgery excision [J]. Dis Colon Rectum, 2002,45(5):601-604.

[135] Allaix ME,Rebecchi F,Giaccone C,et al. Long-term functional results and quality of life after transanal endoscopic microsurgery[J]. Br J Surg,2011,98(11):1635-1643.

[136] Cataldo PA, O'Brien S, Osler T. Transanal endoscopic microsur-gery: a prospective evaluation of functional results[J]. Dis Colon Rectum,2005,48(7):1366-1371.

[137] Hompes R,Ashraf SQ,Gosselink MP,et al. Evaluation of quality of life and function at 1 year after transanal endoscopic microsurgery [J]. Colorectal Dis, 2015, 17 (2):O54-O61.

[138] Dafnis G,Påhlman L,Raab Y,et al. Transanal endoscopic microsurgery: clinical and functional results[J]. Colorectal Dis,2004,6(5):336-342.

[139] Restivo A,Zorcolo L,D'Alia G,et al. Risk of complications and long-term functional alterations after local excision of rectal tumors with transanal endoscopic microsurgery(TEM)[J]. Int J Colorectal Dis,2015,31(2): 257-266.

[140] Tuech JJ,Karoui M,Lelong B,et al. A step toward notes total mesorectal excision for rectal cancer[J]. Ann Surg, 2015,261(2):228-233.

[141] Rink AD,Kauff DW,Paschold M,et al. Hybrid TAMIS total mesorectal excision: a new perspective in treatment of distal rectal cancer-technique and results[J]. Chirurg, 2016,87(3):225-232.

第二十三章 未来腔内手术的内镜工具和操作平台

本章要点

◇高级内镜介入治疗尚未广泛用于结肠病变。一方面是缘于结肠的解剖特点（长度长、活动度大、易扩张、壁薄），另一方面是由于目前柔性胃肠内镜在获得暴露、保持良好视觉效果和提供稳定的操作空间方面并不成熟。除了内镜检查的这些基本要素，缺乏更好的操作工具也是一个挑战。

◇未来的腔内手术，包括先进的结肠镜介入治疗，将不再以开发"超高清内镜"为基础，而是会通过重新考虑如给气系统和保持操作空间稳定等基本原理方面进行技术开发。今后这些新的辅助工具可以协助解决上诉技术难点。

一、前言

包括内镜黏膜下剥离术（ESD）在内的先进内镜介入治疗在结肠病变中尚未广泛用开展。结肠的解剖学特点使这些手术更加困难，包括长度长、容易扩张、迂曲、活动度大和壁薄。因此，结肠镜的视野暴露和工作空间通常不稳定，并且不适合进行复杂的操作。缺乏真正"可用"的辅助工具也是结肠 ESD 和其他先进操作存在技术困难的原因。

一直以来，本章作者致力于研究和开发必要的设备或工具，以提高柔性胃肠镜介入治疗的性能和质量。我们的努力集中在内镜"基础要素"的改进上，如给气、排烟系统和提高工作空间的稳定性。我们的目标不仅限于使结肠 ESD 更易于临床应用，而且要超越 ESD，即实现"未来腔内手术"。在这一章中，我们描述了最近取得的部分成就，以及它们对未来治疗性内镜的可能影响。

二、内镜吹气系统的改进

（一）稳定内镜暴露视野

稳定的视觉效果/充分暴露是内镜诊断/手术成功的关键。目前，气体给入主要目的是获得和保持内镜视野的暴露。然而，这一基本技术在软性胃肠镜的整个历史中还没有得到充分的研究。尽管目前已越来越多地使用 CO_2 代替空气给气，但气体仍以手动和盲目的方式通过内镜的空气/水通道给入。

因此，即使先进的 ESD 操作中，操作内镜的医师在获得稳定的视觉效果、暴露和操作等这些过程中都是"一个人的表演"。

作者认为，计算机控制下的压力可自动调节给气系统，即类似于腹腔镜的给气系统将是当前和未来内镜介入治疗的趋势。随着胃肠腔内自动给气的普及，内镜医生将能更专注于操作，就像外科医生可以专注于自动气腹机下的腹腔镜手术一样。

（二）自动调节腔内压力稳定的内镜检查

自动调节压力稳定的内镜检查（steady pressure automatically controlled endoscopy，SPACE）是一种新技术，用于在胃肠腔内产生和维持恒定压力的环境（图 23.1）。展示了一个完全由计算机控制的用于胃肠腔的吹气系统（GW-200，Fujifilm Corporation，Tokyo，Japan）。该装置通过专用内镜外接导管和防漏气转换头将 CO_2 送入胃肠道内（图 23.2）。

或者，注气时应用一款市售的用于内镜通道给气的"软管"，则无需内镜镜身的外接导管（图 23.3）。根据设定的腔内压力向胃肠腔自动注入 CO_2，该压力由 GW-200 装置间歇监测。在 SPACE 检查期间，操作者在压力设定范围内仍可以进行手动补气，但是当实际腔内压力超过设定的安全范围时，自动或手动给气都会被强制终止。气体的抽吸可以根据需要进行，当停止抽吸后，这个充气装置会立即对管腔进行再充气。因此，内镜医生不再需要在操作过程中控制吹气，可以更自由地集中精力进行治疗。像腹腔镜手术一样，内镜暴露在理论上应该可以变得更加充分。

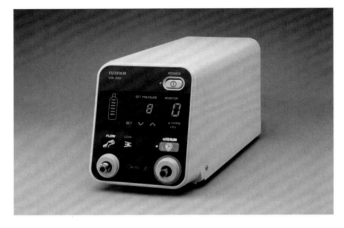

图 23.1　计算机控制的柔性胃肠内镜自动进气系统（GW-200，Fujifilm Corporation，Tokyo，Japan）

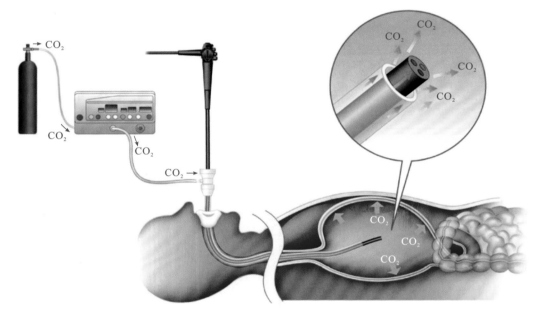

图 23.2　SPACE 给气系统

1. SPACE 的临床前评估

我们已经对自动调节压力稳定的内镜检查（SPACE）技术在上消化道和下消化道的可行性和安全性进行了初步评估。在食道，我们成功地证明了 SPACE 技术在猪动物试验中是安全可行的，上下游肠道不会过度扩张。此外，与手动吹入内镜相比，SPACE 暴露更稳定、切割黏膜时可以提供更均匀的组织张力，并减少每次抽吸后重新暴露的时间，这些优势显著地减少了手术操作的时间。在下消化道，我们也成功地证实了 SPACE 结肠镜检查在犬模型中是安全和可行的。SPACE 结肠镜检查提供了更稳定的视野且视野更容易再次暴露，而不会引起因过量的气体导致肠的扩张。有趣的是，常规手动给气时上游肠管的扩张程度比这种预先设定给气压力的 SPACE 系统中更加明显（图 23.4）。

2. 前景

在一项食管癌患者 ESD 试验中，验证了使用非 GW-200 SPACE 给气操作的临床可行性和安全性。2015 年日本《药品管理法》中，授予了 GW-200 给气机和相关附属设备制造和销售许可。该系统目前正在日本进行临床评估，并将很快上市。如何将这项新技术更广泛的应用于先进的腔内手术中，需要进一步的临床评估工作。

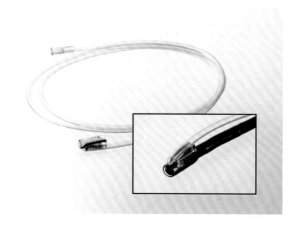

图 23.3　计算机控制的注气管（Impact Shooter，Top Corporation，Tokyo，Japan）

三、内镜烟雾的改善

1. 胃肠道腔内烟雾的潜在危险

众所周知，能量装置产生的烟雾不仅降低了腹腔镜手术的视觉效果，还增加了对患者和手术室人员的生物化学危害。这一问题促使了近期腹腔镜手术中排烟系统的改进。然而，柔性胃肠道内镜治疗过程中产生的烟雾却并不被重视。最近，我们已经证明内镜黏膜/黏膜下电凝产生的烟雾中含有有害物质。有效的排烟系统不仅可以提高腔内手术的操作质量，还可以降低患者和医务人员的潜在健康危险。

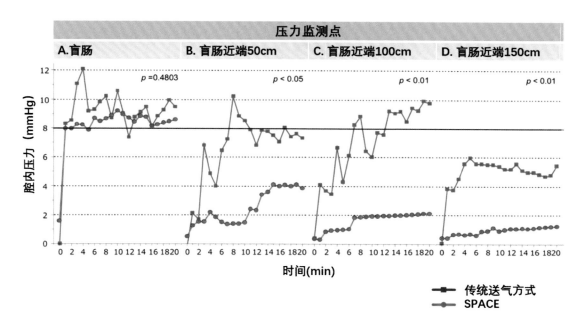

图 23.4　传统送气方式与 SPACE 送气方式在压力监测点的不同时间多点监测压力值

注意：传统人工给气时，近端肠内压力显著增高，而 SPACE 给气时，近端肠内压力几乎没有升高

2. 自动排烟系统

胃肠道腔内的自动排烟只能在自动压力控制的环境下进行，否则每次启动排气几乎总是会导致肠腔显著塌陷。只要给气压力和排空速度得到最佳设置，我们的 SPACE 技术就能保持肠腔始终"不塌陷"，保持良好的视野。有一种专门设计用于标准内镜的抽气管，这是一种配备有烟雾吸收膜的外科专用自动烟雾抽空器（图 23.5）。为了在胃肠腔内实现有效的排空，满足同时排空和给气，并使肠腔内压力保持平衡，在上述实验装置中，设置腔内压力为

$8\,mmHg$，抽空器功率为 100%，延时 $10\,s$。

3. 排空系统的临床应用前评估

在猪胃中进行内镜黏膜消融后，根据视觉效果和残留烟雾的浓度两项指标对该系统进行临床前评估。应用自动排气动物内镜图像明显比没有自动排气的清晰（图 23.6）。在没有应用自动排气的动物胃肠腔内残留的烟雾比有自动排气的更浓。自动排气组的半定量相对碳浓度明显低于未排气组。在启动自动排气过程中，胃腔内压力的实际波动保持在 $6\sim 8\,mmHg$ 以内，并且没有观察到明显的胃腔塌陷。

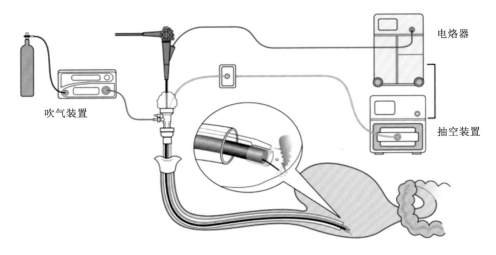

图 23.5　同步给气/排气系统

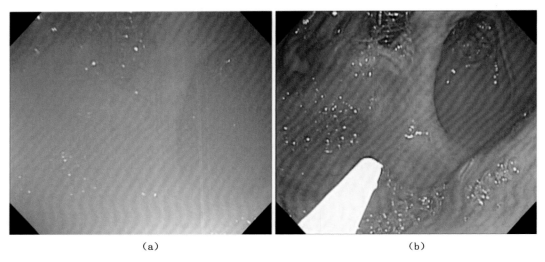

（a）　　　　　　　　　　　　　　　（b）

图 23.6　有无自动排烟的黏膜消融后内镜下图像对比
（a）无自动排烟系统；（b）有自动排烟系统

4. 意义

尽管仍处于"概念验证"阶段，胃肠腔内的自动排烟已被证明是有前景并可行的。上述数据激励了厂家开发出更理想的自动排烟装置和相关外围设备，用于柔性胃肠内镜的介入治疗。理想情况下，未来的内镜和/或相关平台会提供专用的给入/注入或排出通道。

四、内镜工作空间的改进

（一）稳定内镜工作空间的需求

除了稳定内镜视野或暴露，工作空间的稳定性是先进腔内手术成功的另一个主要因素。尽管

SAPCE 技术可以提供稳定的腔内气压，但柔性内镜仍然会在胃肠道腔内自由浮动。它需要由内镜医生或助手不断调整以保持在正确的工作空间。如果不固定或使内镜和肠道保持稳定的话，先进的腔内手术所需的精细操作在技术上是很困难的。

（二）ESP 腔内手术平台

迄今为止，为了获得稳定的内镜工作空间，几类"操作平台"已经面世。有些系统是机器人控制的，具有集成光学和独立的自动操作功能。其他系统则更加呆板复杂，它们利用传统柔性内镜的工作通道进行控制，通过在工作通道内置入柔性可锁定的缆线来稳定内镜。很容易想象，这些平台最初是为了更极端的操作环境开发的，如 NOTES（经自然

孔腔内镜手术），在这种条件下，工作空间的稳定性在技术上要求更高。另外，这些系统都作为衍生品惠及了目前的内镜治疗手段。因此，大多数系统，尤其是机器人控制的操作平台，体积太大、太复杂，难以实际应用于胃肠道内腔手术。

腔内手术平台（the endoluminal surgical platform，ESP）（Lumendi Ltd，London，UK）也是一种内镜平台，但有几个独特的特点。该系统是在内镜镜身上附加一个套管，主要是为结肠应用设计的。套管上有两个气囊（前气囊和后气囊），可以很容易地安装在任何结肠镜上（图 23.7）。当 ESP 随着内镜在结肠内进镜时，两个气囊都不充气。当到达手术部位后，后气囊首先充气扩张，保持镜身稳定；然后将前气囊推出操作空间的前方并充气，这样，操作空间便形成了一个被隔离的"治疗区"，使治疗空间更稳定、可操控性更强（图 23.8）。两个气囊之间的距离是可以调整的，因此可以通过向前推进前气囊，使肠壁皱褶展平。也可以直接通过向后拉动前气囊改善病变的操作视野（图 23.9）。

1. ESP 的临床应用前评估

几项临床前评估表明，ESP 的使用不会影响结肠镜的运动和功能，但确实提高了手术部位的稳定性，并有可能降低内镜医生在腔内手术中的操作难度。该系统已完成临床前实验阶段，并已提交美国食品和药物监督局批准。其主要适应证是用于协助内镜下切除大的或难以暴露的结直肠息肉。

2. 前景：ESP 和 SPACE

ESP 是一个独立的设备，但最近的合作研究表明，在 SPACE 下使用 ESP，可以进一步优化操作空间的视觉效果，两者产生协同效应。使用 ESP 后，需要注气的结肠段显著减少；有了 SPACE，即使在手术过程中反复进行电凝消融和抽吸，治疗区也能保持稳定。

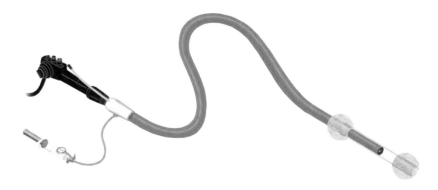

图 23.7　ESP 系统

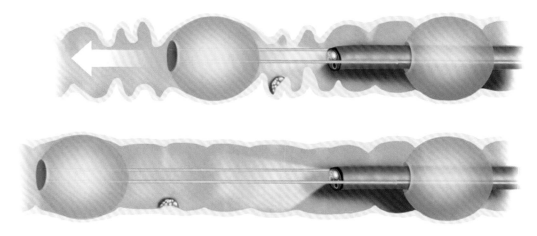

图 23.8　两个气囊之间的治疗区

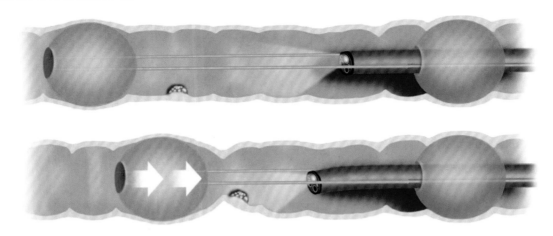

图 23.9　前气囊向后拉改善病变的操作视野

（三）未来的改进措施

与手术器械相比，目前柔性胃肠内镜中可用的大多数柔性工具（如抓钳、止血钳等）性能并不理想，不太结实，操作中可调整范围较小。一些非常常见的电剪、止血钳、缝合器等外科工具，在内镜中均无法使用。除了如前所述的"基础"的改进之外，我们必须从外科角度对内镜工具进行改进，这必须从头开始开发真正的更便利的设备。只有通过在临床医疗活动中展开合作并不断进行技术创新，上述改进才有可能实现。

五、可旋转钳

就旋转能力而言，几乎没有柔性钳能与腹腔镜

用刚性钳相比。目前一些厂家所谓的"可旋转"钳也没有表现出令人满意的性能。这有部分原因是成本问题。高性能金属扭矩线的成本太高，难以大规模应用。然而，最主要原因还是目前大多数内镜医生还不了解完全可旋转钳的价值。他们并不习惯转动钳子，而是通过旋转内镜来调整方向。

在未来的腔内手术中，内镜医生将不再需要旋转内镜，而是只需将视野固定，在这个稳定的视野下，方便地应用各种功能强大而灵活的器械进行操作，就如腹腔镜手术一样。其实，目前的基础研究已经解决了既具有高传导性又具有高扭矩的导线材料问题（图 23.10）。随着临床需求的扩大，高性能导线的成本将会进一步降低。

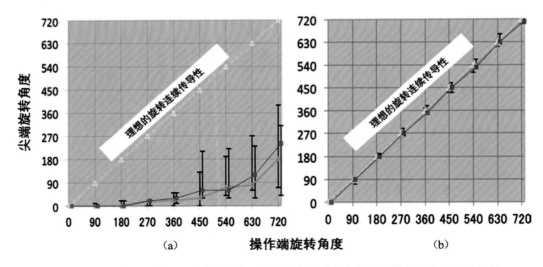

图 23.10　目前市售的"可旋转"钳与理想的高性能高扭矩钳模型的旋转传导性能比较

（a）目前市售的产品；（b）理想的模型

六、抽吸/灌注设备的改进

目前，抽吸是通过结肠镜的工作通道进行的。由于内镜必须"潜入"到液体中，因此在抽吸的过程中，内镜视觉会暂时丧失。这种暂时的视觉丧失在胃肠腔中可能并不是什么大问题，而在腹腔镜手术中这是不可接受的，因为盲目抽吸可能会导致严重的并发症。在未来的腔内手术中，即使在抽吸过程中也应该保持内镜下视野持续可见。一种专用内镜吸引导管 Endoshower（Yamashina-Seiki，Co.，Ltd.，Shiga，Japan）就是基于这样的概念开发的。这个 2.5 mm 软性导管的头端上有 24 个侧孔（直径 0.4 mm），通过标准活检通道置入，可实现"类似腹腔镜"的冲洗和抽吸（图 23.11）。这套设备的工作性能在日本市场获得临床广泛的认可。我们预计，在未来其在内镜操作中的临床适应证将会逐渐扩大，目前内镜"内置"的给气、抽吸、冲洗功能将来可能不再依赖于内镜。

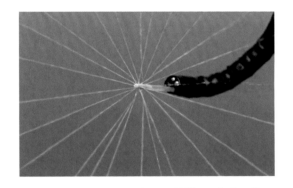

图 23.11　一种新型内镜柔性抽吸/灌注导管
（Endoshower，Yamashina-Seiki，Co.，Ltd.，Shiga，Japan）

七、内镜工作通道

一些直肠和乙状结肠病变可以使用另一个独特的平台进行治疗。该装置是带有侧通道的内镜外套管（图 23.12）。通过外管的侧通道的抓钳抓取组织（黏膜），而不是经过内镜的活检通道。控制抓取力的强度和方向、调整抓钳深度等都是通过旋转或调整外管而实现的，而无须旋转或移动内镜（图 23.13）。这种装置名称是 Endotornado（Top Corporation，Tokyo，Japan），它可能会改变目前胃肠道 ESD 操作规范。根据 2016 年日本《药品管理法》的规定，Endotornad 已获得生产和销售许可，目前正在进行临床评估。虽然目前其适应证仅限于食管病变，但很快将扩展到胃肠。

八、缝合设备

几十年来一直是内镜医生的梦想是"缝"而不是"剪"，由于柔性内镜的尺寸限制和"同轴"机制，开发出真正可用的内镜下缝合装置并不容易。在众多实验性和/或发布产品的相关装置中，OverStitch（Apollo Endosurgery，Austin，Texas）是市场上唯一实际可用的缝合装置（图 23.14）。该装置已经过临床前和临床实际测评，已获得上消化道内镜领域的临床认可。由于当前版本需要长度相对较短的双通道内镜，因此该装置尚不适用于结肠，尤其是近端结肠。该公司正在开发具有更高人—机工程学和更强兼容性（包括与单通道诊断内镜的兼容性）的下一代 OverStitch。

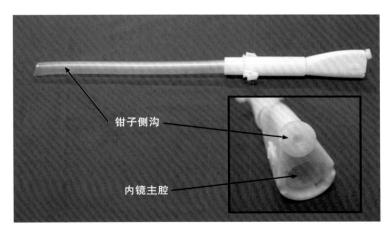

钳子侧沟

内镜主腔

图 23.12　附内置侧通道的新型内镜套管

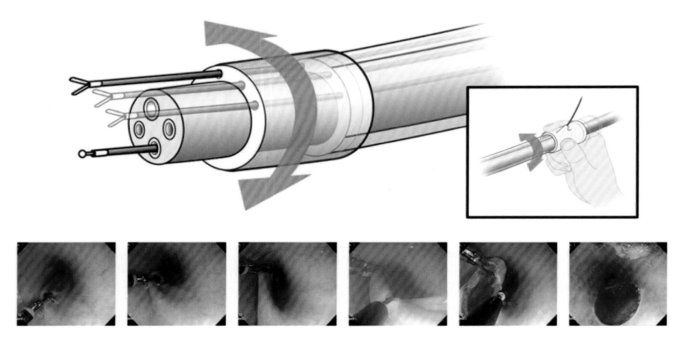

图 23.13　在 ESD 操作中，通过内旋套管对组织进行牵拉/反牵拉

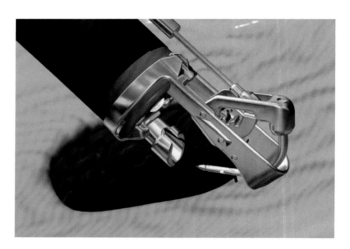

图 23.14　OverStitch 内镜缝合系统

九、软体机器人

　　NOTES 的概念鼓励研究人员和医疗器械厂家开发各种类型的灵活的多任务平台，如 EndoSamurai（奥林巴斯）、ANUBIScope（Karl-Storz）和 DDES 系统（Boston Scientific）。由于这些"机械"系统基本上采用牵引电缆来操控，因此它们在减小尺寸方面存在技术限制，并且容易在物理上出现滞后现象。

　　不完全依赖传统缆线牵引系统的软体机器人理论上可以克服这些技术挑战。新加坡一家公司（Endomaster Pte Ltd.，Singapore）开发的腔内内镜机器人 Master and Slave Transluminal Endoscopic Robot（MASTER）就是一个例子。其第一代产品显示了在人受试者中进行胃 ESD 和在猪动物模型进行直肠 ESD 的可行性（图 23.15）。软体机器人技术前景广阔，但仍处于研发阶段，因此需要不断的研发和努力。随着大量"基础技术元素"的改进，这项技术可能会对未来的胃肠腔内手术产生影响。

十、经验和教训

　　由于柔性胃肠内镜最初设计是用于诊断而不是治疗的，柔性内镜的基本概念（设计和功能）在过去 50 年里几乎没有变化，即"单人操作一台内镜"。因此，随着目前内镜的功能设计越来越多，单个内镜医生的任务也随之越来越复杂。除了内镜及相关辅助设备的研究和开发外，更重要的可能是思维方式的大胆创新，即模式转变——胃肠道严重病变的治疗可以在腔内完成。我们需要摒弃目前几乎所有涉及肠道外科疾病都采取节段切除的观念。通过采用这种模式和观念的转变，可能不仅内镜治疗的安全性会上升，而且成本也会更低！

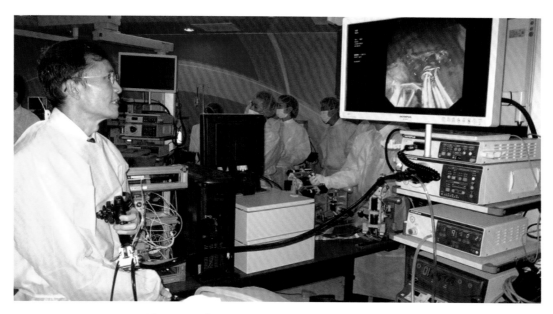

图 23.15　应用 MASTER 机器人系统行猪直肠 ESD

（牛鹏飞　曾庆敏　译）

参考文献

[1] Uraoka T,Parra-Blanco A,Yahagi N. Colorectal endoscopic submucosal dissection：is it suitable in western countries？［J］. J Gastroenterol Hepatol,2013,28,406-414.

[2] Nakajima K,Nishida T,Milsom JW,et al. Current limitations in endoscopic CO_2 insufflation for NOTES：flow and pressure study ［J］. Gastrointest Endosc, 2010, 72： 1036-1042.

[3] Nakajima K,Lee SW,Sonoda T,et al. Intraoperative carbon dioxide colonoscopy：a safe insufflation alternative for locating colonic lesions during laparoscopic surgery［J］. Surg Endosc,2005,19(3)：321-325.

[4] Yasumasa K,Nakajima K,Endo S,et al. Carbon dioxide insufflation attenuates parietal blood flow obstruction in distended colon：potential advantages of carbon dioxide insufflated colonoscopy［J］. Surg Endosc,2006,20：587-594.

[5] Souma Y,Nakajima K,Takahashi T,et al. The role of intraoperative carbon dioxide insufflating upper gastrointestinal endoscopy during laparoscopic surgery［J］. Surg Endosc,2009,23：2279-2285.

[6] Dellon ES,Hawk JS,Grimm IS,et al. The use of carbon dioxide for insufflation during GI endoscopy：a systematic review［J］. Gastrointest Endosc,2009,69：843-849.

[7] Saito Y,Uraoka T,Matsuda T,et al. A pilot study to assess the safety and efficacy of carbon dioxide insufflation during colorectal endoscopic submucosal dissection with the patient under conscious sedation［J］. Gastrointest Endosc,2007,65：537-542.

[8] Nakajima K,Moon JH,Tsutsui S,et al. Esophageal submucosal dissection under steady pressure automatically controlled endoscopy（SPACE）：a randomized preclinical trial［J］. Endoscopy,2012,44：1139-1148.

[9] Yamada T,Hirota M,Tsutsui S,et al. Gastric endoscopic submucosal dissection under steady pressure automatically controlled endoscopy（SPACE）：a multicenter randomized preclinical trial［J］. Surg Endosc,2015,29：2748-2755.

[10] Hirota M,Miyazaki Y,Takahashi T,et al. Steady pressure CO_2 colonoscopy：its feasibility and underlying mechanism［J］. Dis Colon Rectum,2014,57：1120-1128.

[11] Kato M,Nakajima K,Yamada T,et al. Esophageal submucosal dissection under steady pressure automatically controlled endoscopy（SPACE）：a clinical feasibility study［J］. Endoscopy 2014,46：680-684.

[12] Mattes D,Silajdzic E,Mayer M,et al. Surgical smoke management for minimally invasive（micro）endoscopy：an experimental study ［J］. Surg Endosc, 2010, 24： 2492-2501.

[13] Takahashi H,Yamasaki M,Hirota M,et al. Automatic smoke evacuation in laparoscopic surgery：a simplified method for objective evaluation［J］. Surg Endosc,2013,

27:2980-2987.

[14] Takahashi H,Hirota M,Takahashi T,et al. Simultaneous automatic insufflation and smoke evacuation system in flexible gastrointestinal endoscopy[J]. Endoscopy,2016, 48:579-583.

[15] Swanstrom LL. NOTES:platform development for a paradigm shift in flexible endoscopy[J]. Gastroenterology, 2011,140:1150-1154.

[16] Yeung BP,Gourlay T. A technical review of flexible endoscopic multitasking platforms[J]. Int J Surg,2012,10 (7):345-354.

[17] Hirota M,Kato M,Yamazaki M,et al. A novel endoscopic submucosal dissection technique with robust and adjustable tissue traction[J]. Endoscopy,2014,46:499-502.

[18] Jirapinyo P,Slattery J,Ryan MB,et al. Evaluation of an endoscopic suturing device for transoral outlet reduction in patients with weight regain following Roux-en-Y gastric bypass[J]. Endoscopy,2013,45: 532-536.

[19] Yanagimoto Y,Yamasaki M,Nagase H,et al. Endoscopic anti-reflux valve for post-esophagectomy reflux: an animal study[J]. Endoscopy. 2016,48:1119-1124.